Narkolepsie, Hypersomnie und Tagesmüdigkeit

UNI-MED

UNI-MED Verlag AG
Bremen - London - Boston

Geisler, Peter:
Narkolepsie, Hypersomnie und Tagesmüdigkeit/Peter Geisler und Ulf Kallweit.-
2. Auflage - Bremen: UNI-MED, 2021
ISBN 978-3-8374-2423-2

Printed in Europe

UNI-MED. Die beste Medizin.

In der Reihe UNI-MED SCIENCE werden aktuelle Forschungsergebnisse zur Diagnostik und Therapie wichtiger Erkrankungen "state of the art" dargestellt. Die Publikationen zeichnen sich durch höchste wissenschaftliche Kompetenz und anspruchsvolle Präsentation aus. Die Autoren sind Meinungsbildner auf ihren Fachgebieten.

Der Verlag dankt den Firmen UCB Pharma GmbH und Jazz Pharmaceuticals Germany GmbH für die Unterstützung der Produktion dieser Auflage. Der Verlag versichert, dass die Industriepartner keinerlei Einflussnahme auf den Inhalt des Buches, insbesondere auch nicht auf Therapieempfehlungen, nehmen konnten.

Vorwort und Danksagung zur 2. Auflage

Seit der ersten Auflage dieses Buches sind mittlerweile über zehn Jahre vergangen, sie war schon lange vergriffen. Die Thematik der Tagesmüdigkeit und ihre Ursachen hat aber nichts von ihrer Aktualität verloren. In unserer rastlosen Gesellschaft, die keine Ruhezeiten mehr kennt, sind wir ständig gefordert. Schlaf wird dabei bewusst oder unbewusst vernachlässigt. Die "neuen Medien", die schon lange nicht mehr so neu sind, halten viele Menschen vom Schlaf ab und führen zu Schläfrigkeit und einer Leistungsminderung tagsüber. Obwohl längst bekannt ist, dass Schlafmangel gravierende Folgen hat, ist Schichtarbeit weiterhin omnipräsent und verhindert ausreichenden und regelmäßigen Schlaf. Nickerchen im Büroalltag sind nach wie vor nicht akzeptiert.

Die Narkolepsien und Hypersomnien sind unsichtbare Erkrankungen geblieben. Wer zu viel schläft oder gar am Arbeitsplatz oder in der Öffentlichkeit einschläft, gilt als faul oder undiszipliniert und kann nicht mit Verständnis rechnen. Die zunehmende Verfügbarkeit von qualifizierten Informationen im Internet hat allerdings dazu geführt, dass gerade Patienten mit Narkolepsie nicht selten ihre Symptome "googeln" und sich in den Krankheitsbeschreibungen wiederfinden. Dadurch kann die richtige Diagnose heute häufig schon wesentlich früher gestellt werden, insbesondere bei Kindern.

Die Neuauflage dieses Buches ist eine Gelegenheit, auf die Entwicklung der Schlafmedizin im Allgemeinen und insbesondere auf neue Erkenntnisse im Bereich der Hypersomnien zurückzublicken. Die Schlafmedizin hat sich mittlerweile als eigene Fachdisziplin in der Medizin mit dem Status einer Zusatzausbildung für Fachärzte etabliert, Schlaflabore sind aus den Kliniken nicht mehr wegzudenken. In der kommenden Neufassung der Internationalen Klassifikation der Krankheiten der WHO (ICD-11) wird der Schlafmedizin sogar ein eigenes Kapitel eingeräumt, die schlafbezogenen Erkrankungen sind damit erstmals in der Klassifikation angemessen abgebildet. Es ist zu hoffen, dass dies im Lauf der Zeit auch zu einer besseren Anerkennung dieser Störungen im Sozialrecht führt.

Der Fortschritt in der Wissenschaft vollzieht sich in der Regel in vielen kleinen, oft mühsamen Schritten, die im Alltagsgeschäft oft untergehen. Bei der Überarbeitung dieses Buches mussten viele Kapitel grundlegend überarbeitet werden, da die vielen neuen Erkenntnisse, die in den letzten Jahren zusammengetragen wurden, zum Beispiel zu einem ganz neuen Verständnis der Pathophysiologie der Narkolepsie geführt haben. Diese wird jetzt noch deutlicher in zwei unterschiedliche Formen eingeteilt, wobei die Narkolepsie mit Kataplexien (Typ 1) als Autoimmunkrankheit identifiziert wurde. Auch die therapeutischen Möglichkeiten haben sich verbessert, da nach Jahren des Stillstands einige neue Medikamente zur Behandlung der Narkolepsie die Marktreife erlangt haben. Weitere Neuentwicklungen sind absehbar. Die raschen Fortschritte der immungenetischen Methoden geben die Hoffnung, dass es in absehbarer Zeit gelingen könnte, einige Erkrankungen mit Hypersomnolenz sogar kausal zu behandeln oder zumindest in ihrem Krankheitsfortschritt zu stoppen.

Als Autoren möchten wir dem UNI-MED Verlag und insbesondere Herrn Dr. Wulfmeyer für die fortwährende Unterstützung bei der Neuauflage bedanken, auch für die Geduld und das Verständnis für die gelegentlichen Verzögerungen bei der Bearbeitung der Manuskripte, die neben der täglichen Arbeit erstellt wurden.

Regensburg und Witten, im Mai 2021

Peter Geisler
Ulf Kallweit

Autoren

Dr. Peter Geisler
Schlafmedizinisches Zentrum
Klinik und Poliklinik für Psychiatrie,
Psychosomatik und Psychotherapie
der Universität Regensburg
Universitätsstr. 84
93042 Regensburg

Prof. Dr. Ulf Kallweit
Universität Witten/Herdecke
Klinische Schlaf- und Neuroimmunologie
Zentrum für Narkolepsie
Institut für Immunologie
Stockumer Straße 10
58453 Witten

Inhaltsverzeichnis

1. Einleitung

1.1. Narkolepsie und Hypersomnie in der wissenschaftlichen Literatur

Das wissenschaftliche Interesse an der Schlafmedizin im Allgemeinen und an Narkolepsie und Hypersomnie im Besonderen ist in den letzten Jahren rasant angestiegen. Die Zahl der in der Datenbank *Publications in Medicine* (PubMed) nachgewiesenen Artikel zu den Stichwörtern Narkolepsie und Hypersomnie lag von 1971 bis 1975 bei insgesamt 288. Im letzten erfassten 5-Jahres-Zeitraum von 2016 bis 2020 gab es dagegen 3.229 Publikationen zu diesen beiden Stichwörtern. In dieser Zeit hat sich die Gesamtzahl der Publikationen pro Jahr etwa verfünffacht, die Zahl der Veröffentlichungen zu Narkolepsie und Hypersomnie hat sich dagegen mehr als verzehnfacht, während der Anteil mit dem Stichwort Schlaf von 0,47 auf über 1 % anstieg (☞ Abb. 1.1). Dieser Anteil ist zwar immer noch gering, gemessen daran, dass wir ein Drittel unseres Lebens im Schlaf verbringen, zeigt aber die erheblich gewachsene Bedeutung dieses Themas, das früher fast völlig ignoriert wurde. Ein weiterer Indikator für das gewachsene Bewusstsein für die Bedeutung von Schlaf und Schlafstörungen ist die Tatsache, dass die Schlafmedizin im Jahr 2005 als "zusätzliche Weiterbildung" in den offiziellen Fächerkanon der ärztlichen Weiterbildung aufgenommen wurde.

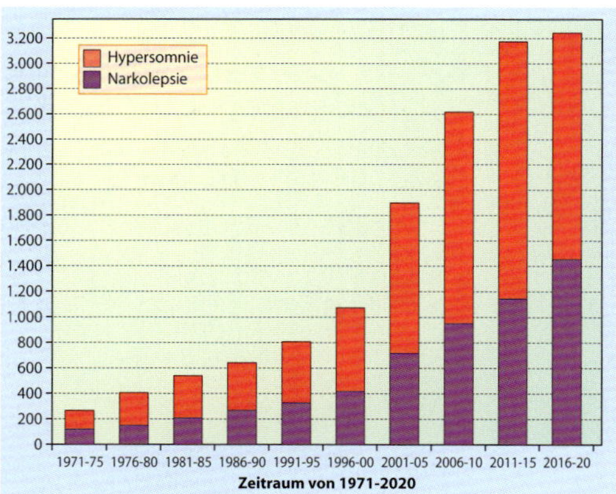

Abb. 1.1: Publikationen zu Narkolepsie und zu Hypersomnie (ohne Narkolepsie) in der Datenbank PubMed.

Die Jahrestagung der Deutschen Gesellschaft für Schlafforschung und Schlafmedizin, die 1984 (damals als "Arbeitsgemeinschaft der Klinischen Schlafzentren") von etwa 25 Schlafforschern aus der Wiege gehoben wurde, hat sich zu einer wissenschaftlichen Großveranstaltung entwickelt, bei der jedes Jahr etwa 2.000 schlafmedizinisch tätige und interessierte Mediziner zusammentreffen.

Wie lässt sich dieses rapide steigende Interesse an Schlaf und Schlafstörungen erklären?

Wenn die epidemiologischen Daten auch lückenhaft sind, so lassen sie doch nicht erkennen, dass die Häufigkeit von Schlafstörungen in den letzten Jahren erheblich angestiegen wäre. Trotzdem fallen Schlafstörungen und die damit verbundenen Leistungsstörungen heute wesentlich stärker ins Gewicht. Der Verkehr wird schneller und dichter, die sogenannten Online-Medien und hier allen voran die Smartphone-Nutzung haben quasi epidemische Ausmaße angenommen, die Leistungsanforderungen an den Einzelnen in der Arbeitswelt steigen kontinuierlich, das Ergebnis ist, positiv ausgedrückt, die "steigende Arbeitsproduktivität". Die Gelegenheiten zum Rückzug und für Pausen werden reduziert. Die Leistungsverdichtung greift auch in der Schule. Deshalb sollen jetzt die Kindergärten zusätzliche Bildungsfunktionen übernehmen. Der Anteil der Schichtarbeiter steigt laufend, es wird immer schwerer, dieser Arbeitsform zu "entkommen", wenn beim Einzelnen die zirkadiane Rhythmik den ständigen Wechsel der Schlafenszeit nicht toleriert. Die Konsequenz daraus ist, dass ein neues Krankheitsbild, das "Schichtarbeitersyndrom", definiert werden musste.

Natürlich hat auch die Schlafmedizin selbst wesentliche Beiträge zu ihrer stärkeren Wahrnehmung geliefert. Die diagnostischen Möglichkeiten haben sich um ein Vielfältiges verbessert. Während die Polysomnographie vor 50 Jahren noch ein höchst aufwendiges Unternehmen mit großen Röhrenverstärkern und empfindlichsten Papierschreibern war, ist sie heute ein Routineverfahren, das teilweise sogar als ambulante Methode verfügbar ist, bei der der Patient ein Kästchen mit nach Hause nimmt, dort einige Elektroden anklebt und am Morgen das Gerät wieder in die Klinik oder Praxis zurückbringt, wo die Polysomnographie ausgewertet werden kann. Auch die neuen bildgebenden Verfahren und die molekulargenetischen Untersuchungstechniken haben, wie gerade am Beispiel der Narkolepsie deutlich wird, eine rasante Erweiterung unseres Wissens um die Pathophysiologie gebracht. Telemetrie, Apps, Wearables, "Smartwatches" usw. werden zukünftig eine immer größere Rolle in der Diagnostik von Schlafstörungen spielen.

Die schlafbezogenen Atmungsstörungen, die heute in der klinischen Versorgung in der Schlafmedizin den weitaus breitesten Raum einnehmen, waren vor 35 Jahren noch ein Thema für Exoten und Sonderlinge. Die ersten nCPAP-Geräte wurden bestenfalls belächelt, Schlafmediziner wurden z.T. aber auch als "Krankheitserfinder" bezeichnet. Der massive subjektive und objektive Nutzen, den die betroffenen Patienten von der nCPAP-Therapie hatten, hat diese negative Einstellung rasch obsolet gemacht. Inzwischen ist das Wissen um die fatalen Folgen der Schlafapnoe in Bezug auf Herz- und Kreislauferkrankungen, Schlaganfälle und sonstige Störungen Allgemeingut geworden. Patienten mit Schlafapnoe werden heute wesentlich schneller diagnostiziert und behandelt. In seiner ersten Beschreibung eines nCPAP-Geräts [Sullivan et al. 1981] schreibt Colin Sullivan noch: *"Die Atempausen dauern im Durchschnitt etwa 2 Minuten und die arterielle Sauerstoffsättigung sinkt auf 50 % ab".* Solche Extrembefunde sind heute eine absolute Rarität.

Dem sehr zu Recht erheblich gestiegenen öffentlichen Bewusstsein für die Schlafapnoe steht leider als Kehrseite der Medaille gegenüber, dass die Schlafmedizin zunehmend als "Schlafapnoe-Medizin" gesehen wird und die Beschäftigung mit anderen Formen der Schlafstörungen ins Hintertreffen zu geraten droht. Auch heute noch kann es einige Jahre dauern, bis eine Narkolepsie diagnostiziert wird. Dies ist umso bedauerlicher, als sich die therapeutischen Möglichkeiten bei den Hypersomnien in den letzten Jahren durch die Einführung neuer Medikamente wesentlich gebessert haben, wenn auch eine kausale Behandlung noch nicht in Sicht ist.

1.2. Formen von Schlafstörungen

Im Gefolge der verbesserten diagnostischen Methoden und Erkenntnisse zur Physiologie und Pathophysiologie des Schlafes haben sich auch die nosologischen Klassifikationen der Schlafstörungen entwickelt. Die "Internationale Klassifikation der Krankheiten" in ihrer 10. Auflge, die ICD-10 der WHO, hatte sich für das sich dynamisch entwickelnde Fach der Schlafmedizin als wenig geeignet erwiesen. In seiner Gliederung nach Fachgebieten entspricht sie auch nicht der Struktur und Arbeitsweise der Schlafmedizin, die einen ausgeprägt interdisziplinären Charakter hat. Deshalb wurde bereits 1979 von der *American Sleep Disorders Association* eine erste eigenständige Klassifikation der Schlafstörungen vorgelegt, die ASDA-Klassifikation. Diese wurde 1991 durch die *International Classification of Sleep Disorders* ersetzt. Diese Klassifikation wurde seitdem mehrfach überarbeitet und liegt derzeit in der dritten Auflage von 2014 als ICSD-3 vor. Diese umfasst sieben Hauptkategorien (☞ Tab. 1.1). So weit wie möglich folgt die ICSD-3, wie schon ihre Vorgängerversion, einem pathophysiologischen Ansatz. Da jedoch in vielen Bereichen der Schlafmedizin dazu noch unzureichende Erkenntnisse bestehen, basieren die meisten Kapitel auf einem pragmatischen und empirischen Ansatz, der im Wesentlichen dem Leitsymptom folgt, so etwa bei den Insomnien und den Hypersomnien.

Nach über zehnjähriger internationaler Entwicklungsarbeit hat die WHO im Juni 2018 die neue ICD-11 vorgestellt, die im Mai 2019 verabschiedet wurde und am 01.01.2022 in Kraft treten soll. Danach werden Schlafstörungen nun aus den alten Kap. V (Psychische und Verhaltensstörungen) und Kap. VI (Neurologische Erkrankungen) herausgenommen, entsprechend ergänzt und in einem neuen Kapitel 07 *Sleep-wake disorders* zusammengefasst [Jakob 2018]. Für die Schlafmedizin stellt das einen Meilenstein dar, denn sie ist damit in der Klassifikation Fächern wie Neurologie oder Dermatologie gleichgestellt. Die ICD-11 folgt in ihrer Gliederung eng der ICSD-3.

Gliederung der ICSD-3
1. Insomnien
2. Schlafbezogene Atmungsstörungen
3. Zentrale Störungen mit Hypersomnolenz
4. Zirkadiane Schlaf-Wach-Rhythmusstörungen
5. Parasomnien
6. Schlafbezogene Bewegungsstörungen
7. Andere Schlafstörungen

Tab. 1.1: Hauptkategorien der ICSD-3 [American Academy of Sleep Medicine 2014].

Bei den Insomnien (= Punkt 1 der ICSD-3-Hauptkategorien) wird nur noch zwischen Kurzzeit-Insomnien (*short-term insomnia*) und chronischen Insomnien (*chronic insomnia*) unterschieden. Die chronische Insomnie umfasst alle früheren Formen mit Ausnahme der anpassungsbedingten (akuten) Insomnie, wobei als Mindestdauer nun drei Monate verlangt werden. Die früher definierten Typen der chronischen Insomnie werden als Subtypen aufgeführt. Als dritte Kategorie findet sich *other insomnia* (der Patient hat Insomnie-Symptome, kann aber den beiden Kategorien *short-term insomnia* und *chronic insomnia* nicht zugeordnet werden).

Der bisherige Überbegriff *Hypersomnien mit zentralem Ursprung* (= Punkt 3 der ICSD-2-Hauptkategorien) wurde in *Zentrale Störungen mit Tagesschläfrigkeit* (*Central disorders of hypersomnolence*) umbenannt [American Academy of Sleep Medicine 2005]. Damit sind alle Erkrankungen mit dem Hauptsymptom Tagesschläfrigkeit gemeint, die nicht auf einen gestörten Nachtschlaf oder einen gestörten zirkadianen Rhythmus zurückgeführt werden können. Bezüglich der Narkolepsie war es eine wesentliche Neuerung der ICSD-2, dass die Narkolepsie in zwei selbständige Formen aufgeteilt wurde, während früher von der Narkolepsie als einheitlicher Erkrankung ausgegangen worden war, die verschiedene Unterformen bietet. Diese Aufteilung wurde in der ICSD-3 beibehalten. Die Narkolepsie mit Kataplexien und Hypokretin-Defizienz wird jetzt als Narkolepsie Typ 1 bezeichnet, die Narkolepsie ohne Kataplexien als Typ 2 (☞ Tab. 1.2). Die Aufteilung der Idiopathischen Hypersomnie in zwei Formen, mit und ohne lange(r) Schlafdauer, wurde hingegen aufgegeben.

Kapitel 3 der ICSD-3
1. Narkolepsie Typ 1
2. Narkolepsie Typ 2
3. Idiopathische Hypersomnie
4. Kleine-Levin-Syndrom
5. Hypersomnie durch körperliche Erkrankung
6. Hypersomnie durch Medikation oder Substanzgebrauch
7. Hypersomnie assozziert mit psychischer Störung
8. Schlafmangelsyndrom

Tab. 1.2: Unterpunkte des Kapitels "Zentrale Störungen mit Tagesschläfrigkeit" der ICSD-3.

Die Kriterien für zirkadiane Schlaf-Wach-Rhythmusstörungen (= Punkt 4 der ICSD-3-Hauptkategorien) wurden kaum verändert. Die NREM-Parasomnien (ein Unterpunkt von Punkt 5 der ICSD-3-Hauptkategorien) umfassen nun die Arousalstörungen und die schlafbezogene Essstörung. Die Diagnose Periodische Gliedmaßenbewegungsstörung kann jetzt nicht mehr vergeben werden, wenn gleichzeitig ein Restless-Legs-Syndrom (RLS), eine Narkolepsie, eine REM-Schlaf-Verhaltensstörung oder ein unbehandeltes Schlafapnoesyndrom vorliegt. Bei vielen Bewegungsstörungen kommt ein Kriterium der klinischen Relevanz hinzu. Isolierte Symptome und Normvarianten werden den jeweiligen Diagnosegruppen nun direkt zugeordnet, dieser ehemalige Punkt 7 der ICSD-2-Hauptkategorien entfällt somit.

2. Grundlagen

2.1. Funktionen des Schlafes

Die Frage danach, warum wir schlafen, ist wahrscheinlich so alt wie die Schlafforschung selbst. Da Schlaf ein universelles Phänomen in der Tierwelt ist, kommt ihm offensichtlich eine elementar wichtige Funktion zu, die durch bloßes Ruhen alleine nicht erreicht werden kann. In der New York Times vom 11. November 2003 meinte Allan Rechtschaffen, einer der Gründerväter der modernen Schlafmedizin, auf die Frage, "... warum Menschen schlafen": *"Das könnte die größte offene Frage in der Biologie sein. Da gibt es etwas Gewaltiges, und wir haben es einfach noch nicht gefunden"*. Die Antwort, sagt er, könnte etwas Offensichtliches sein, oder etwas, von dem niemand auch nur geträumt hat. Bei einer anderen Gelegenheit äußerte er: *"Wenn der Schlaf keine absolut vitale Funktion hat, dann ist er der größte Fehler, den die Evolution jemals gemacht hat"* (zit. nach [Mignot 2008]).

2.1.1. Alte Theorien: Schlaf als Ruhezustand ohne spezifische Funktion

Lange Zeit galt der Schlaf in der wissenschaftlichen Medizin als ein passiver Ruhezustand, der im Wesentlichen durch das Fehlen von geistiger und körperlicher Aktivität gekennzeichnet ist. Durchgängig war die Ansicht, dass im Schlaf eine Unterbrechung des Bewusstseins mit einem tatsächlichen oder funktionellen Ausfall des Großhirns vorliege.

Verschiedene Theorien zur Ursache des Schlafes postulieren allerdings bereits direkt oder indirekt eine Funktion des Schlafes. Claparede (1907) betrachtete den Schlaf als Instinktverhalten, das Gehirn und Körper vor einer Vergiftung durch toxische Endprodukte des Stoffwechsels oder durch "Ermüdungsstoffe" schützen soll. Veronese (1910) sah den Thalamus als Zentrum der Aufmerksamkeit an und nahm an, dass der Schlaf aufgrund einer Erschöpfung dieses Zentrums, gekennzeichnet durch das Aufbrauchen der Nissl-Substanz in den Ganglienzellen, verursacht wird. Damit wird dem Schlaf eine Regenerationsfunktion mindestens für einen Teil des Gehirns zugewiesen.

Dass der Schlaf auf jeden Fall eine vital notwendige Funktion haben muss, zeigten erste systematische Untersuchungen zum Schlafentzug, deren Ergebnisse nicht unumstritten waren. Aus dem Jahr 1894 werden Versuche von Marie de Manasseïne berichtet, die junge Hunde über 4 bis 5 Tage des Schlafes beraubt habe. 4 von 6 Hunden seien nach 4 bis 6 Tagen tot gewesen. Auch wenn sie danach wieder schlafen durften, seien die übrigen Hunde ebenfalls verstorben. Dabei sei die Körpertemperatur schon am 2. Tage um 0,5 bis 0,9 Grad gesunken, zum Ende des Lebens um 4 bis 5,8 Grad. Im Gehirn dieser Hunde hätten sich Blutungen gefunden (Zitiert nach [Zell 1924], Seite 28-29).

2.1.2. Aktuelle Theorien zur Funktion des Schlafes

Nach diesen ersten Untersuchungen zum Schlafentzug folgten viele weitere und wesentlich differenziertere Experimente, aber auch die in den letzten Jahrzehnten immer besseren Möglichkeiten zur Beobachtung von elektrophysiologischen und neurochemischen Vorgängen im Gehirn während des Schlafes führten zu einer völlig veränderten Sicht des Schlafes. Unsere heutigen Vorstellungen gehen davon aus, dass der Schlaf ein hoch differenzierter und variabler Zustand ist, innerhalb dessen zahlreiche Vorgänge ablaufen. Welche dieser Vorgänge zwingend an den Bewusstseinszustand "Schlaf" gebunden sind, ist nicht letztlich geklärt. Offensichtlich ist es aber ein evolutionärer Vorteil, den Schlafzustand für diese Funktionen zu nutzen. Beim Menschen wie bei den meisten Säugetieren lässt sich ein Wechsel zwischen REM-Schlaf und Non-REM-Schlaf nachweisen (☞ Kap. 2.2.3.1.). Diese beiden Zustände unterscheiden sich so fundamental, dass davon auszugehen ist, dass sie auch unterschiedliche Funktionen erfüllen.

Die Funktionen des Schlafes lassen sich mit folgenden Stichworten zusammenfassen:

- Regenerationsfunktionen auf der Ebene der Zellen, der neuronalen Netzwerke und des endokrinen Systems
- Energieeinsparung bzw. -verteilung
- ökologische Anpassung
- Lernen und Gedächtniskonsolidierung
- Synaptische Plastizität
- Entsorgung von neurotoxischen Stoffwechselprodukten im Zentralnervensystem (ZNS) über das glymphatische System

In Zusammenarbeit mit C. Cirelli entwickelte G. Tononi um 2005 die sogenannte **Synaptische Homöostase-Hypothese**. Danach soll der Tiefschlaf dazu notwendig sein, ein spezielles Grundniveau der synaptischen Verschaltung wiederherzustellen. Im Wachzustand sollen die erhöhten Informationsflüsse und Signalübertragungen plastische Prozesse bewirken, welche die Synapsenstärke im ZNS durch Langzeitpotenzierung zunehmen lassen. Eine kontinuierliche und ungebremste Fortsetzung dieser Prozesse würde irgendwann quasi zu einer Art Netzüberlastung führen. Während des Non-REM-Schlafs sollen sich bestimmte neuronale Gruppen auf einem Aktivitäts-Basisniveau gleichschalten, was sich durch langsamwellige Potentiale, die sogenannten Delta-Wellen, bemerkbar macht. In der Folge soll es dann zum sogenannten *synaptic downscaling* kommen: Sowohl die synaptischen Bindungstärken und auch die Synapsenanzahl nehmen wieder ab, und nur neurophysiologisch sinnvolle Synapsen bleiben bestehen. Durch diese Vorgänge filtert das Gehirn Wichtiges von Unwichtigem und schafft sich Kapazitäten für neue Verarbeitungsprozesse [Tononi und Cirelli 2006].

Der zuletzt genannte Punkt eines mutmaßlichen Entsorgungssystems (der Begriff "**glymphatisches System**" ist eine Wortneuschöpfung aus den Begriffen "Glia" und "lymphatisches System" und wurde 2013 eingeführt) wird wegen seiner theoretischen Bedeutung für Vorgänge im Schlaf und bei der Entstehung neurodegenerativer Erkrankungen intensiv diskutiert [Jessen et al. 2015]. Das derzeit aktuelle Konzept dazu besagt, dass dieses glymphatische System als eine Art fließendes Durchlauf- und Drainagesystem zum Abtransport von neurotoxischen Abfallprodukten verstanden wird (metabolische Clearance), das sich über einen gewissen Zeitrahmen hinweg im Gehirn ansammeln soll [Xie et al. 2013]. Die Transportflüssigkeit wird in das lymphatische System abgegeben, welches bekanntlich nicht im ZNS vorkommt, und somit entsorgt. Der Vergleich der Transportintensität zeigte bei wachen Tieren einen Rückgang um etwa 95 % im Wachzustand im Vergleich zu der bei schlafenden Tieren. Zudem vergrößert sich das Volumen des Zellzwischenraums durch Schrumpfung der Zellkörper im Schlaf. Einschränkend muss an dieser Stelle betont werden, dass alle bisherigen Erkenntnisse dazu ausschließlich tierexperimentell gewonnen wurden. Der Nachweis eines solchen glymphatischen Systems auch beim Menschen steht noch aus.

Zada et al. schreiben dem Schlaf eine molekularbiologisch bedeutsame **Regenerationsfunktion** zu, wonach Nervenzellen den Schlaf zu nutzen scheinen, um Schäden an ihrem Genom zu reparieren [Zada et al. 2019]. Das israelische Team untersuchte dazu, wie sich Chromosomen in einzelnen Neuronen von Larven des Zebrabärblings verhalten (**Chromosomendynamik**). In Zeitrafferaufnahmen von Nervenzellen zeigte sich, dass die Chromosomen sich, solange die Nervenzelle aktiv war, kaum bewegten. Dabei kann es durch Umwelteinflüsse oder spontan zu sogenannten Doppelstrangbrüchen an der DNA kommen. Zu deren Reparatur muss sich das Chromosom jedoch viel stärker bewegen können als dies während der Nervenaktivität möglich wäre. Und genau dies geschieht im Schlaf. Dann bewegen sich die Chromosomen der Nervenzellen doppelt so stark wie in der Wachphase – genug, um die angesammelten Schäden reparieren zu können.

Schon lange bekannt ist, dass sich während des REM-Schlafes der Tonus der Skelettmuskulatur verringert und die Thermoregulation deutlich herabgesetzt ist. Speziell letzterer, einem Kontrollverlust nahekommende Fakt gilt als eine der rätselhaftesten Eigentümlichkeiten des REM-Schlafs und des Schlafs überhaupt. Der hochgradig bedeutsame Vorgang der Thermoregulation ist energieaufwändig. Schmidt postulierte dazu 2014 das sogenannte ***Energy Allocation* (EA)-Modell** einer speziellen Art der Energiebereitstellung im Schlaf, wonach dieser Kontrollverlust durchaus Sinn macht: Die Kontrolle wird phasenweise schlichtweg nicht benötigt; und zwar dann, wenn die Umgebungstemperatur für den Organismus so optimal ist, dass es in bestimmten Zeitabschnitten quasi keinerlei Regulierung und somit Energie bedarf. Gemäß Schmidts Hypothese könnten Säugetiere, um Energie zu sparen und Ressourcen zu optimieren, Mechanismen entwickelt haben, um den REM-Schlaf dann zu steigern, wenn der (Energie-)Bedarf zur Aufrechterhaltung der Körpertemperatur am geringsten ist. Umgekehrt wird der REM-Schlaf dann beendet, wenn die Körpertemperatur zu sinken droht [Schmidt 2014]. Schmidt schreibt in diesem Zusammenhang dem sogenannten Melanin-konzentrierenden Hormon (MCH)-System, einer kleinen Gruppierung von Nervenzellen innerhalb des Hypothalamus, eine entscheidende Rolle zu. Es ist in der Lage, das Auftreten von REM-Schlaf-Phasen im Zusammenhang mit der Umgebungstemperatur zu steuern. So konnte im Tierversuch gezeigt werden, dass Mäuse ihren REM-Schlaf dann steigern, wenn die Raumtemperatur in einen für die Versuchstiere optimalen Bereich eingestellt wird. Auch beim menschlichen Schlaf konnte eine solche Steigerung bereits beobachtet werden. Wurden diese Versuche jedoch mit Mäusen durchgeführt, die genetisch bedingt über keine Rezeptoren für MCH verfügten, konnte der REM-Schlaf während einer Erwärmung nicht gesteigert werden. Schmidt schlussfolgert, dass der REM-Schlaf also speziell dann, wenn der Organismus keine Energie für die Thermoregulation aufwenden muss, wichtige Funktionen des Gehirns triggert und aktiviert, um so zur Ressourcenoptimierung beizutragen.

Die Wichtigkeit des Schlafes für das Lernen und die kognitive Organisation rückte in den letzten Jahren zunehmend in den Fokus der Forschung. Es konnte gezeigt werden, dass der Schlaf eine wichtige Rolle in der Gedächtniskonsolidierung hat, wobei dem REM-Schlaf und dem Non-REM-Schlaf unterschiedliche Rollen zugeordnet werden. Der hohe Anteil an REM-Schlaf bei Säuglingen und Kleinkindern lässt eine wichtige Rolle des REM-Schlafs in der Gehirnentwicklung vermuten.

“Wir schlafen, um zu lernen” postuliert der Neurowissenschaftler Jan Born. Nach seiner **Theorie der aktiven Gedächtnisbildung** werden Wissen und Gedächtnis langfristig in denselben neuronalen Netzwerken gespeichert, in denen während der Wachphase auch ständige Reize verarbeitet werden. Diese quasi simultan ablaufenden Vorgänge würden die Verarbeitungsfähigkeit des Gehirns jedoch dauerhaft überlasten. Für die Aktivitäten des täglichen Lebens und seine Aufrechterhaltung im Sinne von Gefahrenabwehr ist die akute Verarbeitung von Information zunächst wichtiger. Die Langzeitabspeicherung hingegen erfolgt dann später unbemerkt vom Organismus im Schlaf. Zunächst werden die zu speichernden Informationen dazu in einem temporären Speicher wie dem Hippocampus abgelegt. Im Schlaf werden sie dann reaktiviert, was den Informationstransfer in den Neocortex, den Langzeitspeicher, stimuliert. Bei diesem Transfer werden eine ganze Anzahl von Daten im Sinne von Wichtig-Unwichtig gefiltert. Borns Theorie wird unter anderem durch seine Versuchsreihen mit Vokabellernen im Umfeld von Schlafentzug oder aber künstlich vertieftem Schlaf gestützt [Rasch und Born 2007]. Und es gibt ganz neue Erkenntnisse aus 2019, die sogar noch weiter reichen bis zum sprichwörtlichen “**Lernen im Schlaf**”. Marc Züst und seine Kollegen von der Universität Bern untersuchten eine spezielle Form des Schlaflernens im Experiment mit 41 jungen deutschsprachigen Freiwilligen beiderlei Geschlechts. Diese bekamen im Tiefschlaf Wortpaare vorgespielt, wobei eines der Worte einem Pseudowort einer Fantasiesprache entsprach, das andere die korrespondierende deutsche Vokabel darstellte (Beispiel: “Tofer” – “Haus”). Die Wortpaare waren dabei so gewählt, dass sie jeweils besonders große und im Gegensatz dazu eher kleine Gegenstände beschrieben. Alle Wortpaare wurden den Probanden dazu viermal hintereinander und mit jeweils wechselnder Reihenfolge vorgespielt, wobei keiner der Teilnehmer vorher wusste, dass er im Schlaf entsprechend beschallt werden würde. Nach dem Aufwachen spielten die Forscher ihren Probanden dann erneut Fantasieworte vor und baten sie anzugeben, ob dieses Wort für sie eher für einen kleinen oder großen Gegenstand steht. Hatten die Teilnehmer das Fantasiewort zuvor im Schlaf als Teil eines der vorgespielten Vokabelpaare gehört, dann tippten sie auffallend häufiger richtig als dies bei reinem Zufall typisch wäre. Diese korrekte Zuordnung trat jedoch nur dann auf, wenn das bekannte und sinnvolle Wort eines Vokabelpaares wiederholt mit dem Wellengipfel der für den Tiefschlaf typischen Deltawellen zusammengetroffen war. Diese niederfrequenten, langsamen Hirnwellen (0,1 bis <4 Hz) sind ein charakteristisches Merkmal der Tiefschlafphase. Nach Ansicht der Arbeitsgruppe sprechen diese Ergebnisse dafür, dass das Gehirn also selbst im Tiefschlaf in der Lage ist, neue Informationen aufzunehmen [Züst et al. 2019].

Für jede der oben genannten Funktionen gibt es gute Belege, allerdings gibt es auch zu jedem Punkt Gegenargumente, die zeigen, dass diese jeweilige Funktion nicht zwingend den Schlaf bedingt. Die selektive Ausschüttung von Wachstumshormon im Tiefschlaf spricht sehr für eine körperliche Regenerationsfunktion des Schlafes. Aus der Tatsache, dass Schlafentzug nach wenigen Tagen zum

Zusammenbruch des Immunsystems und der Temperaturregelung führt, lässt sich schließen, dass Schlaf auch für diese Funktionsbereiche wichtig ist. Die Energieeinsparung im Schlaf gegenüber dem Wachzustand ist relativ gering, die gesamte neuronale Aktivität im Gehirn sinkt höchstens um 20 %, der Energieverbrauch des Körpers insgesamt um etwa 10 % im Schlaf gegenüber dem ruhigen Wachsein. Die Anpassung des Schlaf-Wach-Verhaltens in Bezug auf Dauer und zirkadiane Phase (also tag- oder nachtaktiv) in Abhängigkeit von den Lebensumständen der jeweiligen Spezies weist auf einen "Sicherheitsgewinn" durch den Rückzug in eine geschützte Schlafumgebung hin.

Insgesamt bleibt aber festzuhalten, dass wir noch weit von der Antwort auf die Frage nach der Funktion des Schlafes entfernt sind. Doch dass es nicht *die einzelne definitive Funktion* gibt – darüber herrscht bei den Schlafforschern angesichts der enorm vielfältigen Effekte, die bisher identifiziert wurden, weithin Einigkeit.

2.2. Physiologie des Schlafes

2.2.1. Historische Entwicklung

2.2.1.1. Schlaf durch Unterversorgung

Die Betrachtung des Schlafes als einen passiven Zustand, innerhalb dessen nur wenig geschieht, lag sicher daran, dass es vor der EEG-Ära nur wenige Möglichkeiten gab, den Schlaf näher zu untersuchen. Deshalb drehten sich die Veröffentlichungen zu diesem Thema hauptsächlich um die Frage, wodurch dieser passive Zustand verursacht und unterhalten wird.

Die Vertreter der histologischen Theorie nahmen an, dass aufgrund einer Verkürzung der Axone der Nervenzellen die Übertragung von Impulsen zwischen den Zellen unmöglich und damit die Gehirntätigkeit eingestellt wird. Von anderen Autoren wurde eine Quetschung der Ganglienzellen, etwa durch eine vermehrte Blutfülle im Bereich der Stammganglien [Purkinje 1846] oder ein Ödem im Bereich des Mittelhirns [Mauthner 1900] postuliert. Eine vermehrte oder verminderte Durchblutung des Gehirns als Ursache des Schlafes wird schon seit dem Altertum diskutiert. Nach der Schlaftheorie des Alkmeon, der im 6. Jahrhundert vor Christus lebte, zieht sich das Blut im Schlaf in die Venen zurück und wird beim Erwachen wieder aus den Venen ausgestoßen (Zitiert nach [Meier-Ewert 1989]). Willis, der große Londoner Arzt des 17. Jahrhunderts, betrachtete den Schlaf als Folge einer vermehrten Blutzufuhr zum Gehirn, während andere (Mosso, Claude Bernard) von einer verminderten Durchblutung des Gehirns im Schlaf ausgehen.

Die Vertreter der Reizmangeltheorie sahen ein Fehlen von äußeren Reizen als Ursache für den Ausfall der Bewusstseinsfunktion. Die klinischen Theorien machten die toxischen Wirkungen von Stoffwechselprodukten oder Ermüdungsstoffe im Serum für die Entstehung des Schlafes verantwortlich. Auch eine Ansammlung von CO_2 im Körper wurde als Ursache für Schlaf genannt (Dubois 1901).

Die Auffassung von Schlaf als inhibitorischem Reflex geht auf Brown-Sequard (1889) zurück. Große Popularität erlangte diese Hypothese durch Pavlov, der den Schlaf als Ergebnis einer vom Großhirn ausgehenden "internen Hemmung" im Sinne eines Reflexes erklärte [Pavlov 1923].

2.2.1.2. Schlaf als aktiver, lokalisierbarer Prozess

Schon aus der Zeit vor 1900 gibt es Berichte über systematische Untersuchungen des Schlafes, die diesen Zustand nicht als einheitliches Phänomen betrachteten. So bestimmte der Arzt Ernst Kohlschütter in Leipzig durch verschieden laute akustische Reize bereits eine Schlaftiefenkurve [Kohlschütter 1863].

Die ersten Überlegungen des Physiologen Wundt, die den Schlaf als aktiven Prozess betrachteten und die Existenz eines "Schlafzentrums" postulierten [Wundt 1874] wurden von seinen Kollegen zunächst scharf abgelehnt. Veronese polemisierte im Sinne der damals herrschenden passiven Schlaftheorien: *"Der Begriff eines Schlafzentrums ist hinfällig, da er mit den einfachsten Grundsätzen der Physiologie im Widerspruch steht."*

In den Jahren 1917 bis 1924 trat eine neue Form der Influenza, die Spanische Grippe, als weltweite Epidemie auf. Ein Teil dieser Patienten entwickelte eine übermäßige Tagesschläfrigkeit, deshalb wurde diese Form der Erkrankung auch als Encephalitis lethargica bezeichnet. Andere Patienten zeigten eine ausgeprägte Insomnie. Von Economo führte damals bei diesen Patienten pathologisch-anatomische Untersuchungen durch und fand, dass die hypersomnischen Patienten vorwiegend Läsionen im dorsalen Hypothalamus hatten, während Patienten mit Insomnie vorwiegend im ventralen Hypothalamus Veränderungen aufwiesen [Economo 1929]. Er lokalisierte letztlich ein "Schlafzentrum" im Bereich des Aquädukts in der Mittelhirnhaube.

Im Jahr 1929 gelang Hess die Auslösung von Schlaf bei Tieren durch elektrische Stimulation im Bereich des medialen Thalamus und der Mittelhirnhaube [Hess 1944]. Die nächsten wichtigen Schritte zur Aufklärung des neuronalen Netzwerkes, das Schlafen und Wachen reguliert, waren die Arbeiten von Moruzzi und Magoun [Moruzzi und Magoun 1949]. Sie identifizierten das aufsteigende retikuläre System (ARAS) und seine Funktion für die Aufrechterhaltung oder Induktion der Wachheit.

In den darauffolgenden Jahren wurden die anatomischen Grundlagen der Schlaf-Wach-Regulation und der Regulation von Non-REM- und REM-Schlaf immer differenzierter aufgeklärt, so dass wir heute eine sehr genaue und komplexe Vorstellung dieses Systems haben [Siegel 2002], die sich immer noch rasch weiterentwickelt. Die Idee eines "Schlafzentrums" wurde letztlich von der Vorstellung eines Netzwerkes mit vielfältigen Interaktionen und zahlreichen beteiligten Kernen und Transmittersystemen abgelöst.

2.2.1.3. Die Ära des EEG

Die Entwicklung der Schlafforschung ist maßgeblich durch die Elektroenzephalographie [Berger 1929] geprägt. Bereits ein Jahr nach der ersten Beschreibung des EEGs berichtet Berger selbst über eine spezifische Veränderung der elektrischen Aktivität des Gehirns im Schlaf [Berger 1930]. Er beobachtete hohe langsame Wellen.

Die erste Einteilung von Schlafstadien stammt von Loomis [Loomis et al. 1935], der im Grunde die uns heute noch geläufigen Non-REM-Schlafstadien beschreibt. Spätestens seit dieser Zeit musste die Vorstellung vom Schlaf als einem einheitlichen, weitgehend passiven Zustand des Gehirns aufgegeben werden.

Die Entdeckung des REM-Schlafs als eigenständiges Schlafstadium [Aserinsky und Kleitmann 1953], das anfangs "paradox" erschien, komplettierte die Vorstellung vom Schlafablauf, wie wir sie heute noch sehen. Die Regeln zur Klassifizierung der Schlafstadien durch die *Task Force* um Rechtschaffen und Kales [Rechtschaffen und Kales 1968] wird im Prinzip auch heute noch verwendet. Die neuen Klassifikationsregeln der American Academy of Sleep Medicine (AASM) [Iber et al. 2007a, Berry et al. 2020] stellen eine Fortschreibung dar und ergänzen Regeln zu den kardiovaskulären und motorischen Parametern der Polysomnographie.

2.2.2. Einflussfaktoren auf den Schlaf

Der Wechsel zwischen Schlafen und Wachen und der Grad unserer Wachheit zu einem bestimmten Zeitpunkt wird durch das oben angesprochene Netzwerk gesteuert, das Einflüsse aus zahlreichen Quellen integriert (☞ Abb. 2.1). Diese entscheiden zusammen mit dem Regulationssystem in ihrer Gesamtheit darüber, ob und wann wir einschlafen, aufwachen oder aber weiterschlafen. Diese Einflussfaktoren sind beim Gesunden wirksam, aber, wenn auch teilweise in veränderter Form, auch bei Patienten mit Narkolepsie und anderen Formen der Hypersomnie. Die wichtigsten dieser Einflussfaktoren werden deshalb im Folgenden kurz zusammenfassend dargestellt.

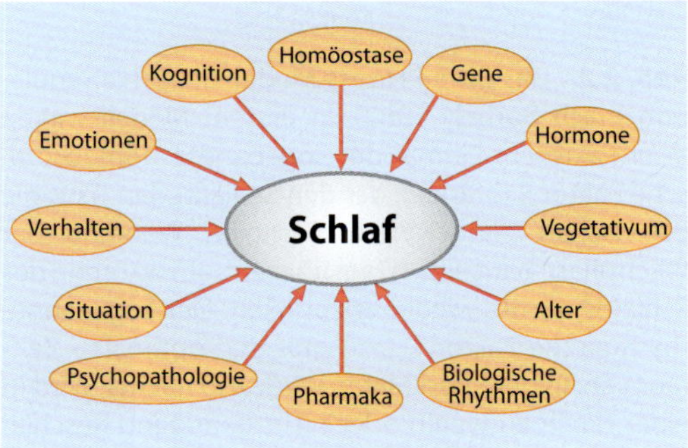

Abb. 2.1: Einflussfaktoren auf den Schlaf.

2.2.2.1. Homöostase

Die Menge von Non-REM-Schlaf und REM-Schlaf, die wir brauchen, ist homöostatisch geregelt. Das bedeutet, dass in einer Nacht versäumter Schlaf in den folgenden Nächten nachgeholt wird. Dies gilt in Bezug auf den Non-REM-Schlaf nicht in dem Sinne, dass die absolute Schlafdauer ausgeglichen wird, vielmehr steigt der Anteil an Schlaf mit hohen langsamen Wellen (Delta-Schlaf), so dass letztlich die Menge an fehlenden Deltawellen ausgeglichen wird. Diese homöostatische Regulation lässt sich sogar auf hirnlokaler Ebene zeigen. Areale, die im Laufe der Aktivitätsphase besonders beansprucht wurden, zeigen in der anschließenden Ruhephase ein höheres Maß an langsamwelliger Aktivität in diesem Bereich [Rector et al. 2009]. Ganz generell ist die Menge an langsamwelliger Aktivität (0,5-4 Hz) umso größer, je länger die vorherige Wachphase gedauert hat. Der zugrundeliegende Prozess, welcher der Bildung einer hypothetischen "Schlafsubstanz" entsprechen könnte oder umgekehrt dem Verbrauch einer "Wachsubstanz", wird von Borbely in seinem Zwei-Prozess-Modell der Schlafregulation als "Prozess S" bezeichnet [Borbely 1982]. Durch Kurzschlafphasen am Tag kann dieser "Prozess S" abgebaut werden.

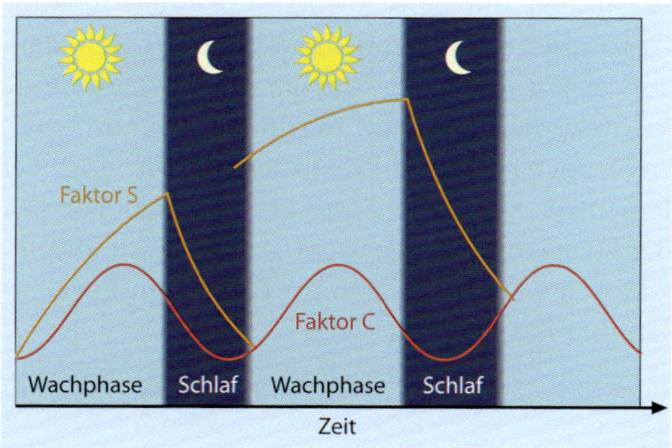

Abb. 2.2: Das Zwei-Prozess-Modell der Schlafregulation [nach Borbely 1982]. In diesem Modell wirken zwei Faktoren: Einmal der sogenannte homöostatische Faktor S (orange), der den Schlafbedarf bzw. die Bereitschaft zum Tiefschlaf angibt. Während der Wachphase baut er sich tagsüber auf, um während des Schlafes nachts wieder abzusinken. Der sogenannte rhythmische Faktor C (rot) gibt den optimalen Zeitraum an, in dem geschlafen wird, also nachts. Wird in einer Nacht zu wenig oder nicht genügend geschlafen, steigt der Faktor S immer weiter an (Bildmitte oben).

Eine aktuelle Arbeit [Akerstedt et al. 2009] zeigt, dass sich diese homöostatische Regulation sogar auf einen Frequenzbereich bis 7,25 Hz bezieht und dass das augenscheinliche Defizit bei akutem Schlafentzug bereits in der ersten Erholungsnacht vollständig abgebaut wird, d.h., dass in der zweiten Erholungsnacht bereits wieder eine normale Menge an langsamwelliger Aktivität zu messen ist. Die homöostatische Regulation der langsamwelligen Aktivität ist bei Narkolepsiepatienten nicht beeinträchtigt [Besset et al. 1994].

Auch der REM-Schlaf ist homöostatisch reguliert. Eine selektive Deprivation von REM-Schlaf ist über längere Zeit nicht möglich, da nach einiger Zeit die Probanden bei jeder Gelegenheit zum Einschlafen direkt in den REM-Schlaf übergehen. Die selektive REM-Schlafdeprivation mündet also über kurz oder lang in einer vollständigen Schlafdeprivation [Endo et al. 1998]. Wenn der Non-REM-Druck niedriger ist, wird entzogener REM-Schlaf unmittelbar nachgeholt, wenn die Gelegenheit dazu besteht [Brunner et al. 1990].

2.2.2.2. Biologische Rhythmen

Die Einschlafneigung des Menschen zeigt im Wesentlichen einen zirkadianen Rhythmus. Die Einschlafneigung ist etwa zwischen 2.00 und 3.00 Uhr morgens am höchsten und sinkt dann am Morgen ab. Gegen Mittag zeigt sie eine leichte Zunahme ("Nachmittagstief"), um dann zum Abend hin eher geringer zu werden. Etwa 16 bis 17 Stunden nach dem Aufstehen steigt die Einschlafneigung dann wieder an und erreicht ihren Höhepunkt wiederum zwischen 2.00 und 3.00 Uhr. Dieser zirkadiane Rhythmus der Einschlafneigung ist eng mit der Körperkerntemperatur gekoppelt [Zulley et al. 1981], die deshalb eine der wichtigsten Messgrößen für die Bestimmung der zirkadianen Phasenlage ist. Der zirkadiane Rhythmus bleibt auch erhalten, wenn äußere Einflüsse weitgehend ausgeschaltet werden, wie das bei den "Bunkerexperimenten" in Andechs gezeigt werden konnte. Unter den zeitgeberfreien Bedingungen entwickeln die meisten Menschen einen zirkadianen Rhythmus, der geringfügig länger ist als 24 Stunden. Die zirkadianen Rhythmen werden über den Nucleus suprachiasmaticus synchronisiert. Bei einer Zerstörung dieses Kerns, der über der Sehnervenkreuzung liegt, kommt es zu einer Auflösung der zirkadianen Rhythmen. Ein ähnlicher Zustand entwickelt sich bei Blinden, die über die Retina keinerlei Lichtinformation bekommen [Skene und Arendt 2007].

Auch wenn die Verteilung von Schlaf und Wachen über Tag und Nacht bei Narkolepsiepatienten nach längerem Krankheitsverlauf oftmals nahezu gleichförmig erscheint, lässt sich nach Ausschluss von Maskierungsfaktoren, wie dem Effekt von Bewegung auf die Körpertemperatur, kein Unterschied zwischen Gesunden und Narkolepsiepatienten zeigen [Pollak und Wagner 1994]. Broughton [Broughton und Broughton 1994] vertritt allerdings die Ansicht, dass die Amplitude der zirkadianen Rhythmen bei Narkolepsie abgeflacht sei. Bei einer Untersuchung mit einem "90-Minuten-Tag" (Wechsel zwischen 30 Minuten Schlafgelegenheit und 60 Minuten Wach über mehrere Tage) zeigte sich, dass die zirkadiane Variation der Schlaflatenz, wie sie bei Gesunden gefunden wurde, bei den Narkolepsiepatienten wesentlich abgeschwächt war. Narkolepsiepatienten schliefen also während des gesamten 24-Stunden-Tages immer wieder ein, auch zu Zeiten, in denen die gesunden Kontrollpersonen eine geringe Wahrscheinlichkeit hatten, einzuschlafen.

Das "Zwei-Prozess-Modell der Schlafregulation" (☞ Abb. 2.2) von Borbely [Borbely und Achermann 1992] beschreibt den Verlauf der Schläfrigkeit als Summation der homöostatischen und der zirkadianen Regulation des Schlafes und gilt heute als Standardmodell für die Schlaf-Wach-Regulation. Die Integration von homöostatischen und zirkadianen Faktoren geschieht wahrscheinlich im ventro-lateralen präoptischen Nucleus (VLPO). Die Eigenschaften dieses Kerns erlauben eine Stabilisierung der Zustände Schlaf und Wach und verhindern einen ungewollten Übergang zwischen diesen beiden Zuständen. Dieser "Flip-Flop-Schalter" steht unter einem stabilisierenden Einfluss des Hypocretin-Systems. Der häufige und schwer kontrollierbare Wechsel zwischen Schlaf und Wachen bei Narkolepsie könnte nach dieser Hypothese über den wegfallenden stabilisierenden Einfluss von Hypocretin auf die VLPO erklärt werden [Saper et al. 2005b].

Ultradiane Rhythmen, also solche mit einer Periodendauer von weniger als 24 Stunden, treten dem gegenüber in den Hintergrund, obwohl solche Rhythmen bezüglich der Schläfrigkeit von Narkolepsiepatienten nachgewiesen wurden.

Es gilt als gesichert, dass die sogenannte "Master-Clock", die zirkadiane Rhythmen kontrollierende innere Uhr sowohl der Säugetiere als auch des Menschen, im Gebiet des Nucleus suprachiasmaticus (SCN) lokalisiert ist. Von dort werden über Aktionspotenziale auf angrenzende Nuclei des anterioren Hypothalamus die rhythmischen physiologischen Prozesse des Schlafs, der Körperkerntemperatur und diverser endokriner Parameter gesteuert [Cajochen et al. 2010]. Das Feedback zum SCN geschieht durch das Hormon Melatonin, indem Signale des SCN über polysynaptische Wege zur Epiphyse gelangen, wo Melatonin während der Dunkelphase produziert wird. Sowohl zirkadiane, also durch den Tag-Nacht-Rhythmus bestimmte, als auch schlafhomöostatische Prozesse tragen zum Schlaftiming und zur Schlafstruktur bei. Das normalerweise optimal aufeinander abgestimmte Zusammenspiel dieser beiden oszillatorischen Prozesse erlaubt am Tag optimale Aufmerksamkeit und einen konsolidierten Schlaf während der Nachtstunden. Die molekularen Grundlagen für Störungen der zirkadianen Rhythmik lassen sich mittlerweile auch durch eine Reihe von genetischen Studien (Maus- und Drosophila-Modelle) mit der Gruppe der sogenannten Clock-Gene nachweisen [Andretic et al. 2008].

Nach Dijk und Archer [2010] tragen die zirkadiane Rhythmik und die Schlafhomöostase zu speziellem Schlafphänotypen und Schlaf-Wach-Störungen bei, von denen einige durch bestimmte Gen-Polymorphismen determiniert sind. Im Mittelpunkt des Interesses steht dabei das Innere-Uhr-Gen PERIOD3 (PER3). PER3 gehört zu einer Gruppe von Genen, die die tagesrhythmischen Aktivitäten des Körpers steuern. Die PER3-Aktivität ist abhängig vom Tageslicht und an der Kontrolle des Schlaf-Wach-Rhythmus mitbeteiligt. Hier können die beiden sogenannten Repeat-Polymorphismen PER3 (4/4) und PER3 (5/5) auftreten, die zwei von der normalen Form abweichende Allel-Varianten des Gens darstellen. Ungefähr 10 % der Bevölkerung sind homozygot für das 5-Repeat-Allel PER3 (5/5), was sich ganz konkret auf die Schlaf-Wach-Regulation des Körpers auswirkt, messbar beispielsweise in Form spezieller EEG-Aktivitätsveränderungen. Einschlaf- und Aufwachzeiten sind deutlich vorverlagert: Die Betroffenen sind extreme Frühaufsteher, die meist vor fünf Uhr aufwachen und dann auch bereits am frühen Abend wieder schlafen gehen. Außerdem reagieren sie mit depressiven Störungen auf die im Herbst und Winter verkürzten Tageslängen. Die Winterdepression oder saisonal-affektive Störung ist eine der häufigsten depressiven Störungen. Diese Ergebnisse unterstreichen die enge und komplexe Wechselbeziehung zwischen zirkadianer Rhythmik, Schlafhomöostase und depressiver Stimmungsbeeinflussung.

2.2.2.3. Genetik

Für eine Vielzahl von Schlafvariablen konnte ein genetischer Einfluss nachgewiesen werden [Cirelli 2009]. Dies ist nicht verwunderlich, da sogar die EEG-Muster weitgehend genetisch festgelegt sind, sodass eineiige Zwillinge anhand des EEGs praktisch nicht unterschieden werden können, während dies bei zweieiigen Zwillingen ohne weiteres gelingt [Stassen et al. 1987]. Es handelt sich um ein polygenetisches Vererbungsmodell. Im Tiermodell können bestimmte Charakteristika des Schlafes durch gentechnische Manipulation gezielt beeinflusst werden, z.B. die zirkadiane Phasendauer oder die Phasenlage (☞ Kap. 2.2.2.2.).

2.2.2.4. Hormone

Hormonelle Einflüsse haben direkt oder indirekt einen großen Einfluss auf das Schlaf-Wach-Verhalten. So können beispielsweise Störungen im Schilddrüsenstoffwechsel oder im Cortisolspiegel erhebliche Schlafstörungen verursachen.

Die Rolle des Melatonins in diesem Zusammenhang ist beim Menschen noch nicht vollständig aufgeklärt. Die direkte Applikation von Melatonin beim Gesunden zeigt allenfalls einen sehr geringen schlafinduzierenden Effekt, obwohl die Melatonin-Sekretion sehr eng mit dem Schlaf gekoppelt ist. Der Effekt von exogenem Melatonin beim Menschen ist stark von dem Zeitpunkt abhängig, zu dem die Substanz eingenommen wird. Es kann zu einer Verschiebung des zirkadianen Rhythmus in Richtung eines früheren oder späteren Zeitpunkts führen [Arendt und Skene 2005]. Eine Störung der zirkadianen Melatonin-Sekretion bei Narkolepsiepatienten oder Patienten mit idiopathischer Hypersomnie konnte bisher nicht gezeigt werden. Auch andere hormonelle Funktionsstörungen sind bei diesen Erkrankungen nicht bekannt.

2.2.2.5. Vegetatives Nervensystem

Schlaf und Wachen üben einen wesentlichen Einfluss auf die Funktionslage unseres vegetativen Nervensystems aus, als Beispiel sei das Absinken des Blutdrucks in der Nacht genannt. Auf der anderen Seite können auch Störungen aus dem Bereich des vegetativen Nervensystems den Schlaf beeinträchtigen, wie z.B. eine Tachykardie oder die Rückmeldung über eine gefüllte Blase. Bei großer Müdigkeit oder in der Zeit des "zirkadianen Tiefs" gegen 3.00 Uhr morgens treten vermehrt vegetative Störungen auf, wie Blutdrucklabilität oder auch Raynaud-artige Durchblutungsstörungen der Hände und Füße, wie sie bei idiopathischer Hypersomnie gehäuft beschrieben werden. Andere vegetative Symptome der Müdigkeit können erhöhte Blendungsempfindlichkeit, Zittern, Frösteln und Ähnliches sein. Auch diese Symptome finden sich bei Patienten mit idiopathischer Hypersomnie und Narkolepsie im Zusammenhang mit Müdigkeit häufiger.

2.2.2.6. Alter

Unser Schlaf-Wach-Verhalten ändert sich im Lauf des Lebens dramatisch. Während Neugeborene etwa 17 Stunden des Tages schlafen, fällt die mittlere Schlafdauer in der späten Adoleszenz auf ca. 7,5 Stunden ab. Zwischen dem zwanzigsten und dreißigsten Lebensjahr ist noch ein weiterer leichter Abfall um ca. 15 Minuten zu verzeichnen, danach bleibt die Schlafdauer bis ins höhere Alter weitgehend konstant, wenn auch der Tagschlaf berücksichtigt wird (☞ Abb. 2.3) [Ohayon et al. 2001]. Frühere Arbeiten, die einen konstanten Abfall der Schlafdauer bis ins höhere Alter annahmen [Roffwarg et al. 1966] ließen den Tagschlaf außer Acht. In der Untersuchung von Ohayon gaben nur etwa 10 % der 30- bis 40-Jährigen an, ein Nickerchen zu machen, während es bei den über 75-Jährigen 40 % waren.

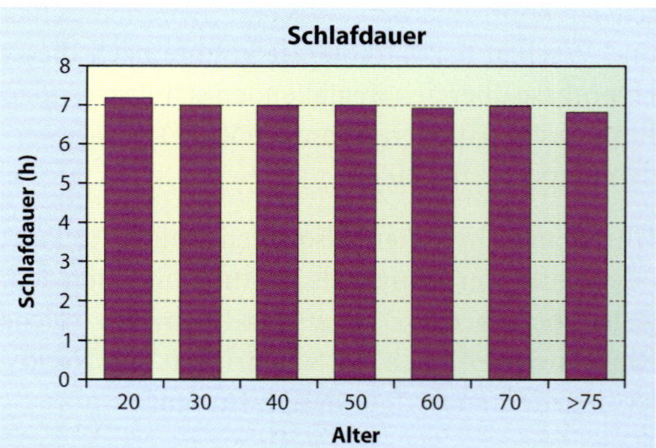

Abb. 2.3: Entwicklung der Schlafdauer mit dem Lebensalter unter der Berücksichtigung von Tagschlaf (nach [Ohayon 2001]).

Ein weiterer Aspekt des Alterns ist eine zunehmende Fragmentierung des Schlafes, also vermehrte Schlafunterbrechungen, ausgedrückt durch eine reduzierte Schlafeffizienz und eine erhöhte Wachzeit nach dem Einschlafen (WASO). Der REM-Schlafanteil sinkt nur diskret ab von ca. 21 % bei den 20-Jährigen auf 17 % bei den 80-Jährigen. Nach dem 50. Lebensjahr verändert sich der Tiefschlafanteil nicht mehr wesentlich und bleibt bei etwa 12 % der Schlafdauer. Der Anteil von Leichtschlaf (Stadium 1) steigt zwischen dem 35. Lebensjahr (5 %) und dem 60. Lebensjahr (10 %) deutlich an und ändert sich danach nicht mehr wesentlich [Danker-Hopfe et al. 2005].

Mit dem Alter verändert sich auch die zirkadiane Phasenlage. Der Anteil der Abendtypen, gemessen mit dem *Morningness-Eveningness Questionnaire* von Horne und Ostberg [Horne und Ostberg 1976], geht mit dem Alter laufend zurück. In einer eigenen Studie fanden wir in der Altersgruppe zwischen 20 und 30 Jahren noch gleiche Anteile von Morgen- und Abendtypen (jeweils ca. 20 %), während in der Gruppe zwischen 60 und 70 Jahren nur noch Morgentypen und Indifferenztypen zu finden waren, kein einziger Abendtyp mehr (☞ Abb. 2.4).

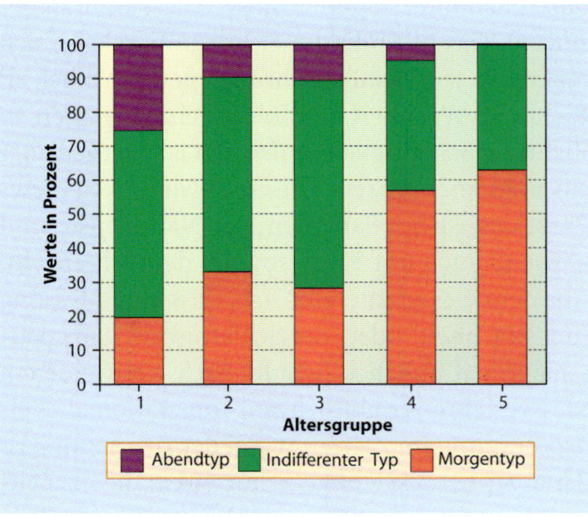

Abb. 2.4: Alter und zirkadianer Phasentyp (nach [Schiegg 2004]). Altersgruppe **1**: 21-30 Jahre, Altersgruppe **2**: 31-40 Jahre, Altersgruppe **3**: 41-50 Jahre, Altersgruppe **4**: 51-60 Jahre, Altersgruppe **5**: 61-70 Jahre.

Besonderheiten bei der zirkadianen Phasenlage sind bei der Narkolepsie nicht bekannt. Bei der idiopathischen Hypersomnie muss allerdings als Differenzialdiagnose auch an ein Syndrom der verzögerten Schlafphase gedacht werden, da bei diesen Patienten das morgendliche Erwachen ebenfalls sehr stark erschwert sein kann.

2.2.2.7. Pharmaka

Viele Medikamente können einen fördernden oder hemmenden Effekt auf die Wachheit ausüben. Im Falle von Hypnotika und Stimulanzien ist dies die gewünschte Wirkung, in anderen Fällen, wie bei den Antidepressiva oder Neuroleptika, wird eine sedierende Nebenwirkung teilweise sogar ins therapeutische Konzept miteinbezogen. Bei vielen internistischen Medikamenten ist dagegen eine sedierende oder schlafstörende Nebenwirkung unerwünscht. Diese Nebenwirkungen treten nicht bei allen Patienten auf, deshalb sind sie den verordnenden Ärzten teilweise auch nicht unbedingt geläufig. Musterbeispiele für schlafstörende Wirkungen sind Corticoide und Xanthinderivate (z.B. Theophyllin), sedierende Nebenwirkungen sind beispielsweise bei Betablockern und Antihistaminika bekannt. Deshalb ist eine sorgfältige Anamnese in Bezug auf die gesamte Medikamenteneinnahme bei Patienten mit Hypersomnie immer zwingend erforderlich. Bei der Behandlung von Patienten mit Hypersomnien wegen anderer Erkrankungen sollte immer die Wirkung der Medikation auf die Wachheit berücksichtigt werden, da sich solche Effekte z.B. bei Narkolepsiepatienten wesentlich ausgeprägter zeigen können als bei anderen Patienten.

2.2.2.8. Psychopathologie

Die meisten psychischen Erkrankungen sind mit Schlafstörungen verbunden, häufig über ein erhöhtes Stressniveau. Charakteristisch ist das frühmorgendliche Erwachen der depressiven Patienten. Gerade bei Depressionen kann aber auch ein vermehrter Schlaf auftreten, in diesem Fall spricht man von einer atypischen Depression. Die Differenzialdiagnose zu einer primären Hypersomnie kann dann durchaus problematisch sein, da auch Patienten mit Narkolepsie gehäuft an Depressionen leiden.

2.2.2.9. Situation

Die Einschlafneigung wird ganz wesentlich von der gegebenen Situation beeinflusst. Abends vor dem Fernseher, in einem gemütlichen Sessel, schlafen wir natürlich wesentlich leichter ein als beispielsweise während des Fahrradfahrens. Die *Epworth Sleepiness Scale* [Johns 1991] macht sich diese Hierarchie der Einschlafwahrscheinlichkeit in verschiedenen Situationen zu Nutze und fragt acht typische Alltagssituationen ab, in denen das Einschlafen unterschiedlich wahrscheinlich ist. Aus den Ergebnissen wird ein Gesamtscore ermittelt, der die Einschlafwahrscheinlichkeit in bestimmten Situationen wiedergibt. Die Situationsabhängigkeit der Schläfrigkeit sollte auch bei Messungen der Tagesschläfrigkeit mit anderen Instrumenten berücksichtigt werden. Beim Multiplen Schlaflatenz-Test (MSLT) muss beispielsweise sehr genau auf die Einhaltung der beschriebenen Rahmenbedingungen geachtet werden, da sonst eine wesentliche Veränderung der Ergebnisse zu erwarten ist.

2.2.2.10. Verhalten

Durch ihr unmittelbares Verhalten können Gesunde die Schläfrigkeit wesentlich beeinflussen. Körperliche Aktivität trägt zur Verminderung der Schläfrigkeit bei, beim Autofahren wird das Öffnen des Fensters oder das Hören von lauter Musik als wirksame Gegenmaßnahme gegen Schläfrigkeit erlebt. Bei Narkolepsiepatienten sind alle diese Maßnahmen nur sehr wenig oder kurzfristig wirksam, die Intensität der Schläfrigkeit ist so überwältigend, dass solche Verhaltensmaßnahmen wenig hilfreich sind.

2.2.2.11. Emotionen

Emotionale Faktoren wirken sich massiv auf unseren Schlaf und unsere Schläfrigkeit aus. Die schlafverhindernde Wirkung von Angst ist als physiologisch zu betrachten. Sie verhindert das Einschlafen in gefährlichen Situationen und verbessert damit die evolutionären Chancen der Art. Auch andere emotional getönte Zustände, wie sexuelle Reize oder Ärger und Freude, können die Wachheit zumindest vorübergehend deutlich erhöhen. Bei der Vigilanzdiagnostik ist deshalb auf solche Einflüsse ganz wesentlich zu achten. Emotionale Einflüsse können z.B. das Ergebnis eines MSLT wesentlich verfälschen. Deshalb sollte bei der Durchführung dieser Untersuchung auf die Aufrechterhaltung einer emotional neutralen Atmosphäre geachtet werden.

2.2.2.12. Kognition

Der Mensch ist in der Lage, sein Verhalten innerhalb bestimmter Grenzen kognitiv zu steuern. Dies gilt auch für die Schläfrigkeit. Durch bewusste Willensanstrengung kann einer Einschlafneigung bis zu einem gewissen Grade gegengesteuert werden. Die Unfähigkeit, durch kognitive Anstrengung die Einschlafneigung zu überwinden, stellt ein wichtiges Merkmal der Narkolepsie dar, auch wenn es in den offiziellen Diagnoserichtlinien nicht genannt wird.

Bei der Durchführung von Vigilanz- und Daueraufmerksamkeitstests ist die Berücksichtigung der kognitiven Faktoren, insbesondere der Motivation des Probanden, ebenfalls von großer Bedeutung. Die Ergebnisse von solchen Untersuchungen können erheblich variieren, abhängig davon, ob der Proband hoch motiviert ist, eine gute Testleistung zu erzielen, oder ob ihm das Ergebnis der Untersuchung gleichgültig ist. In Begutachtungssituationen muss darüber hinaus noch an die Möglichkeit einer bewussten Verfälschung der Ergebnisse gedacht werden.

2.2.2.13. Synopsis

Neben den genannten Einflussfaktoren gibt es noch andere, die die aktuelle Schläfrigkeit und die Einschlafneigung beeinflussen. Die aktuelle Wahrscheinlichkeit, zu einem bestimmten Zeitpunkt völlig wach, schläfrig oder schlafend zu sein, wird durch den integrierten Einfluss aller Faktoren bestimmt. Das Ergebnis dieser Integration kann sich innerhalb von Sekundenbruchteilen erheblich in Richtung Wachheit verändern, ein Abgleiten in Richtung Schläfrigkeit und Schlaf ist dagegen eher ein langsamer Prozess. Die Geschwindigkeit dieses Prozesses ist bei Patienten mit Narkolepsie und teilweise auch mit Hypersomnie deutlich erhöht. Aus dem Gesagten ergibt sich, dass eine Messung "der Wachheit" oder "der Schläfrigkeit" ganz pauschal nicht möglich ist. Je nach verwendetem Messverfahren ergibt sich eine Integration über einen bestimmten Zeitraum. Bei der Beurteilung ist dann zu berücksichtigen, inwieweit dieser Zeitraum repräsentativ ist und welche Schwankungen möglich sind. Kein Gesunder wird in jeder wachen Minute voll leistungsfähig sein, andererseits ist auch fast jeder Hypersomniepatient zeitweise ebenso leistungsfähig wie ein Gesunder.

2.2.3. Innere Struktur des Schlafes

2.2.3.1. REM- und Non-REM-Schlaf

Innerhalb des Schlafes sind die beiden Funktionszustände "Non-REM-Schlaf" und "REM-Schlaf" grundsätzlich voneinander zu unterscheiden. Es handelt sich dabei nicht um graduelle Unterschiede oder Zustände, die fließend ineinander übergehen, sondern um grundlegend verschiedene Funktionszustände des Gehirns, die sich untereinander ebenso stark unterscheiden wie vom Wachzustand. Der Übergang zwischen den beiden Zuständen ist abrupt und kann in den meisten Fällen in der Polysomnographie eindeutig festgelegt werden. Ein Eindringen von Elementen des REM-Schlafs in den Non-REM-Schlaf und umgekehrt ist beim Gesunden ein seltenes Ereignis, das als "dissoziierter Schlaf" bezeichnet wird. Das Auftreten von solchen dissoziierten Zuständen findet sich vor allem bei der Narkolepsie und bei der REM-Schlaf-Verhaltensstörung. Auch für das Delirium tremens, das als eine extreme REM-Schlaf-Hypersomnie aufgefasst werden kann [Meier-Ewert 1989], ist eine solche Dissoziation beschrieben. Bei Erkrankungen, die zu einer starken Fragmentierung des Schlafes durch häufige Aufwachreaktionen führen, wie etwa bei der Schlafapnoe oder bei periodischen Beinbewegungen im Schlaf, kann es aufgrund der sehr häufigen Aufwachreaktionen und dem damit verbundenen Schlafstadienwechsel schwierig sein, die Schlafstadien eindeutig abzugrenzen. Eine Dissoziation der Schlafstadien, wie sie sich bei der Narkolepsie findet, ist aber für diese Erkrankungen nicht beschrieben.

Im Lauf der Nacht wechseln sich die Zustände Non-REM-Schlaf und REM-Schlaf regelmäßig ab. Die Abfolge von einer Periode mit Non-REM-Schlaf und einer darauffolgenden REM-Periode wird als Schlafzyklus bezeichnet. Ein Schlafzyklus hat meistens eine Dauer von 60-120 Minuten. Die mittlere Zyklusdauer ist individuell relativ stabil, wenn man den Mittelwert über mehrere Schlafzyklen betrachtet. Ein einzelner Schlafzyklus kann dabei durchaus deutlich vom Mittelwert abweichen. Die Dauer der Schlafzyklen gehört wahrscheinlich zu den genetisch festgelegten Eigenschaften des Schlafes.

Eine Folge von REM-Schlaf-Epochen wird als eine "REM-Periode" bezeichnet, wenn zwischen den einzelnen Epochen nicht mehr als 15 Minuten eines anderen Schlafstadiums oder des Stadiums Wach liegen. Diese Grenze ist nicht willkürlich festgelegt, sondern beruht auf der Beobachtung, dass die Abstände zwischen einzelnen REM-Schlaf-Sequenzen bimodal verteilt sind. Das bedeutet, dass es nach einer kurzen Unterbrechung des REM-Schlafs durchaus wahrscheinlich ist, dass der REM-Schlaf anschließend wieder fortgesetzt wird; wenn der REM-Schlaf aber mehr als 15 Minuten unterbrochen ist, hat das Gehirn anscheinend endgültig den Zustand der "REM-Bereitschaft" verlassen, und es ist sehr unwahrscheinlich, dass im Lauf der nächsten 30-40 Minuten erneut REM-Schlaf auftritt. Diese zyklische Organisation ist auch bei Narkolepsiepatienten erhalten. Die REM-Latenz beim Einschlafen zeigt bei Narkolepsie ebenfalls eine bimodale Verteilung. Entweder tritt REM-Schlaf in den ersten zwanzig Minuten auf, dann spricht man von einer *Sleep-Onset-*REM-Periode, oder es findet sich in dieser Nacht eine normale REM-Schlaf-Latenz, die meistens über 60 Minuten liegt.

Im Lauf der Nacht verändern sich die Schlafzyklen in charakteristischer Weise. Die mittlere Dauer bleibt gleich, aber der Anteil von REM-Schlaf steigt im Lauf der Nacht zu Lasten von Non-REM-Schlaf an (☞ Abb. 2.5). Innerhalb des Non-REM-Schlafs, dessen Anteil von Zyklus zu Zyklus abnimmt, sinkt auch die Menge an hochgespannten langsamen Wellen und damit der Anteil des Tiefschlafs (Schlafstadium N 3 bzw. S 3 und S 4). Für die integrierte Amplitude der Deltaaktivität konnte ein exponentieller Abfall über die Nacht gezeigt werden, im Einklang mit dem Zwei-Prozess-Modell der Schlafregulation [Borbely 1982]. Diese Abnahme des Tiefschlafs über die Nacht ist bei der idiopathischen Hypersomnie gestört, hier kann Tiefschlaf noch bis in die Morgenstunden, bei *Ad-libitum-*Schlaf sogar bis weit in den Tag hinein gefunden werden.

Für die quantitative Verteilung der Schlafstadien gibt es Normwerte, die stark altersabhängig sind und die sich auf eine polysomnographische Aufzeichnungsdauer von 8 Stunden beziehen [Danker-Hopfe et al. 2005]. Bei der klinischen Bewertung von Polysomnographien ist zu beachten, dass bezüglich aller Parameter eine sehr große interindividuelle Schwankungsbreite gegeben ist, die physiologisch ist. So kann bei einem 50-Jährigen das völlige Fehlen von formalem Tiefschlaf ohne weiteres noch einen Befund im Rahmen der Norm darstellen.

2.2.3.2. Schlafunterbrechungen

Die meisten jungen, gesunden Menschen geben auf Nachfrage an, dass sie nachts durchschlafen und nur selten einmal aufwachen. Bei älteren Menschen werden häufiger ein bis zwei Schlafunterbrechungen angegeben. Selbst Insomniepatienten berichten selten mehr als vier oder fünf Schlafunterbrechungen pro Nacht. Bei der Analyse von polysomnographischen Aufzeichnungen zeigt sich aber, dass der Schlaf sehr viel häufiger unterbrochen ist. Eine Nacht ganz ohne Schlafunterbrechungen kommt praktisch nicht vor. Bei guten Schläfern handelt es sich dabei zumeist um kurze Wachphasen von wenigen Minuten Dauer. Bis zu 20 solcher kurzen Wachphasen sind auch nach längerer Adaptation an die Bedingungen eines Schlaflabors völlig normal. Noch wesentlich häufiger sind kurze Weckreaktionen, die nicht so lange andauern, dass sie nach den Auswertekriterien zu einem Wechsel in das Stadium Wach führen, die Arousals. Bei gesunden Probanden zwischen 21 und 30 Jahren liegt der Mittelwert bei 10,8/Stunde Schlaf (Standardabweichung 4,6) und steigt bei 61- bis 70-Jährigen auf 21,9/Stunde Schlaf (Standardabweichung 6,8) an [Bonnet und Arand 2007]. Der "Normalbereich" (Mittelwert ± 2 Standardabweichungen) für Arousals wäre bei einem 65-Jährigen also 8,3-35,5 Arousals pro Stunde Schlaf. Für eine erste Nacht in einem Schlaflabor, die aufgrund der ungewohnten Umgebung häufig noch stärker gestört ist als spätere Nächte *(First-Night*-Effekt) [Agnew et al. 1966], sind sogar noch höhere Werte bei Gesunden möglich und normal. Diese frappierende Diskrepanz zwischen dem subjektiven Erleben und dem objektiv gemessenen Befund ist dadurch zu erklären, dass kurze Wachphasen offensichtlich sehr rasch wieder aus dem Gedächtnis gelöscht werden.

Auf der anderen Seite werden kurze Phasen von Schlaf nicht als solcher wahrgenommen. In einer Studie von Amrhein [Amrhein und Schulz 2000] wurden junge Probanden unter vier Bedingungen durch einen kurzen akustischen Reiz geweckt und dann befragt, ob sie geschlafen hatten oder wach waren. Wenn die Probanden wach waren (20 Sekunden Alphaaktivität oder Bewegung nach mind. 10 Minuten Schlafstadium 2), gaben sie in 65 % der Fälle an, dass sie wach waren. Wenn sie 4 bis 8 Minuten ununterbrochen im Schlafstadium 2 waren, empfanden sie sich gleich häufig als wach oder schlafend. Bei Wecken nach mindestens 15 Minuten ununterbrochenem Schlafstadium 2 gaben noch 36 % an, dass sie wach gewesen seien, und bei der Weckung nach mindestens 5 Minuten ununterbrochenem REM-Schlaf meinten noch 18 %, dass sie vor dem Weckton wach gewesen seien. Mentale Vorgänge vor dem Wecken wurden bei Weckungen aus dem Non-REM-Schlaf von ca. 60-80 % der Probanden angegeben, bei Weckung aus dem REM-Schlaf von 86 %. Die mentalen Vorgänge aus dem REM-Schlaf heraus waren überwiegend bildhaft, nach dem kurzen Wachsein überwiegend gedankenähnlich. Am klarsten waren die mentalen Vorgänge nach dem Wecken aus dem REM-Schlaf, wobei die Probanden in über 80 % das Gefühl hatten, keine Kontrolle über die mentalen Vorgänge gehabt zu haben. Die Autoren leiten daraus eine Kontinuitätshypothese der Schlafwahrnehmung ab, die besagt, dass der Schlafzustand dann als wach beurteilt wird, wenn die mentalen Prozesse als kongruent mit denen im Wachen empfunden werden, und dann als Schlaf, wenn die mentalen Prozesse von denen im Wachen verschieden sind.

Die verschiedenen Ergebnisse zeigen, dass das subjektive Erleben von Schlaf keinesfalls mit dem elektrophysiologisch gemessenen Schlaf gleichgesetzt werden kann. Dies gilt für gesunde Schläfer, wahrscheinlich aber sogar noch in verstärktem Maße für Patienten mit Schlafstörungen.

2.2.3.3. Schlaflatenz

Das Einschlafen aus der Sicht der Verhaltensbeobachtung ist der Zeitpunkt, ab dem ein Proband auf subtile Reize, wie etwa das Aufleuchten eines schwachen Lichtes, nicht mehr adäquat reagiert. Dies ist in der Regel beim Übergang in das Schlafstadium 1 der Fall. Darauf beruht die Messung der Schlaflatenz beim OSLER-Test [Bennett et al. 1997]. Ab diesem Zeitpunkt treten bei Schlafapnoe-Patienten auch Schnarchen und Apnoen auf, die nicht mehr wahrgenommen werden.

Die subjektive Schlaflatenz, also die Dauer vom Löschen des Lichts bis zum empfundenen Einschlafen, kann deutlich länger sein. Sie korreliert beim Gesunden am stärksten mit der gemessenen Schlaflatenz zum Schlafstadium 2. Bei Insomniepatienten dagegen korreliert die geschätzte Schlaflatenz am stärksten mit dem Zeitpunkt, an dem zum ersten Mal für 15 Minuten ununterbrochen Schlafstadium 2 auftritt [Hauri und Olmstead 1983]. Dies kann besonders dann zu deutlichen Diskrepanzen zwischen subjektivem Erleben und objektivem Befund führen, wenn der Patient öfter zwischen Wach und Schlaf wechselt oder lange Zeit im Schlafstadium 1 bleibt.

2.2.3.4. Non-REM-Schlaf

Der Non-REM-Schlaf stellt physiologisch wahrscheinlich ein Kontinuum dar. Das EEG geht beim Einschlafen zunächst von der Alphaaktivität des ruhigen Wachseins in einen etwas unregelmäßigen, verhältnismäßig niedrig gespannten Thetarhythmus über (☞ Abb. 2.5a). In diese Aktivität können Gruppen von hochgespannten regelmäßigen Deltawellen, die *Drowsy Waves* eingelagert sein. Gelegentlich treten über dem Vertex hochgespannte steile Wellen auf, die Vertex-Zacken. Dieser Zustand wird als Schlafstadium 1 bezeichnet.

Nach einigen Minuten treten erstmals Wellenformen auf, die von einer schnellen Welle gekennzeichnet sind, der eine hochgespannte langsame Nachschwankung folgt, die K-Komplexe (☞ Abb. 2.5a).

Außerdem treten Gruppen von niedrig gespannten, regelmäßigen, schnellen Wellen im Frequenzbereich von 14/s auf, die Schlafspindeln. Das erste Auftreten eines K-Komplexes oder einer Spindel charakterisiert den Übergang in das Schlafstadium 2 (☞ Abb. 2.5a).

Mit dem weiteren Fortschreiten der Schlaftiefe werden in das Kurvenbild zunehmend mehr Gruppen von mindestens 75 µV hoch gespannten Deltawellen mit einer Frequenz von 0,5-3/s eingelagert (☞ Abb. 2.5a). Wenn diese Deltaaktivität mehr als 20 % einer 30-Sekunden-Epoche ausmacht, wird diese als Schlafstadium 3 bezeichnet. In der Schlafstadienklassifikation nach Rechtschaffen & Kales [Rechtschaffen und Kales 1968], die vor kurzem von einer neuen Klassifikation abgelöst wurde [Iber et al. 2007b], wurde zusätzlich noch das Schlafstadium 4 unterschieden, bei dem mehr als 50 % der Epoche von Deltaaktivität eingenommen werden.

Die Muskelspannung, die konventionsgemäß am Musculus mentalis, also am Kinn, gemessen wird, sinkt mit der Schlaftiefe normalerweise ab, sie kann aber gerade beim Übergang vom Stadium Wach zum Schlafstadium 1 auch vorübergehend ansteigen. In den tieferen Schlafstadien kann der Muskeltonus zeitweise völlig fehlen, so wie im REM-Schlaf, das ist aber nicht obligat.

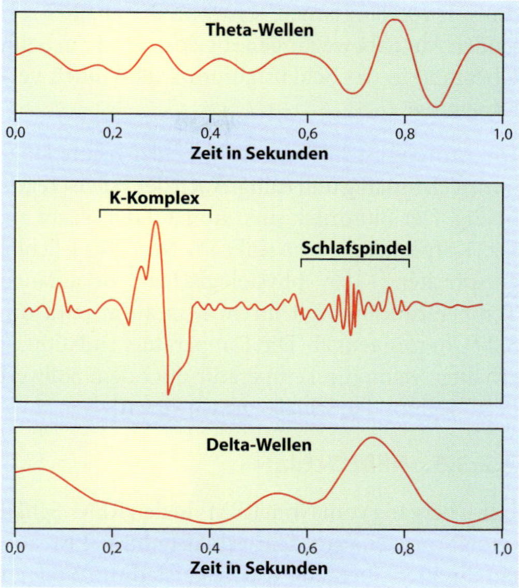

a

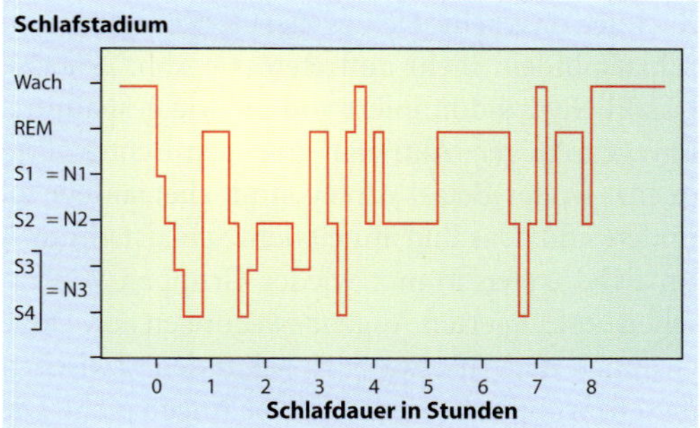

b

Abb. 2.5a+b: **a**: Schematische Darstellung von Theta-Wellen, K-Komplex, Schlafspindel sowie Delta-Wellen. **b**: Darstellung der Non-REM- und REM-Schlafphasen im Hypnogramm. Nach Rechtschaffen & Kales wird der NREM-Schlaf in 4 Stadien unterteilt: 2 Leichtschlafstadien (S1+2) und 2 Tiefschlafstadien (S3+4). Die beiden Tiefschlafstadien werden nach Iber et al. seit 2007 neu als Stadium N3 zusammengefasst. Physiologisch kommt es beim gesunden Menschen während des normalen Schlafs pro Nacht zu vier bis sieben Schlafzyklen zu je etwa 70 bis 110 Minuten, bei denen die NREM-Stadien N1, N2 und N3 und wieder N2, gefolgt vom REM-Schlaf, durchlaufen werden. In den folgenden Zyklen nimmt der Tiefschlaf-Anteil ab und der REM-Anteil zu. Bei einem 30 Jahre alten Menschen liegt der Anteil der NREM-Stadien N1 bis N3 an der Gesamtdauer des Nachtschlaf bei über 70 %.

Die raschen, sakkadierten und konjugierten Augenbewegungen des Wachzustands werden beim Einschlafen, also beim Übergang in das Schlafstadium 1, von langsamen, schwimmenden oder rollenden Augenbewegungen abgelöst, die dann beim Übergang in das Schlafstadium 2 allmählich verschwinden.

Die Atmung ist im Non-REM-Schlaf relativ langsam, gleichmäßig und ruhig. Auch der Puls ist regelmäßig. Der Blutdruck sinkt im Lauf der Nacht ab. Die Körpertemperatur sinkt im Non-REM-Schlaf entsprechend der physiologischen zirkadianen Temperaturkurve mit ihrem Minimum etwa um 3.00 Uhr morgens ab. Die Temperaturregulation ist erhalten; wenn die Temperatur über dem Sollwert liegt, beginnt der Schläfer zu schwitzen.

2.2.3.5. REM-Schlaf

Der Übergang vom Non-REM- in den REM-Schlaf erfolgt meistens aus dem Schlafstadium 2 heraus, ein direkter Übergang von Schlafstadium 3 oder 4 in den REM-Schlaf ist sehr selten. Im EEG ist der Übergang in den REM-Schlaf dadurch gekennzeichnet, dass keine Deltawellen, K-Komplexe und Schlafspindeln mehr auftreten (☞ Abb. 2.5a+b). Das EEG wird dominiert von niedrig gespannter, unregelmäßiger Aktivität mit gemischter Frequenz, in der Beta-, Alpha- und Thetaanteile zu finden sind. Das Bild ähnelt dem Schlafstadium 1. Im EOG treten immer wieder Gruppen von raschen, konjugierten Augenbewegungen auf. Diese Gruppen dauern etwa 5-10 Sekunden. Zwischen diesen Gruppen bewegen sich die Augen nicht. Die Menge der raschen Augenbewegungen pro Minute REM-Schlaf wird als REM-Dichte bezeichnet. Bei Gesunden konnte gezeigt werden, dass die REM-Dichte in der ersten REM-Periode erheblich niedriger ist als im weiteren Verlauf der Nacht [Geisler et al. 1987]. Die tonische Aktivität des Musculus mentalis endet beim Übergang in den REM-Schlaf vollständig und beginnt erst wieder, wenn der REM-Schlaf endet. Die tonische Muskelaktivität wird im REM-Schlaf aktiv gehemmt. Läsionsstudien haben gezeigt, dass dafür der laterale Anteil des Nucleus reticularis pontis oralis und eine Region ventral des Locus coeruleus notwendig sind. Während die tonische Aktivität fehlt, bleibt eine phasische Muskelaktivität im REM-Schlaf erhalten. Diese zeigt sich in Form von kurzen Muskelzuckungen, meist mit einer Dauer von 0,5-5 Sekunden, die in vielen Muskelgruppen nachweisbar ist und die manchmal in Form von kleinen Zuckungen sichtbar wird. Die physiologische Funktion dieser Hemmung des Muskeltonus liegt wahrscheinlich darin, das "Ausleben von Träumen" zu verhindern. Wenn diese Hemmung des Muskeltonus gestört ist, kommt es im REM-Schlaf zu bizarrem Verhalten, das einem Ausagieren der Trauminhalte entspricht. Diese sog. "REM-Schlaf-Verhaltensstörung" [Schenck et al. 1986] ist bei Narkolepsie ein relativ häufiges Phänomen. Sie kann aber auch physiologisch, z.B. bei Hunden gelegentlich beobachtet werden, die "im Schlaf jagen".

Der REM-Schlaf ist die Zeit, in der die typischen, bizarren, szenischen und bildhaften Träume stattfinden. Wenn eine Person aus dem REM-Schlaf geweckt wird, ist es sehr wahrscheinlich, dass er oder sie sich an einen Traum erinnern kann. Bei Weckungen aus dem Non-REM-Schlaf finden sich ebenfalls oft Traumerinnerungen, diese sind aber meistens "gedankenähnlicher", realistischer und geordneter.

Die Atmung wird im REM-Schlaf unregelmäßiger, auch die Sauerstoffsättigung kann physiologisch leicht schwanken, und die Herzfrequenz wird ebenso variabler. Ob bei diesen Unregelmäßigkeiten ein Zusammenhang mit dem Traumerleben besteht, ist nicht bekannt.

Während des REM-Schlafs kommt es, unabhängig davon, ob sexuelle Trauminhalte auftreten, beim Mann zu Erektionen und bei der Frau zu entsprechenden vaginalen Reaktionen. Durch die Messung dieser REM-Schlaf-bezogenen Erektionen kann zwischen organischen und nichtorganischen Potenzstörungen unterschieden werden.

Die Körpertemperatur wird im REM-Schlaf nicht aktiv reguliert, der Mensch "mutiert" in ein wechselwarmes Tier. In der Polysomnographie ist das gelegentlich daran zu erkennen, dass Schwitzartefakte beim Übergang vom Non-REM- in den REM-Schlaf schlagartig verschwinden.

Noch nicht vollständig verstanden sind die neuronalen Mechanismen, die der Gedächtnisregulation im Schlaf zugrunde liegen. Izawa et al. berichteten, dass Melanin-konzentrierende hormonproduzierende Neuronen (MCH-Neuronen) im Hypothalamus aktiv zu Prozessen des Vergessens während des REM-Schlafs beitragen [Izawa et al. 2019]. Die vom REM-Schlafzustand abhängige Hemmung von MCH-Neuronen beeinträchtigte dabei das vom Hippocampus abhängige Gedächtnis, ohne die Schlafarchitektur oder -qualität zu beeinträchtigen. REM-Schlaf aktive MCH-Neuronen im Hypothalamus sind somit am aktiven Vergessen im Hippocampus beteiligt.

2.2.4. Mechanismen der Schlafregulation

Das System der Schlaf-Wach-Regulation ist hoch komplex und bisher noch nicht in allen seinen Einzelheiten bekannt. Die Notwendigkeit einer solch komplexen und vielfach abgesicherten Regulation ist verständlich, wenn man bedenkt, dass es sich beim Schlaf um einen offensichtlich lebensnotwendigen Zustand handelt, der andererseits, wenn er im Übermaß auftritt, offensichtliche evolutionäre Nachteile mit sich bringt. Die im Folgenden dargestellten Mechanismen der Schlaf-Wach-Regulation stellen nur einen groben Überblick dar.

2.2.4.1. "Klassische" Neurotransmitter

Der Wechsel zwischen Schlafen und Wachen ist ein aktiver, fein geregelter Prozess, für den nicht ein "Schlafzentrum" verantwortlich ist, sondern die Interaktion von vielen Hirnregionen. Für die Aufrechterhaltung der Wachheit ist primär das aufsteigende retikuläre aktivierende System (ARAS) verantwortlich. Es nimmt seinen Ausgang von cholinergen Neuronen der Formatio reticularis im Mittelhirn. Das ventrale Bündel zieht zum Hypothalamus bzw. zum basalen Vorderhirn, wo eine Umschaltung auf histaminerge Neurone erfolgt (☞ Abb. 2.5). Diese projizieren weiter zum Kortex und aktivieren ihn. Im Locus coeruleus finden sich noradrenerge Neurone, die ebenfalls ins Vorderhirn und den Kortex projizieren und dazu beitragen, die kortikale Aktivität aufrecht zu erhalten. Ferner sind dopaminerge Neurone aus der Substantia nigra und dem ventralen Tegmentum über Projektionen ins Striatum und den frontalen Kortex ebenfalls an der Aufrechterhaltung der Wachheit beteiligt. Das dorsale Bündel des aktivierenden Systems wird im Thalamus auf glutamaterge oder aspartaterge Neurone umgeschaltet, die wiederum auf den Kortex, das Vorderhirn und den Hirnstamm projizieren. Es konnte auch gezeigt werden, dass Serotonin an der Regulation von Schlafen und Wachen beteiligt ist. Serotonin-$2_{A/C}$-Rezeptoren sind an der Vermittlung von Aufwachreaktionen beteiligt, ihre pharmakologische Antagonisierung stabilisiert den Schlaf.

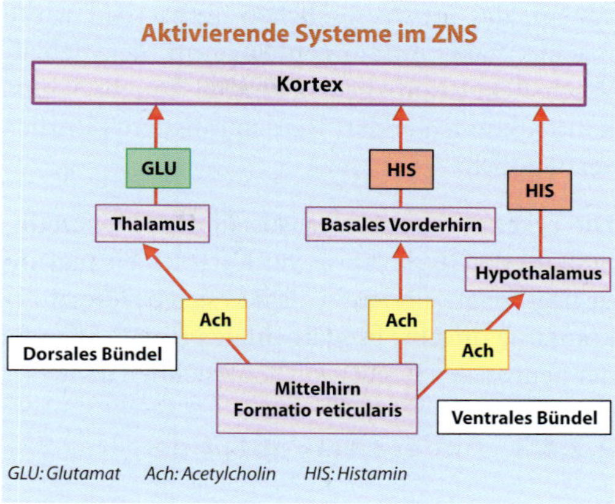

Abb. 2.6: Aktivierende Systeme im ZNS.

Eine Hauptrolle als Antagonist der aktivierenden Systeme spielt das GABA-erge System im gesamten Gehirn, dessen Synapsen hemmender Art sind. Seine Aktivierung kann, je nach Ausmaß der Stimulierung, Müdigkeit oder Schläfrigkeit induzieren, aber auch Schlaf erzwingen oder sogar in eine tiefe Narkose führen. Die Wirkung vieler Hypnotika und Sedativa beruht auf einer Aktivierung des GABA-ergen Systems. Die Benzodiazepine und die Benzodiazepin-Rezeptor-Agonisten (Zolpidem, Zopiclon, Zaleplon) verstärken die GABA-Wirkung durch die Aktivierung des Benzodiazepin-Rezeptors. Dieser Effekt ist in seiner Wirksamkeit limitiert, dadurch erklärt sich die relativ geringe Toxizität dieser Medikamente. Andere Substanzen dagegen (Alkohol, Barbiturate, Inhalations-Narkotika, Chloralhydrat) greifen direkt am GABA-Rezeptor an und können diesen dosisabhängig praktisch unlimitiert stimulieren. Dies führt zu einer weitgehenden Deaktivierung der nachgeschalteten Zellen. Klinisch äußert sich das in tiefer Narkose und Atemlähmung, die unmittelbar zum Tod führen kann.

2.2.4.2. Hypocretin

Das Neuropeptid Hypocretin [de Lecea et al. 1998], das auch als Orexin [Sakurai et al. 1998] bezeichnet wird, spielt eine zentrale Rolle in der Regulation von Schlafen und Wachen. Daneben ist es auch noch an der Regulation einer Reihe weiterer Funktionen beteiligt, wie Appetit und exploratives Verhalten. Die Hypocretin-Neurone stehen in Verbindung zu allen Zentren, von denen wir wissen, dass sie an der Schlaf-Wach-Regulation beteiligt sind [Peyron et al. 1998]. Dieses Funktionssystem, das im Wesentlichen aktivierend wirkt, machte viele Zusammenhänge in der Schlaf-Wach-Regulation, die früher mühsam über Hilfskonstruktionen erklärt werden mussten, plötzlich verständlich.

Die Erkenntnis, dass der Ausfall des Hypocretin-Systems der Narkolepsie mit Kataplexien zugrunde liegt, zeigte eindeutig, dass es sich bei dieser Erkrankung um eine fundamentale primäre Störung der neuronalen Regulation der Wachheit handelt.

2.2.4.3. Andere Neuropeptide

Neben dem Hypocretin ist noch eine Reihe von anderen Neuropeptiden an der Regulation von Schlafen und Wachen direkt oder indirekt beteiligt. Nach heutigem Wissensstand kommt allerdings keinem von ihnen eine so zentrale Bedeutung wie dem Hypocretin zu. Als Beispiele für Substanzen, die in Zusammenhang mit der Schlafregulation gebracht wurden, seien stellvertretend für viele andere das Neuropeptid S, Urotensin II und Prokineticin genannt. Auf die Bedeutung des sogenannten MCH-Systems (Melanin-konzentrierendes Hormon) wurde bereits in Abschnitt 2.1.2. eingegangen.

2.2.4.4. Adenosin

Eine wichtige Rolle spielt das Adenosin, das als letztes Abbauprodukt des Energieträgers Adenosintriphosphat (ATP) im basalen Vorderhirn als Neurotransmitter wirksam ist. Die extrazelluläre Konzentration von Adenosin steigt im Kortex und im basalen Vorderhirn bei längerer Wachheit an und sinkt während der Erholungsphase des Schlafs. Adenosin bindet am Adenosin$_{2A}$-Rezeptor und signalisiert mit ansteigender Konzentration eine Abnahme der Energiereserven. So entsteht ein negativer Rückkopplungseffekt: Je aktiver die Nervenzellen arbeiten, desto mehr Adenosin wird gebildet und desto mehr Adenosin$_{2A}$-Rezeptoren werden besetzt. In der Folge arbeiten die Nervenzellen langsamer, und das Gehirn wird so quasi vor einer Überanstrengung geschützt, indem Müdigkeit induziert wird. Daher schlagen Huang et al. vor, dass Adenosin im Sinne einer Art "Schlafsubstanz" als homöostatischer Regulator des Schlafs und als Bindeglied zwischen den humoralen und neuronalen Mechanismen der Schlaf-Wach-Regulation fungiert [Huang et al. 2011].

Adenosin$_{2A}$-Rezeptor-Antagonisten gehören zu den gebräuchlichsten Stimulanzien. Das bekannteste Beispiel ist Koffein. Es ist dem Adenosin in seiner chemischen Struktur recht ähnlich und besetzt dieselben Adenosin$_{2A}$-Rezeptoren, aktiviert sie jedoch nicht. Adenosin kann nun nicht mehr andocken, und die Nervenbahnen bekommen kein inhibitorisches Signal, weshalb sie auch bei steigender Adenosinkonzentration weiter arbeiten (kompetitive Hemmung).

2.2.4.5. Histamin

Das biogene Amin Histamin wirkt im menschlichen Organismus sowohl als Gewebshormon als auch als Neurotransmitter und spielt eine zentrale Rolle im Immunsystem sowie bei allergischen Reaktionen. Auf molekularer Ebene vermittelt Histamin seine verschiedenen Funktionen über eine Aktivierung von derzeit vier bekannten Histamin-Rezeptoren (H_1 bis H_4). Neben weiteren Aufgaben (z.B. Magensaftproduktion, Blutdruckregulation) wirkt es auch als wichtiger Regulator bei der Steuerung des Schlaf-Wach-Rhythmus mit, wobei hier besonders die über den Histamin-H_1-Rezeptor vermittelten Effekte relevant sind [Barbier et al. 2007]. Vereinfacht kann man sagen, dass Histamin den Körper und das Gehirn wachhält, gamma-Aminobuttersäure (GABA; chemisch eng verwandt, aber nicht identisch mit gamma-Hydroxybuttersäure [GHB]) hingegen, der wichtigste inhibitorische Neurotransmitter des Zentralnervensystems und entsprechende Antagonist in diesem System, sorgt dafür, dass der Körper zur Ruhe kommen kann. Dies erklärt auch die sedierende Wirkung einiger H_1-Antihistaminika.

Infolge einer Histaminintoleranz – eine Nahrungsmittelunverträglichkeit, von der etwa 1-2 % der Bevölkerung, überwiegend Frauen im mittleren Alter, betroffen sind – kann es zu einem Missverhältnis zwischen der Aufnahme von Histamin, das in vielen Nahrungsmitteln enthalten ist, und dem nachfolgenden Histaminabbau kommen. In der Folge kann sich ein Überschuss an Histamin im Körper aufbauen, was zur Folge hat, dass der Körper schwerer in Ruhe kommt und sich Einschlafstörungen manifestieren können. Indirekt bewirkt dieser Histaminüberschuss auch noch eine vermehrte Ausschüttung von Adrenalin sowie gastrointestinale Symptome, die das Einschlafen zusätzlich behindern.

Das Piperidin-Derivat Pitolisant, das als Medikament zur Behandlung der Narkolepsie eingesetzt wird, wirkt über das Prinzip des sogenannten inversen Agonismus/Antagonismus an präsynaptischen Histamin-H_3-Rezeptoren [Parmentier et al. 2007]. Es kommt dadurch zu einer verstärkten (nicht inhibierten) Histaminausschüttung und Aktivierung von postsynaptischen Histamin-1 und -2-Rezeptoren im Gehirn, die zu einer Verstärkung und Verlängerung von Wachheit führen (Details ☞ Kap. 3.8.1.1.2.).

2.2.4.6. Andere Substanzen

Eine Vielzahl anderer körpereigener und körperfremder Substanzen können sich auf Schlafen und Wachen oder die empfundene Müdigkeit auswirken. Eine besondere Rolle spielen dabei die Botenstoffe des Immunsystems, beispielsweise Interleukin-6 und TNF-alpha. Sie sorgen als "Nebenwirkung" dafür, dass wir uns im Falle einer Infektion müde fühlen und dem Körper deshalb mehr Ruhe und Erholung gewähren.

2.2.4.7. REM-Schlaf

Die bislang genannten Systeme steuern den Schlaf in seiner Gesamtheit oder vorzugsweise den Non-REM-Schlaf. Die Steuerung des REM-Schlafs und insbesondere des zyklischen Wechsels zwischen Non-REM und REM-Schlaf beruht im Wesentlichen auf einer komplexen reziproken Hemmung von cholinergen und aminergen Neuronengruppen im Hirnstamm. Nach dem wegweisenden Modell von Hobson und McCarley [McCarley und Hobson 1975] wird der REM-Schlaf durch cholinerge, im REM aktive Neurone *(REM-on-*Zellen) des Nucleus peribrachialis eingeleitet und durch aminerge (Noradrenalin und Serotonin) Neurone des Locus coeruleus und des Nucleus raphe dorsalis *(REM-off-*Zellen) beendet. Dieses Grundmodell wurde inzwischen wesentlich weiterentwickelt und integriert mittlerweile auch den Einfluss von anderen Neurotransmittern wie Glutamat und GABA. Auch Projektionen des Hypocretin-Systems zu den beteiligten Kernen wurden nachgewiesen.

2.3. Messung des Schlafes

2.3.1. Verhaltensbeobachtung und Introspektion

Über viele Jahrhunderte standen zur Erforschung des Phänomens Schlaf neben Weckungen nur die Beobachtung des Verhaltens und die Berichte des Schlafenden über seine "Erlebnisse" im Schlaf bzw. das eigene Erleben des Forschers zur Verfügung. Diese Methoden sind auch in der modernen Schlafmedizin nach wie vor wichtig. Die oben schon geschilderte Diskrepanz zwischen dem gemessenen Schlaf und dem erlebten Schlaf macht klar, dass es nicht ausreicht, sich auf elektrophysiologische Maße zu verlassen, sondern dass es auch notwendig ist, das Erleben des Schläfers mit einzubeziehen. Die Verhaltensbeobachtung wird durch technische Fortschritte wesentlich erleichtert. So sind wir nicht mehr gezwungen, die Schlafenden nächtelang durch ein "Guckloch" in der Wand im Nebenraum zu beobachten, sondern stützen uns auf Infrarot-Videoaufzeichnungen. Diese Technik ist vor allem bei den Parasomnien äußerst wertvoll und hat dazu geführt, dass viele Erkrankungsfälle aufgeklärt werden konnten.

Auch die wissenschaftliche Traumforschung ist auf die Berichte der Träumer angewiesen. Es ist nicht anzunehmen (und auch nicht zu hoffen), dass in absehbarer Zeit die Trauminhalte durch elektrophysiologische Methoden festgestellt werden können. Berichte, wonach auffallend regelmäßige Augenbewegungen im REM-Schlaf im Zusammenhang mit einem Traum von einem Tischtennisspiel standen, sind eher anekdotischer Natur [Herman et al. 1984]. Ein Zusammenhang zwischen Augenbewegungen und Trauminhalten wurde bisher nicht durch systematische Studien belegt.

2.3.1.1. Aktigraphie

Die Aktigraphie stellt eine technische Erweiterung und Verbesserung der Verhaltensbeobachtung dar. Aktigraphen sind Geräte zur Aufzeichnung von Bewegungen. Sie werden eingesetzt, um die Anzahl der Bewegungen während einer bestimmten Zeiteinheit, z.B. 30 Sekunden, zu registrieren und den Wert jeweils abzuspeichern. Diese Geräte sind nicht mehr größer als eine Armbanduhr und können Daten z.T. über mehr als 4 Wochen speichern. Zwischen Bewegungsaktivität und dem

SCHLAFPROTOKOLL

Name: ....

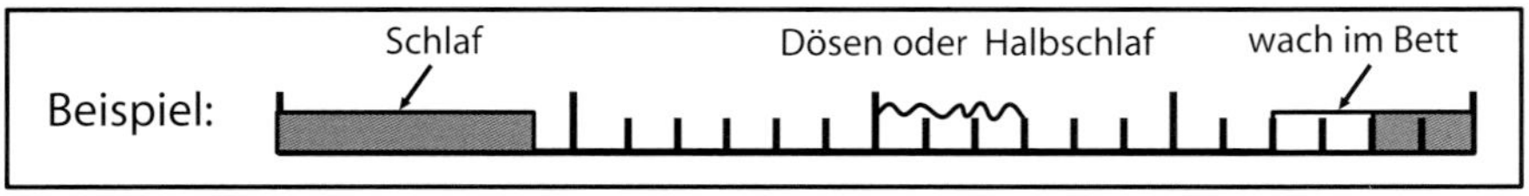

Datum: Bemerkung:

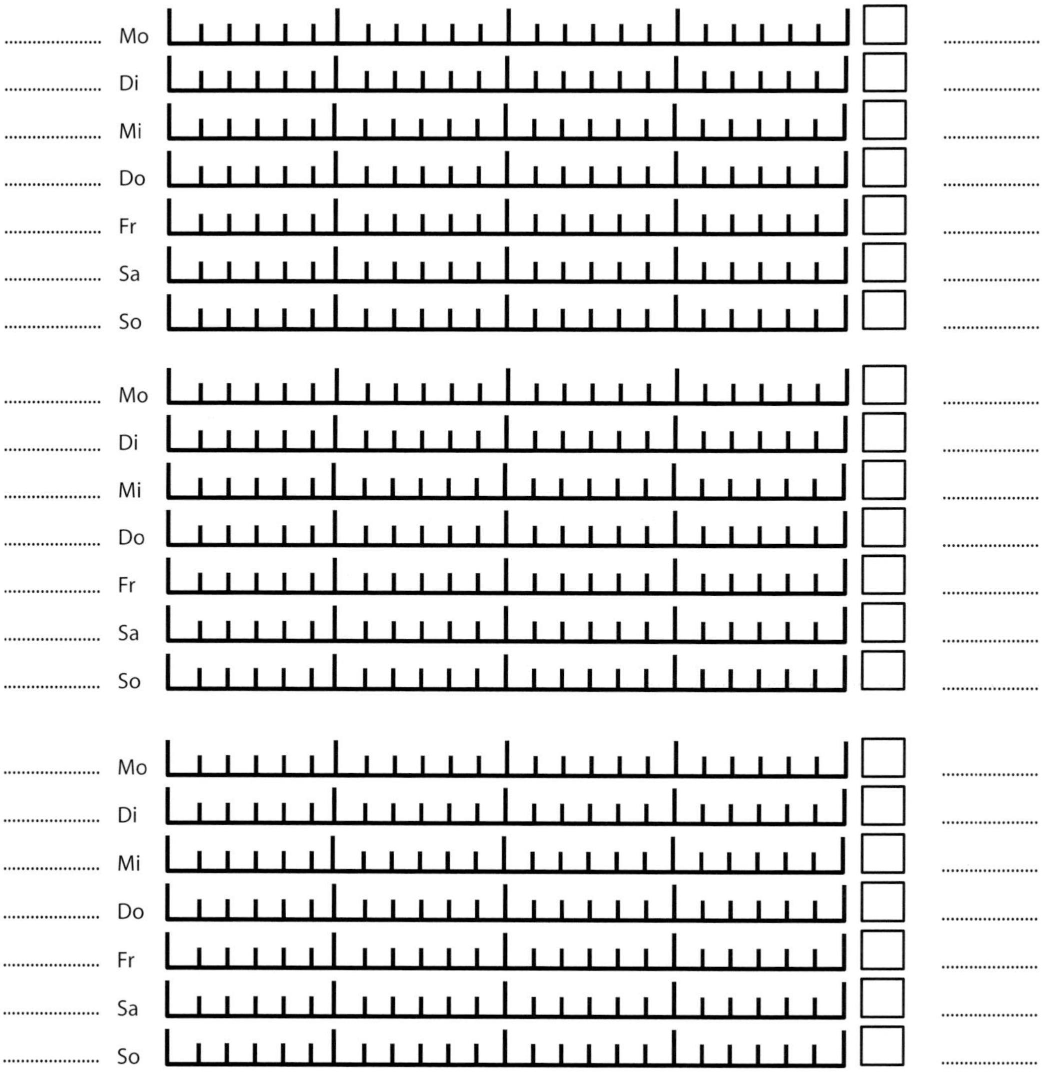

Abb. 2.7: Schlafprotokoll zur graphischen Aufzeichnung der Schlaf- und Wachzeiten über drei Wochen.

Schlaf-Wach-Verhalten besteht normalerweise ein enger Zusammenhang, sodass aus den Ergebnissen der Aktigraphie mit relativ hoher Präzision auf die Schlafzeiten geschlossen werden kann. Es ist sehr unwahrscheinlich, dass sich eine Person im Wachzustand mehrere Minuten lang überhaupt nicht bewegt. Die Aktigraphen werden üblicherweise am Handgelenk der nicht dominanten Hand getragen. Mit dieser Methode ist die Beobachtung des Schlaf-Wach-Verhaltens über lange Zeiträume möglich. Damit kann beispielsweise die Therapieeffizienz bei einer Stimulanzienbehandlung oder das Schlaf-Wach-Verhalten bei Schichtarbeit überprüft werden.

Ein weiteres Einsatzgebiet der Aktigraphie ist die Aufzeichnung von periodischen Beinbewegungen. Hier wird eine höhere zeitliche Auflösung (z.B. 1-2 Sekunden) gewählt, das Gerät wird am Bein getragen. Dadurch sind Aussagen über das Vorliegen von periodischen Beinbewegungen im Schlaf möglich, die eine mögliche Ursache von Tagesschläfrigkeit darstellen können.

2.3.1.2. Schlafprotokolle

Das Führen von Schlafprotokollen gehört ebenfalls zu den Methoden der Verhaltensbeobachtung. Es hat sich gezeigt, dass die retrospektiv berichteten Schlaf- und Wachzeiten bei Gesunden und vor allem bei Patienten mit Schlafstörungen z.T. erheblich von dem abweichen, was sich bei prospektiver Beobachtung ergibt. Deshalb werden in der Diagnostik von Schlafstörungen regelmäßig Schlafprotokolle eingesetzt. Beim Führen eines Schlafprotokolls soll der Proband Zeitpunkt und Dauer seines Schlafes sowie verschiedene Variablen zu seiner Befindlichkeit und zu möglichen Ursachen von gutem oder schlechtem Schlaf protokollieren. Es gibt sehr elaborierte Schlafprotokolle, die sowohl am Morgen als auch am Abend Daten abfragen.

Je nach Fragestellung kann auch eine vereinfachte Version, z.B. in Form einer graphischen Darstellung gewählt werden (☞ Abb. 2.7).

2.3.2. Polysomnographie

Der Begriff Polysomnographie bezeichnet die simultane Aufzeichnung von mehreren Biosignalen im Schlaf. Für die klinische Praxis haben sich dabei Standards herausgebildet, die dazu geführt haben, dass die Polysomnographien nahezu weltweit mit vergleichbarer Technik und damit vergleichbaren Ergebnissen durchgeführt werden. Zur Standardisierung der Technik trug maßgebend das *"Standard manual"* bei, das von einer Expertengruppe um Allan Rechtschaffen und Anthony Kales im Jahr 1968 herausgegeben wurde [Rechtschaffen und Kales 1968]. Seit 2002 gibt es auch eine deutsche Übersetzung [Rechtschaffen 2002]. Im Jahr 2007 wurde es abgelöst durch das AASM-Manual zum Scoring von Schlaf und assoziierten Ereignissen [Iber et al. 2007b], eine deutsche Übersetzung liegt bereits vor [Iber et al. 2007a]. Für dieses Manual erscheinen in unregelmäßigen Abständen Aktualisierungen, die von der American Academy for Sleep Medicine veröffentlicht werden. Der wesentliche Unterschied ist, dass in der neuen Version auch Regeln zur Aufzeichnung und Auswertung von kardiorespiratorischen Ereignissen, Bewegungen und Arousals integriert sind.

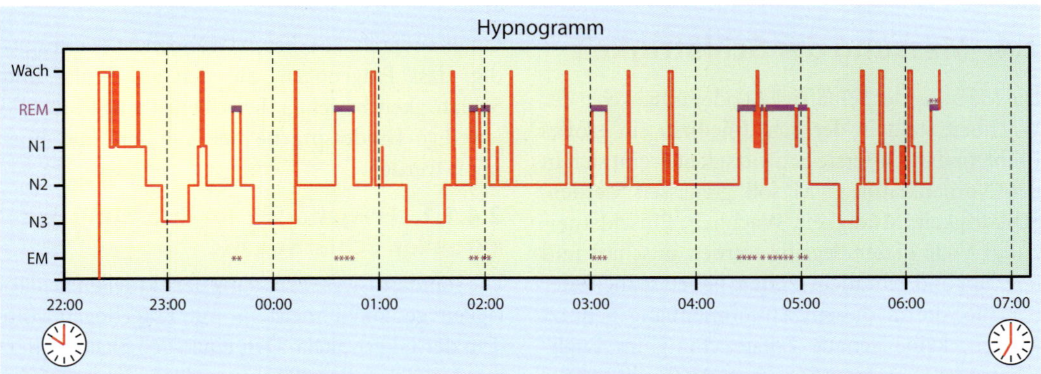

Abb. 2.8: Schematisches Hypnogramm eines 17-jährigen gesunden Mannes. **Wach** = Wachzustand; **REM** = REM-Schlaf; N1, N2, N3 = Non-REM-Schlafstadien 1-3; **EM** = Eye Movement (Augenbewegungen).

Die Polysomnographie sollte heute in der Regel in der Form der kardiorespiratorischen Polysomnographie, wie sie im AASM-Manual beschrieben wird, durchgeführt werden. Als Parameter sollten das EEG von mindestens einer frontalen, einer zentralen und einer occipitalen Elektrode aufgezeichnet werden. Das EMG wird vom Musculus mentalis oder submentalis abgeleitet. Zur Bestimmung der Schlafstadien wird ferner das EOG aufgezeichnet. Als kardiorespiratorische Parameter werden der Atemfluss an Nase und Mund, Bewegungen von Thorax und Abdomen, Schnarchgeräusche, Sauerstoffsättigung und mindestens ein 1-Kanal-EKG aufgezeichnet. Zusätzlich wird das EMG vom M. tibialis anterior beider Beine seitengetrennt aufgezeichnet. Ferner wird die Körperlage registriert. Damit können die Schlafstadien und die wichtigsten Ursachen für die Störung des Schlafablaufs festgestellt werden.

Für die Auswertung der Polysomnographie gibt es vielfältige Möglichkeiten der elektronischen Unterstützung. Eine visuelle Analyse bleibt jedoch sowohl in Bezug auf die Schlafstadien als auch die atmungsbezogenen Parameter und die Beinbewegungen unverzichtbar, da es bisher kein einziges Computerprogramm gibt, das eine ausreichende Verlässlichkeit für die Auswertung nachweisen kann. Dies ist wahrscheinlich zu einem wesentlichen Teil dadurch bedingt, dass die Muster der Biosignale eine sehr hohe interindividuelle Variabilität aufweisen und die Aufzeichnungen auch anfällig gegen technische und biologische Artefakte sind. Die Abfolge der Schlafstadien über die Nacht wird graphisch in Form eines Hypnogramms dargestellt (☞ Abb. 2.8).

2.4. Messung der Schläfrigkeit

Die Messung der Schläfrigkeit oder umgekehrt der Wachheit stellt in der Schlafmedizin ein großes Problem dar. Die erste Schwierigkeit ergibt sich in der Nomenklatur. Was soll gemessen werden, Schläfrigkeit, Müdigkeit, Wachheit, Einschlafneigung? Viele dieser Begriffe werden unscharf und überlappend gebraucht, zudem haben manche der Begriffe, die in diesem Zusammenhang benutzt werden, keine genaue Entsprechung im Englischen oder in anderen Sprachen. Auch gibt es häufig keine operationalisierte, allgemein anerkannte Definition für diese Begriffe. Weiter besteht kein Konsens, welche Funktionen im Zusammenhang mit Schlafstörungen eine wichtige Rolle spielen.

Pragmatisch ist es, als Schläfrigkeit den Zustand zu bezeichnen, der beim Gesunden entsteht, wenn ausreichender Schlaf verhindert wird. In der ICSD-3 wird Tagesschläfrigkeit als die Unfähigkeit bezeichnet, während der Hauptwachperiode des Tages wach und aufmerksam zu bleiben, was zu ungewolltem Abgleiten ins Dösen oder Schlafen oder zu unwiderstehlichem Schlafdruck führt.

Schläfrigkeit ist kein einheitliches Phänomen, sondern ein Konstrukt mit vielen Aspekten. Deshalb gibt es nicht "die" Methode zur Messung von Schläfrigkeit. Vielmehr kann sie nur mehrdimensional erfasst werden, wobei die Auswahl der Methoden von der jeweiligen Fragestellung abhängt.

2.4.1. Subjektives Erleben

Die subjektive Seite der Schläfrigkeit ist das Empfinden von Müdigkeit und das Bedürfnis nach Schlaf. Zur Beschreibung der Befindlichkeit gibt es in jeder Sprache viele verschiedene Begriffe mit unterschiedlichen Bedeutungen, wobei eine eindeutige Übersetzung nicht immer möglich ist. Selbst innerhalb einer Sprache gibt es regional unterschiedliche Konnotationen einzelner Begriffe und Veränderungen über die Zeit. Während wir heute "Schlummern" als einen Zustand bezeichnen, der eindeutig dem Schlaf zuzuordnen ist, gebraucht Goethe dieses Wort noch in dem Sinne, den wir heute als Dösen bezeichnen würden: *"Sie schlief nicht, sie wachte nicht, sie schlummerte"* (Goethe, Wahlverwandtschaften). Auch der englische Begriff *"Drowsiness"* ist weder mit Benommenheit noch mit Schläfrigkeit exakt zu übersetzen.

Unter anderem aus diesen Gründen ist es notwendig, dass Fragebögen, die sich auf Schlaf und Schläfrigkeit beziehen, bei Übersetzungen für die jeweilige Landessprache neu validiert und normiert werden.

2.4.1.1. Fragebögen zur Erfassung der aktuellen Schläfrigkeit

Die standardisierte Erfassung der aktuellen Schläfrigkeit geschieht meistens mit Fragebögen vom Typ der Likert-Skala. Den einzelnen Skalenstufen werden dabei Begriffe zugeordnet, die beispielsweise von "extrem wach" bis "sehr schläfrig, kann nur mit großer Mühe wach bleiben, kämpfe gegen den Schlaf" reichen. Die gebräuchlichsten dieser Skalen sind die *Stanford Sleepiness Scale* [Hoddes et al. 1972] und die *Karolinska Sleepiness Scale* [Akerstedt und Gillberg 1990], für die beide keine normierten deutschen Fassungen vorliegen. Dies ist unproblematisch, solange die Skalen zur Messung des Verlaufs der Schläfrigkeit über die Zeit eingesetzt und nicht die absoluten Werte betrachtet werden. Für die Erfassung des Schläfrigkeitsverlaufs eignen sich auch visuelle Analogskalen.

2.4.1.2. Längerfristige Beobachtung – *Epworth Sleepiness Scale*

Als Maß für die Ausprägung von Schläfrigkeit über einen längeren Zeitraum hat sich die *Epworth Sleepiness Scale* durchgesetzt. Bei dieser Skala wird abgefragt, wie wahrscheinlich es ist, in einer von 8 alltäglichen Situationen einzuschlafen [Johns 1991].

Für jede der Situationen wird ein Punktwert von 0-3 vergeben, somit ergibt sich ein Höchstwert von 24 Punkten. Im Allgemeinen wird ein Wert bis 10 noch als normal angesehen, höhere Werte deuten auf eine erhöhte Einschlafneigung hin. Eine Normierungsstudie der deutschen Version ergab einen Mittelwert von 6,6 mit einer Standardabweichung von 3,5 [Sauter et al. 2007}. Als auffällig gilt danach ein Wert über 10. Als pathologisch wird üblicherweise ein Wert betrachtet, der um mehr als zwei Standardabweichungen vom Mittelwert abweicht, das wäre in diesem Falle also erst ein Wert von 14. Dies wird in der klinischen Praxis allerdings kaum so gehandhabt. Die Normierung einer schweizerdeutschen Version [Bloch et al. 1999] ergab einen Mittelwert von 5,7 mit einer Standardabweichung von 3,0, damit gilt auch für diese Version der gleiche Normbereich. Besonders Patienten mit Narkolepsie erreichen in der ESS z.T. sehr hohe Werte, da das Einschlafen in ungewöhnlichen Situationen für diese Erkrankung recht spezifisch ist. Die ESS liegt auch in einer adaptierten Form für Kinder vor [Handwerker 2007a].

2.4.2. Physiologische Ebene

Schläfrigkeit führt zu einer Vielzahl von Veränderungen auf physiologischer Ebene. In Bezug auf den Schlaf steht dabei natürlich die Betrachtung der elektrischen Hirnaktivität im Vordergrund, also die Messung des tatsächlichen Einschlafens. Schläfrigkeitsbezogene Veränderungen lassen sich aber auch in anderen Bereichen finden, z.B. bei der Pupillomotorik oder bei der optischen Wahrnehmung (Flimmerverschmelzungsfrequenz). Im Folgenden werden die wichtigsten Verfahren dargestellt.

2.4.2.1. Multipler Schlaflatenz-Test (MSLT)

Der Multiple Schlaflatenz-Test (MSLT) ist das Standardverfahren zur Erfassung der Einschlafneigung in der Schlafmedizin schlechthin. Für die Durchführung dieses Tests liegen sehr genau definierte Empfehlungen vor [Carskadon et al. 1986]. Der Test beruht darauf, dass den Probanden 4- oder 5-mal am Tag die Gelegenheit gegeben wird, einzuschlafen. Als Messwert dient die mittlere Zeit bis zum Einschlafen (Erreichen von Schlafstadium 1 oder eines anderen Schlafstadiums).

Der MSLT soll nach einer Nacht mit ausreichend Schlaf (mindestens 6 Stunden) durchgeführt werden. Um dies sicherzustellen, ist es sinnvoll, den MSLT direkt nach einer Nacht mit Polysomnographie durchzuführen. Zur Bestimmung des Einschlafzeitpunkts ist die Registrierung von EEG, EOG und EMG zwingend erforderlich, auf die übrigen Parameter der kardiorespiratorischen Polysomnographie kann ggf. verzichtet werden. Der Beginn des Tests soll 1,5-3 Stunden nach dem morgendlichen Wecken sein, die Einzeltests sollen im Abstand von 2 Stunden stattfinden. Die Testinstruktion besagt, dass der Proband versuchen soll einzuschlafen. Wenn er nicht einschlafen kann, soll er einfach ruhig liegen bleiben. Nach einem kurzen Biotest wird der Raum völlig verdunkelt und die Aufzeichnung gestartet. Wenn der Proband nicht einschläft, endet der Test nach 20 Minuten. Wenn er einschläft, endet der Test 15 Minuten nach dem Einschlafen. Die Messdauer liegt also zwischen 15 und 35 Minuten. Als Schlaflatenz wird die Zeit von Licht aus bis zum ersten Auftreten einer Epoche Schlaf gewertet, also Schlafstadium 1 oder ein anderes Schlafstadium. Wenn innerhalb dieses Tests REM-Schlaf auftritt, ist dies automatisch als *Sleep-Onset*-REM zu werten, da die Latenz vom Einschlafen bis zum Auftreten von REM-Schlaf definitionsgemäß nicht länger als 15 Minuten sein kann. Die mittlere Schlaflatenz wird als das arithmetische Mittel der gemessenen Schlaflatenzen bestimmt; wenn ein Proband bei einem Einzeltest nicht eingeschlafen ist, wird ein Wert von 20 Minuten eingesetzt.

Eine technisch etwas einfachere Variante des MSLT ist der MSLT-30 [Geisler et al. 2006, Pollmächer et al. 1986]. Bei diesem Test kann darauf verzichtet werden, die Schlaflatenz während der Ableitung zu bestimmen, die Testdauer für jeden Einzeltest ist auf 30 Minuten festgelegt.

Der MSLT hat sich als sehr valider Test erwiesen. Die Schlaflatenz ist ein gut reproduzierbarer, reliabler Parameter, sie verkürzt sich bei Schlafrestriktion und durch Hypnotika. Stimulanzien führen zu einer Verlängerung der mittleren Schlaflatenz. Im klinischen Einsatz besteht das Problem, dass der Normbereich sehr groß ist. Für die Testversion mit 5 Einzeltests liegt der in einer Metaanalyse ermittelte Mittelwert der Schlaflatenz bei 11,6 Minuten, Standardabweichung 5,2 Minuten [Arand et al. 2005]. Wenn als Normbereich ein Bereich von Mittelwert ± 2 Standardabweichungen angenommen wird (95 % aller Werte fallen in diesen Bereich), dann ergibt sich ein Normbereich von 1,2-20 Minuten, damit ist es fast unmöglich, einen einzelnen Wert als "pathologisch" zu bewerten. Das Auftreten von REM-Schlaf im MSLT ist bei Gesunden ein selteneres Ereignis. REM-Schlaf in einem von 5 Einzeltests findet sich bei 10 % einer Kontrollgruppe, 2- bis 3-mal REM-Schlaf bei 3 % [Geisler et al. 2006] (☞ Abb. 3.6). Die für die Diagnose einer Narkolepsie geltenden Grenzwerte einer mittleren Schlaflatenz unter 8 Minuten und das Auftreten von 2-mal REM-Schlaf im MSLT sind damit zwar sehr sensitiv, aber keineswegs 100 % spezifisch [Dauvilliers et al. 2004b]. Dazu kommt, dass das Auftreten von REM-Schlaf im MSLT bei Patienten mit Tagesschläfrigkeit unabhängig von der Diagnose wahrscheinlicher wird. Der Einsatz des MSLT ist außerhalb von wissenschaftlichen Fragestellungen damit im Wesentlichen in der Differenzialdiagnostik der Narkolepsie sinnvoll. Die Durchführung eines einzelnen MSLT zur Bestimmung der Schläfrigkeit, z.B. im Rahmen der Beurteilung der Fahrtauglichkeit, ist wegen der hohen interindividuellen Schwankungsbreite nicht sinnvoll.

2.4.2.2. Maintenance of Wakefulness Test (MWT)

Der *Maintenance of Wakefulness Test* (MWT), der im Deutschen auch als "Mehrfach-Wachbleibe-Test" oder "Multipler-Wach(bleibe)-Test" bezeichnet wird, stellt eine Variation des MSLT mit umgekehrter Testinstruktion dar. Der Proband soll bei diesem Test nicht versuchen, einzuschlafen, sondern er soll versuchen, wach zu bleiben. Die Testsituation ist dabei ähnlich wie beim MSLT, der Proband soll aber bequem im Bett sitzen, im Raum herrscht eine geringe Resthelligkeit. Der MWT wird in verschiedenen Varianten mit 2 oder 4 Einzeltests im Lauf des Tages durchgeführt. Die Dauer der Einzeltests beträgt jeweils maximal 20 oder 40 Minuten. Der Test wird auf jeden Fall sofort abgebrochen, wenn der Proband einschläft. Damit ist die Detektion von REM-Schlaf im MWT normalerweise nicht möglich. Für den MWT liegen nur beschränkte Normdaten vor, die überdies sehr von der Testdurchführung abhängen. Generell kann aber davon ausgegangen werden, dass bei einer Testdurchführung mit 4 Einzeltests mit einer Dauer von 40 Minuten eine mittlere Schlaflatenz unter 12,9 Minuten und bei einer Testversion mit 20 Minuten Dauer des Einzeltests ein Wert unter 10,9 Minuten auf jeden Fall als pathologisch gelten muss [Doghramji et al. 1997].

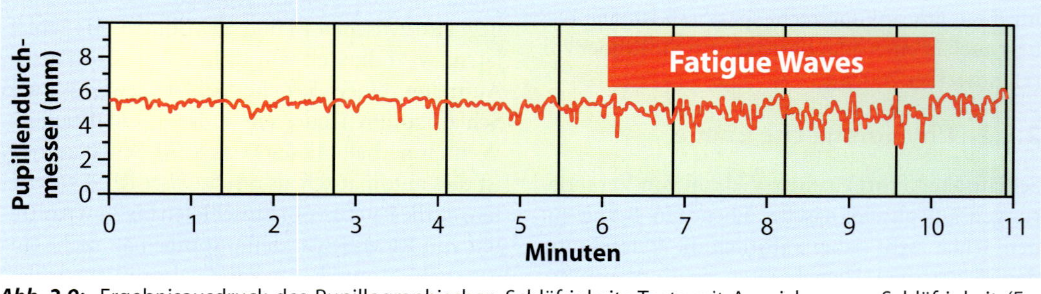

Abb. 2.9: Ergebnisausdruck des Pupillographischen Schläfrigkeits-Tests mit Anzeichen von Schläfrigkeit *(Fatigue Waves).*

2.4.2.3. Pupillographischer Schläfrigkeits-Test (PST)

Das Messprinzip des Pupillographischen Schläfrigkeits-Tests [Wilhelm et al. 1996] beruht darauf, dass die Pupillenweite in absoluter Dunkelheit durch die Einflüsse von Sympathikus und Parasympathikus bestimmt wird. Bei Schläfrigkeit kommt es aufgrund der Fluktuation des Einflusses von Sympathikus und Parasympathikus zu Fluktuationen der Pupillenweite, die als *"Fatigue Waves"* bezeichnet werden (☞ Abb. 2.9). Beim PST wird die Pupillenweite mit Hilfe einer Infrarotkamera kontinuierlich über 11 Minuten gemessen. Das Auftreten von *Fatigue Waves* und erhöhte Schwankungen des Pupillendurchmessers (Pupillen-Unruhe-Index) gelten als Indikator für Schläfrigkeit. Für den PST liegen Normalwerte für Männer und Frauen verschiedenen Alters vor [Wilhelm et al. 2001].

2.4.3. Psychomotorische Leistung

Durch Schläfrigkeit wird die Fähigkeit zur Aufrechterhaltung der Aufmerksamkeit beeinträchtigt. Die Reaktionsgeschwindigkeit und die Reaktionszuverlässigkeit vermindern sich dadurch insbesondere bei länger dauernden, monotonen Aufgaben, während die Leistung bei kurzen Aufgaben erst bei sehr hohen Graden der Schläfrigkeit eingeschränkt wird, weil Probanden noch in der Lage sind, kurzfristig die Auswirkungen von Schläfrigkeit durch Willensanstrengung zu überwinden. Im Zusammenhang mit der Diagnostik von Tagesschläfrigkeit ist insbesondere die Messung der Daueraufmerksamkeit und der Vigilanz von Interesse. Unter Daueraufmerksamkeit versteht man die Fähigkeit, über längere Zeit auf häufigere Reize zu reagieren, während als Vigilanz im neuropsychologischen Sinne die Fähigkeit verstanden wird, über längere Zeit unter monotonen Bedingungen auf seltene, subtile Reize schnell und zuverlässig zu reagieren.

In der klinischen Praxis ist die Beurteilung der Vigilanz und Daueraufmerksamkeit vor allem im Zusammenhang mit der Beurteilung der Fahrtüchtigkeit eine häufige Frage. Für die Untersuchung werden in diesem Zusammenhang Verfahren eingesetzt, die den Anforderungen im Straßenverkehr mehr oder weniger angenähert sind, bis hin zu technisch hoch entwickelten Fahrsimulatoren. Diese Tests prüfen neben der Daueraufmerksamkeit und Vigilanz auch Komponenten der Aufmerksamkeit, wie geteilte und selektive Aufmerksamkeit sowie psychomotorische Koordination, entweder getrennt oder in Kombination.

2.4.3.1. Daueraufmerksamkeitstests

Das Paradigma von Daueraufmerksamkeitstests ist die Applikation von häufigen Reizen, auf die möglichst schnell und zuverlässig reagiert werden muss. Sie unterscheiden sich von einfachen Reaktionstests vor allem dadurch, dass die Reize über einen gewissen Zeitraum wiederholt gegeben werden. Ein Prototyp dieser Daueraufmerksamkeitstests ist der *"Psychomotor Vigilance Task"* (PVT) [Dinges und Powell 1985]. Dieser Test wird mit einem tragbaren Gerät durchgeführt, bei dem im Abstand von einigen Sekunden eine Anzeige aufleuchtet, auf die möglichst rasch mit einem Tastendruck reagiert werden muss. Als Indikator für Schläfrigkeit gilt dabei eine zunehmende Streuung der Reaktionszeiten. Aus den Messwerten lässt sich eine Vielzahl von Ergebnisparametern berechnen, von denen beispielsweise der Wert für die 10 % langsamsten Reaktionen herangezogen werden kann. Die Testdauer beim PVT beträgt normalerweise 10 Minuten, es gibt aber auch eine Version mit 5 Minuten, die sich ebenfalls als valide zur Aufdeckung von schläfrigkeitsbedingten Leistungsdefiziten gezeigt hat. Normgrenzen für diesen Test existieren leider nicht, sodass der Einsatz nur zur Verlaufsbeurteilung und zur orientierenden Bewertung sinnvoll ist.

2.4.3.2. Vigilanztests

Vigilanztests unterscheiden sich von Daueraufmerksamkeitstests durch die längere Dauer und die niedrigere Reizdichte. Nach der klassischen Definition der Vigilanz sollte die Reizdichte bei unter einem Reiz pro Minute liegen. Dieser Vorgabe wird aber bei keinem der heute verwendeten Vigilanztests entsprochen.

Ein Beispiel ist der Vigilanztest nach Quatember-Maly aus dem Wiener Testsystem. Dieser Test wird am Computer durchgeführt, die Testdauer liegt je nach Version bei 25-60 Minuten. Auf dem Bildschirm erscheint ein Kreis aus kleinen Ringen, von denen einer gefüllt ist. Dieser gefüllte Kreis springt wie bei einer Uhr von einem Ring zum nächsten. Die Schrittdauer beträgt 1,5 Sekunden. Wenn dieser Punkt bei seiner Bewegung in der Kreisbahn einen der Ringe überspringt, muss mit einem Tastendruck reagiert werden. Bei der 25-Minuten-Version treten insgesamt 100 solcher kritischen Ereignisse in pseudorandomisierter Reihenfolge auf. Als Auswerteparameter werden die Zahl der Auslassungen, die Zahl der falschen Reaktionen und die mittlere Reaktionszeit herangezogen. Für diese Werte gibt es Normtabellen, die in der Auswertesoftware implementiert sind. Weitere Auswerteparameter, die gegenüber Vigilanzdefiziten sensitiver, aber nicht normiert sind, sind die Streuung der Reaktionszeiten und der Anstieg der Reaktionszeiten im Testverlauf. Bei Schläfrigkeit beobachtet man häufig auch eine Zunahme der Streuung der Reaktionszeiten, dieser Parameter ist allerdings mit der vorgegebenen Software des Testsystems nicht quantifizierbar [Sturm und Büssing 1987].

Neurologen der Universität Leiden entwickelten um 2005 den Sustained Attention to Response Task (SART)-Test, der als eine einfache Untersuchungsmethode zur Beurteilung der Vigilanz (Sustained Attention: kontinuierliche Aufmerksamkeit) am Tage konzipiert wurde. Der SART ist ein kurzer mehrminütiger, computerbasierter Test, bei dem die Probanden auf unvorhersehbar auf dem Monitor auftretende Zielreize (eine vorab festgelegte Zielziffer unter den Ziffern 1 bis 9) reagieren müssen. Bei allen Ziffern außer der Zielziffer muss der Proband schnellstmöglich mit Tastendruck reagieren, bei der vorab festgelegten Zielziffer hat der Tastendruck hingegen zu unterbleiben. Es wird also gemessen, wie gut der Proband die Reaktion auf einen von neun Zielreizen unterdrücken kann. Beim SART-11 tritt diese Zielziffer nur in 11 Prozent der Fälle auf, beim SART-50 beträgt die Auftrittswahrscheinlichkeit 50 Prozent. Als abhängiger Messwert wird die prozentuale Fehlerquote (F% C; unerlaubter Tastendruck bei Zielreiz) erhoben. In der Studie von Fronczek et al. 2006 betrugen bezüglich der Quantifizierung der Vigilanz bei Narkolepsie die Sensitivität 87 % und die Spezifität 100 % bei einem Schwellenwert von fünf Fehlern [Fronczek et al. 2006]. Der SART war hierbei eingebettet in eine eintägige MSLT-Reihe (☞ Kap. 2.4.2.1.) mit insgesamt fünf Sitzungen. Auch in anderen kommerziell erhältlichen Testbatterien sind Vigilanz- und Daueraufmerksamkeitstests enthalten, die ebenfalls für die Diagnostik von Tagesschläfrigkeit in Frage kommen.

Auch in anderen kommerziell erhältlichen Testbatterien sind Vigilanz- und Daueraufmerksamkeitstests enthalten, die ebenfalls für die Diagnostik von Tagesschläfrigkeit in Frage kommen.

2.4.3.3. Fahrsimulatoren

Unter dem Begriff Fahrsimulator wird eine ganze Reihe von verschiedenen Testanordnungen zusammengefasst, die gemeinsam haben, dass eine Autofahrsituation in unterschiedlicher Komplexität simuliert wird. Dies reicht von einem Computerbildschirm mit einem Lenkrad, bei dem auf einer eingeblendeten Fahrbahn die Spur gehalten werden muss, bis hin zu Aufbauten, bei denen ein komplettes Fahrzeug auf einer hydraulisch beweglichen Bühne aufgebaut ist und bei dem durch Videoprojektion die Umgebung dargestellt wird. Wie valide die Testergebnisse eines Fahrsimulators bezüglich der Beurteilung der realen Fahrtüchtigkeit sind, kann nicht pauschal angegeben werden, da sich die Verfahren zu sehr unterscheiden. Beim Einsatz dieser Verfahren sollte daher darauf geachtet werden, dass die Validität durch Studien belegt ist.

Zu beachten ist, dass die Ergebnisse einer Fahrsimulatoruntersuchung das integrierte Resultat von vielen neuropsychologischen und motorischen Funktionen darstellen, dass also die Einflüsse von geteilter und selektiver Aufmerksamkeit, Wahrnehmung, Vigilanz, visuomotorischer Koordination und vieler anderer Faktoren eingehen. Das kann je nach Fragestellung ein Vorteil, aber auch ein Nachteil sein.

3. Narkolepsie

3.1. Geschichte

3.1.1. Die ersten hundert Jahre

Die erste Beschreibung der Narkolepsie stammt von dem deutschen Arzt Carl Friedrich Otto Westphal (1833-1890). Er stellte bei dem Treffen der Berliner Medizinischen und Psychologischen Gesellschaft 1877 zwei Patienten vor, die merkwürdige anfallsartige Zustände hatten, die in zwei unterschiedlichen Formen auftraten und die mit dem Einschlafen zu tun hatten. Der Bericht wurde unter dem Titel "Eigenthümliche mit dem Einschlafen verbundene Anfälle" im Archiv der Psychiatrie und Nervenkrankheiten veröffentlicht [Westphal 1877]. Sein erster Patient war ein 36-jähriger Buchbinder, der in der Charité behandelt wurde. Westphal beschreibt Kataplexien, Einschlafattacken und auch einen stark gestörten Nachtschlaf. Der zweite Fall war die Mutter des Patienten, die an den gleichen Symptomen litt.

Der Begriff Narkolepsie wurde von dem französischen Arzt Jean-Baptiste-Édouard Gélineau (1826-1906) geprägt, der 1880 einen Artikel *"De la narcolepsie"* veröffentlichte. Er beschrieb einen 38-jährigen Patienten, der an Attacken von Muskelschwäche litt, die durch plötzliche Emotionen ausgelöst wurden, und der in monotonen Situationen sofort einschlief [Gélineau 1880]. Den Begriff leitete er von den griechischen Wörtern *"narke"* (ναρκη = Erstarrung) und *"lepsis"* (ληψιζ = Anfall (einer Krankheit)) ab. Die Aufsätze von Westphal und Gélineau wurden in einer englischen Übersetzung im *Journal of Clinical Sleep Medicine* veröffentlicht und sind damit besser zugänglich als im Original [Schenck et al. 2007]. Westphal und Gélineau fassten die Narkolepsie als eigenständige Krankheitseinheit auf, die sie von der Epilepsie und auch von der Hysterie abgrenzten. Diese Auffassung war umstritten, und erst 1902 wurde eine Arbeit veröffentlicht, die sich ihr anschloss [Löwenfeld 1902]. Der Begriff Kataplexie (gr. *kataplesso,* κατα-πλησσω = niederschlagen) geht auf Henneberg zurück, der erstmals klar zwischen Einschlafattacken und dem durch Emotionen ausgelösten Verlust des Muskeltonus trennte [Henneberg 1916].

Im Lauf der Jahre wurde der Begriff der Narkolepsie dann allerdings unschärfer angewendet und auf alle Erkrankungen mit erhöhter Tagesschläfrigkeit bezogen [Redlich 1925]. Dadurch gewann wieder die Auffassung die Oberhand, dass es sich bei der Narkolepsie um keine eigenständige Erkrankungseinheit handle. Erst in der Mitte des 20. Jahrhunderts, als die Schlafmedizin sich auf der Basis des EEG und der Polysomnographie rapide entwickelte, wurde der Begriff Narkolepsie wieder selektiver gebraucht. Bedrich Roth (1919-1989) veröffentlichte eine große Fallserie von 155 Patienten mit Narkolepsie [Roth 1959], in der er aus seiner genauen Beobachtung viele Erkenntnisse vorweg nahm, die später Schritt für Schritt in kontrollierten Studien bestätigt wurden. Im Lauf der Zeit baute er die Fallserie bis auf 620 Patienten mit Narkolepsie und idiopathischer Hypersomnie aus [Roth 1980], die er in Prag selbst untersucht und behandelt hatte. Im Jahr 1960 beschrieben Yoss und Daly [Yoss und Daly 1960] die narkoleptische Tetrade, die aus exzessiver und anhaltender Schläfrigkeit, affektiv ausgelöstem Muskeltonusverlust (Kataplexie), Schlaflähmung und hypnagogen Halluzinationen besteht. Im selben Jahr beobachtete Gerald Vogel [Vogel 1960] erstmals den verfrüht beginnenden REM-Schlaf *(Sleep-Onset-*REM) bei Narkolepsiepatienten, wenige Jahre nach der ersten Beschreibung des REM-Schlafs überhaupt [Aserinsky und Kleitman 1953].

In dieser Zeit entwickelte sich die Narkolepsie zu der Mustererkrankung der Schlafmedizin schlechthin, und weltweit befassten sich zahlreiche Arbeitsgruppen mit dieser Erkrankung. Im Jahr 1975 fand in La Grande Motte in Frankreich das *"First International Symposium on Narcolepsy"* statt, das eine umfassende Bestandsaufnahme des damaligen Wissenstandes über die Narkolepsie brachte [Guilleminault et al. 1976]. Die Teilnehmer dieses Symposiums einigten sich auf eine Definition der Narkolepsie, die als Hauptsymptome der Narkolepsie exzessive Tagesschläfrigkeit *(Excessive Daytime Sleepiness,* EDS), gestörten Nachtschlaf und pathologische Manifestationen des REM-Schlafs, wie Kataplexien, hypnagoge Halluzinationen und Schlaflähmungen nannte. EDS und Kataplexie wurden als die Hauptsymptome der Narkolepsie bezeichnet.

3.1.2. HLA-Bindung

Ein nächster wesentlicher Schritt in der Narkolepsieforschung war die Entdeckung, dass nahezu alle Patienten mit Narkolepsie das Histokompatibilitätsantigen HLA-DR2 aufwiesen [Juji et al. 1984, Langdon et al. 1984]. Dieser genetische Marker für Narkolepsie ist zwar unspezifisch, weil, je nach ethnischem Hintergrund, bis zu ein Drittel der Bevölkerung den gleichen HLA-Typ aufweist, aber sehr sensitiv, weil nur wenige Patienten mit Narkolepsie diesen HLA-Typ nicht tragen [Guilleminault und Grumet 1986].

Auf der Basis dieser Befunde zur Bindung der Narkolepsie an einen spezifischen HLA-Typ entwickelte Y. Honda neue Diagnosekriterien für die Narkolepsie, die sich neben den klinischen und elektrophysiologischen Befunden an dem Ergebnis der HLA-Typisierung orientierten, die "Honda-Kriterien" [Honda et al. 1986]. Die Internationale Klassifikation der Schlafstörungen von 1991 rückte von den sehr engen Abgrenzungen der Narkolepsie wieder ein Stück weit ab, da sich gezeigt hatte, dass es auch Patienten mit Narkolepsie gab, die das HLA-Antigen DR2 nicht aufwiesen, und dass diese Patienten klinisch nicht von den HLA-DR2-positiven Patienten zu unterscheiden waren [Mueller-Eckhart et al. 1986; Andreas-Zietz et al. 1986; Confavreux et al. 1987]. Sie definierte Narkolepsie ohne Bezug zum HLA-Befund als *eine Erkrankung, die durch übermäßige Schläfrigkeit gekennzeichnet ist und die typischerweise von Kataplexien und anderen REM-Schlafphänomenen, wie Schlafparalyse und hypnagoge Halluzinationen, begleitet wird.* Die Diagnose Narkolepsie konnte nach diesen Kriterien gestellt werden, wenn neben der Tagesschläfrigkeit eindeutige Kataplexien vorhanden waren oder andere klinische Symptome, wie hypnagoge Halluzinationen oder Schlaflähmung, und zusätzlich der Nachweis von *Sleep-Onset*-REM-Perioden (SOREM) im MSLT oder in der Polysomnographie geführt wurde. Die zu dieser Zeit weithin gehegte Hoffnung, die Ursache der Narkolepsie auf der Basis der HLA-Bindung zu erklären, erfüllte sich in den folgenden Jahren nicht. Durch die Weiterentwicklung der HLA-Diagnostik, insbesondere den Einsatz molekularbiologischer Methoden, konnte gezeigt werden, dass die engste Bindung der Narkolepsie über alle ethnischen Gruppen hinweg tatsächlich nicht an HLA-DR2 bzw. DRB1*15:01 in der molekularbiologischen Nomenklatur besteht, sondern an den benachbarten und eng gekoppelten Genort HLA-DQB1*06:02. Diese Bindung der Narkolepsie an ein bestimmtes Allel an einem einzigen Genort ist nach wie vor die stärkste bekannte genetische Assoziation dieser Art. Andere Gene spielen im Vergleich dazu nur eine untergeordnete Rolle [Tafti et al. 2014]

3.1.3. Hypocretin-Defizit

Ein nächster Meilenstein in der Narkolepsieforschung war die Erkenntnis, dass bei Patienten mit Narkolepsie mit Kataplexien der wenige Jahre zuvor entdeckte Neurotransmitter Hypocretin (synonym auch als Orexin bezeichnet) [de Lecea et al. 1998; Sakurai et al. 1998] nicht nachweisbar war [Siegel 1999]. Das Hypocretin wird im Gehirn ausschließlich von einer kleinen Gruppe spezialisierter Zellen im dorsolateralen Hypothalamus gebildet, deren Axone alle Hirnregionen erreichen, die in der Schlaf-Wach-Regulation eine Rolle spielen. Es zeigte sich sehr rasch, dass nicht nur das Hypocretin im Liquor fehlte [Nishino et al. 2000], sondern dass die Hypocretin produzierenden Zellen ihre Funktion verlieren oder zugrunde gehen [Thannickal et al. 2003]. Diese Befunde lösten wiederum eine neue Debatte über die exakte Abgrenzung der Narkolepsie aus. Das Ergebnis ist die Definition der Narkolepsie, wie sie in der Klassifikation der Schlafstörungen (ICSD) genannt wird. Während bis dahin allenfalls Untergruppen eines als Einheit verstandenen Krankheitsbildes definiert wurden, wurden in der ICSD-2 erstmals zwei eigenständige Erkrankungen abgegrenzt, die sich sowohl von der klinischen Symptomatik als auch von der Pathophysiologie her deutlich unterscheiden. Die Narkolepsie mit Kataplexien stellt die Kerngruppe dar, die durchgehend in allen Narkolepsiedefinitionen über die Jahre eingeschlossen war. Diese Diagnose kann nach wie vor klinisch, ohne technische Zusatzuntersuchungen, eindeutig gestellt werden. Daneben werden jetzt auch für die Narkolepsie ohne Kataplexien erstmals klare Kriterien aufgestellt. Die Abgrenzung gegen die anderen Formen primärer Hypersomnie geschieht über elektrophysiologische Kriterien *(Sleep-Onset*-REM-Perioden im MSLT) oder über das Fehlen bzw. die starke Verminderung von Hypocretin im Liquor. Dabei ist klar, dass eine Narkolepsie ohne

Kataplexien aufgrund des typischen Krankheitsverlaufs später in eine Narkolepsie mit Kataplexien übergehen kann.

3.1.4. Narkolepsie als Autoimmunerkrankung

Die Erkenntnis, dass die Narkolepsie mit Kataplexien fast ausschließlich Menschen trifft, die eine bestimmte Konstellation in ihrem Immunsystem, den HLA-Typ DQB1*06:02, aufweisen, stieß viele Forschungsvorhaben auf dem Gebiet der Immunologie an. Gleichzeitig war klar, dass weder dieser HLA-Typ noch andere genetische Faktoren alleine die Ursache der Narkolepsie sein konnten. Zu einen erkrankt nur ein winziger Bruchteil der Träger dieses Erbmerkmals an Narkolepsie, zum anderen sind viele Paare von eineiigen Zwillingen bekannt, von denen nur einer an Narkolepsie erkrankt ist [Pollmächer et al. 1990]. Als Auslöser wurden schon lange Umwelteinflüsse vermutet, wie etwa Infektionen mit Streptokokken [Aran et al. 2009].

Im Jahr 2010 tauchten erste Mitteilungen auf, die über ein ungewöhnlich häufiges Auftreten von Narkolepsie mit Kataplexien bei Kindern und Jugendlichen, zunächst in Schweden, berichteten [Dauvilliers et al. 2010, Wijnans et al. 2013]. Es zeigte sich dann, dass offenbar in vielen Fällen eine Impfung gegen das H1N1-Virus mit einem ganz bestimmten Impfstoff (Pandemrix) die Erkrankung ausgelöst hatte [Sarkanen et al. 2018]. Zwar war nur 1 von 18.400 geimpften Kindern und Jugendlichen betroffen, aber das Ergebnis konnte in vielen Ländern bestätigt werden, in denen dieser spezielle Impfstoff verwendet worden war, so auch in Deutschland [Oberle et al. 2015, 2017]. Auch ein Zusammenhang mit der durch dieses Virus ausgelösten "Schweinegrippe" selbst wurde gefunden [Han et al. 2011].

Weitergehende Untersuchungen fanden Hinweise darauf, dass in diesen Fällen offenbar ein Virusbestandteil im Impfstoff eine Autoimmunreaktion ausgelöst hatte, die zu einer selektiven Zerstörung der Hypocretin-Neurone führte. Als weiteren wichtigen Hinweis auf ein Autoimmungeschehen fanden Latorre, Kallweit und Kollegen bei Narkolepsie-Patienten spezielle Abwehrzellen (T-Lymphozyten), die sich gegen Antigene auf Hypocretin-Zellen richten [Latorre et al. 2018]. Inzwischen gilt es als sehr wahrscheinlich, dass die Ursache der Narkolepsie mit Kataplexien grundsätzlich eine Autoimmunreaktion ist, die von verschiedensten Faktoren, unabhängig von Impfungen, ausgelöst werden kann [Barateau et al. 2017, Kornum 2020].

Die vielen Wandlungen und unterschiedlichen Definitionen der Narkolepsie mögen auf den ersten Blick willkürlich und unnötig erscheinen. Tatsächlich spiegeln sie aber das Bemühen wider, die rasch wachsenden Erkenntnisse über die Pathophysiologie der Narkolepsie zu nutzen, um zu der Abgrenzung von echten nosologischen Einheiten zu kommen. Damit ist die Hoffnung verbunden, mit der Diagnose auch eine bessere Aussage über die Krankheitsprognose und die Behandlungsmöglichkeiten zu verbinden.

3.2. Formen der Narkolepsie

3.2.1. Narkolepsie mit und ohne Kataplexien

Gemeinsames Kennzeichen aller Narkolepsieformen war immer die ausgeprägte Tagesschläfrigkeit. Das zweite wichtige Kriterium war darüber hinaus ebenso durchgehend das Vorhandensein von Symptomen des dissoziierten oder enthemmten REM-Schlafs. Darunter werden die klinischen Symptome Kataplexien, schlafbezogene Halluzinationen und Schlaflähmungen verstanden, außerdem die verfrüht auftretenden REM-Schlafepisoden in der Polysomnographie und im MSLT.

Die Erkenntnisse der letzten Jahre zu den Ursachen der Narkolepsie haben dazu geführt, dass in der Internationalen Klassifikation der Schlafstörungen (International Classification of Sleep Disorders, ICSD) seit 2005 zwei klar voneinander abgegrenzte Formen der Narkolepsie unterschieden werden. Die Diagnosekriterien für die Narkolepsie mit Kataplexien (Typ 1) und die Narkolepsie ohne Kataplexien (Typ 2) in ihrer aktuellen Form (3. Auflage der ICSD von 2014, ICSD-3) finden sich in Tab. 3.1.

Bei der Narkolepsie Typ 1 handelt es sich um eine Erkrankung mit einem relativ homogenen Erscheinungsbild. Als entscheidendes gemeinsames Merkmal dieses Typs gilt das Fehlen oder die wesentliche Verminderung des Neurotransmitters Hypocretin im Liquor (Nervenwasser). Bei den meisten dieser Patienten treten auch typische Kataplexien auf. Die Narkolepsie Typ 2 ist dadurch gekennzeichnet, dass der Hypocretin-Spiegel im Liquor normal oder nur leicht vermindert ist und dass keine typischen Kataplexien vorhanden sind. Die Ursache der Narkolepsie Typ 2 ist nach wie vor unklar, und es wird sogar darüber diskutiert, ob es sich bei dieser Form um eine einheitliche Erkrankung handelt, oder ob sich hinter diesem klinischen Erscheinungsbild mehrere unterschiedliche Erkrankungen verbergen, die mit den gegenwärtigen diagnostischen Methoden noch nicht unterschieden werden können.

3.2.2. Symptomatische Narkolepsie

Wenn bei einem Patienten davon ausgegangen wird, dass die Narkolepsie durch körperliche Erkrankung bzw. eine andere Schädigung des Gehirns ausgelöst wurde, wird sie als symptomatische Narkolepsie bezeichnet. Die symptomatische Narkolepsie kann mit und ohne Kataplexien auftreten und wird dann entsprechend den diagnostischen Kriterien dem Typ 1 oder dem Typ 2 zugeordnet. Als mögliche Ursachen kommen nach dem aktuellen pathophysiologischen Verständnis der Narkolepsie vor allem Schädigungen im Bereich des Hypothalamus in Frage, bei denen es zu einer Verminderung oder einem Ausfall der Hypocretin-Sekretion kommen kann. Im Einzelfall ist immer kritisch abzuwägen, ob das Auftreten der Narkolepsie tatsächlich ursächlich mit der Schädigung zusammenhängt, oder ob es sich um eine zufällige zeitliche Koinzidenz handelt. Die Fälle von gesicherter symptomatischer Narkolepsie sind in der Weltliteratur insgesamt sehr selten [Kanbayashi et al. 2007, Kallweit et al. 2018]. Insbesondere, wenn versorgungs- oder versicherungsrechtliche Interessen eine Rolle spielen, muss die Kausalität besonders sorgfältig abgewogen werden. Wenn zusätzlich zur Narkolepsie noch andere schlafbezogene Störungen, wie z.B. eine Schlafapnoe, bestehen, sollte die Diagnose nur gestellt werden, nachdem diese weiteren Schlafstörungen adäquat behandelt wurden.

3.2.3. Isolierte Symptome der Narkolepsie

Die Symptome, die als Manifestationen des enthemmten REM-Schlafs betrachtet werden, also Kataplexien, Schlaflähmungen und hypnagoge

Diagnosekriterien der Narkolepsie nach ICSD-3
Für beide nachfolgenden Narkolepsieformen sind als Diagnosekriterium mehrfach am Tag wiederkehrende Perioden eines unwiderstehlichen Schlafbedürfnisses oder Einschlafens über mindestens drei Monate obligat. Bei Kindern kann sich die Narkolepsie manchmal auch als extrem langer Nachtschlaf oder als ein Wiederauftreten des zuvor nicht mehr gehaltenen Mittagsschlafs äußern.
Narkolepsie Typ I
Zusätzlich zu dem oben genannten Kriterium müssen entweder 1. Kataplexien und eine mittlere Schlaflatenz von maximal 8 Minuten und zwei oder mehr SOREMs im MSLT auftreten, wobei SOREM in der nächtlichen Polysomnographie ein SOREM im MSLT ersetzen kann. *und/oder* 2. Hypocretin-Mangel im Liquor vorliegen, wobei höchstens ein Drittel des Wertes, der bei Gesunden mit demselben Assay gemessen wird, oder maximal ein Wert von 110 pg/ml (bezogen auf Standford Referenz Stichprobe) erreicht werden darf.
Narkolepsie Typ II
Oben beschriebener Schlafdrang bzw. Einschlafen, aber • Fehlen von Kataplexien bei gleichzeitig: - MSLT-Kriterien wie bei Typ 1 einschließlich der Ersetzbarkeit eines SOREMs durch ein SOREM in der Nacht-Polysomnographie - Kein Hypocretin-Mangel im Liquor (d.h. Werte über 110 pg/ml oder mehr als ein Drittel des Wertes, der bei Gesunden gemessen wird) oder aber die Hypocretin-Konzentration wurde nicht gemessen, sowie • keine bessere Erklärbarkeit durch andere Störung Sofern Kataplexien später im Verlauf auftreten oder die Hypocretin-Messung erst später erfolgt und dann erniedrigte Werte zeigt, wird die Diagnose in Narkolepsie Typ 1 geändert.

Tab. 3.1: Diagnostische Kriterien der verschiedenen Formen der Narkolepsie nach ICSD-3 (International Classification of Sleep Disorders, 3. Auflage) [American Academy of Sleep Medicine 2014]. Darstellung nach [Mayer et al. 2015]. **SOREM**: *Sleep-Onset*-REM-Periode = REM-Periode, die innerhalb von 15 Minuten nach dem Einschlafen beginnt, **MSLT**: Multipler Schlaflatenz-Test. **Assay**: Testverfahren.

Halluzinationen, können auch isoliert, also einzeln und ohne Verbindung zur Tagesschläfrigkeit, auftreten. Die isolierte Kataplexie kann als familiär gehäufte Erkrankung auftreten [Hartse et al. 1988; Gelardi und Brown 1967].

Kataplexien können auch das erste Symptom einer beginnenden Narkolepsie sein. Die Latenz bis zum Auftreten von Tagesschläfrigkeit ist in der Regel relativ kurz, kann in Einzelfällen aber auch mehrere Jahre betragen. Bei Patienten mit Kataplexien ohne Tagesschläfrigkeit sollte zum einen sehr kritisch geprüft werden, ob es sich wirklich um echte Kataplexien handelt, wobei hier die Bindung an affektive Auslöser ein ganz wichtiges Kriterium ist. Weiter muss der Verlauf beobachtet werden, um rechtzeitig therapeutisch einzugreifen, wenn sich doch Tagesschläfrigkeit und damit das Vollbild der Narkolepsie entwickelt.

Bei Gesunden kann es vereinzelt zu Schlaflähmungen kommen. Je nach verwendeter Definition, Alter der Population und möglichen kulturellen und ethnischen Einflüssen wird berichtet, dass bis zu 40 % der Probanden wenigstens einmal eine Schlaflähmung erlebt haben. Wenn dieses Phänomen wiederholt auftritt, spricht man von einer **rezidivierenden isolierten Schlaflähmung**. Dieses Phänomen ist relativ selten und tritt oft mit familiärer Häufung auf. Die Störung ist zwar objektiv harmlos, wird von den Patienten aber als sehr belastend erlebt [Walther und Schulz 2009]. Auch das isolierte Auftreten von hypnagogen und hypnopompen Halluzinationen als seltenes Ereignis ist bei Gesunden hin und wieder zu finden. An eine Narkolepsie muss in all den genannten Fällen nur gedacht werden, wenn eine signifikante, anders nicht erklärbare Tagesschläfrigkeit vorliegt.

3.3. Symptome

3.3.1. Tagesschläfrigkeit und assoziierte Symptome

3.3.1.1. Müdigkeit und Schläfrigkeit

Die Tagesschläfrigkeit ist das Leitsymptom der Narkolepsie. Wenn nicht über mindestens 3 Monate eine übermäßige Tagesschläfrigkeit besteht, kann die Diagnose entsprechend den ICSD-Kriterien nicht gestellt werden. Die Unterscheidung zwischen Tagesmüdigkeit und Tagesschläfrigkeit, die in der Literatur gelegentlich diskutiert wird, ist im praktischen Alltag teilweise nur schwer möglich, da die Patienten diese Begriffe weitgehend synonym verwenden. Für die Patienten ist zunächst das Gefühl von intensiver Müdigkeit vorhanden. Diese Müdigkeit unterscheidet sich in der Qualität nicht von der Müdigkeit, die ein gesunder Mensch empfindet, wenn er lange Zeit wach gewesen ist oder zu wenig geschlafen hat. Sie ist aber intensiver, zwingender, und sie baut sich wesentlich schneller auf. Vom ersten Auftreten von Anzeichen von Müdigkeit bis zum Einschlafen vergehen oft nur wenige Minuten, während beim Gesunden dieser Prozess durchaus 15 bis 30 Minuten dauern kann.

Nach dem Nachtschlaf erwachen die Narkolepsiepatienten zumeist erfrischt, aber bereits nach wenigen Stunden stellt sich die Müdigkeit als Tagesschläfrigkeit wieder ein. Diese kann im Lauf des Tages in der Intensität wechseln und ist auch von der Situation abhängig. In monotonen Situationen oder in Ruhe führt die Tagesschläfrigkeit zu einem Schlafdruck, der häufig so stark wird, dass der Patient ihm nicht mehr widerstehen kann. Auch wenn es den Patienten gelingt, wach zu bleiben, empfinden sie doch über weite Teile des Tages eine ausgeprägte Müdigkeit, die ihnen die Alltagsverrichtungen erschweren. Das dauernde Ankämpfen gegen die Tagesschläfrigkeit wird von vielen als große Belastung geschildert. Alles sei mit Anstrengung verbunden, nichts gehe "von alleine". Daher kann bei Narkolepsie auch – neben der Tagesschläfrigkeit – von einer "Fatigue"-Symptomatik gesprochen werden [Droogleever Fortuyn et al. 2012].

3.3.1.2. Einschlafattacken

Von einer Einschlafattacke spricht man, wenn es trotz willentlicher Anstrengung zu einem ungewollten Einschlafen kommt. Der Begriff darf aber nicht so verstanden werden, dass das Einschlafen blitzartig, wie aus heiterem Himmel auftritt. Vielmehr handelt es sich von der Art her um einen Einschlafprozess wie beim Gesunden, der allerdings schneller und mit höherer Intensität auftritt. Die Patienten spüren in den meisten Fällen auch das Herannahen von Müdigkeit. Manche Patienten geben allerdings auch an, dass sie einschlafen, ohne vorher Müdigkeit bemerkt zu haben. Dies ist wahrscheinlich darauf zurückzuführen, dass die Müdigkeit bei ihnen ein Dauerzustand ist, an den sie sich gewöhnt haben und innerhalb dessen sie nicht mehr differenzieren können.

Es kommt zum ungewollten Einschlafen auch in Situationen, in denen der Patient das unbedingt vermeiden will, weil es peinlich oder gefährlich ist. Einschlafen vor dem Fernseher ist die Regel, als Beifahrer im Auto schlafen die meisten Narkolepsiepatienten bereits nach wenigen Minuten ein. Kaum ein Narkolepsiepatient besucht ein Theater oder Kino, da er im abgedunkelten Raum im bequemen Sessel mit Sicherheit schon nach wenigen Minuten einschläft und von der Handlung nur Bruchstücke mitbekommt. Es kommt aber auch vor, dass die Patienten in sehr ungewöhnlichen Situationen einschlafen, z.B. während des Essens mit einem Bissen im Mund oder in Gesellschaft, wenn sie sich im Augenblick gerade nicht am Gespräch beteiligen. Eine Patientin berichtete, dass sie sogar während des Fahrradfahrens eingeschlafen und in den Straßengraben gefahren sei.

Die Dauer des ungewollten Schlafes ist von der jeweiligen Situation abhängig und auch davon, ob der Patient geweckt wird. Meistens erwachen die Patienten schon nach 15 bis 30 Minuten spontan, eine Einschlafattacke kann aber auch schon nach weniger als einer Minute vorbei sein [Roth 1980]. Selten dauert der Schlaf mehrere Stunden lang. Solche langen Schlafphasen sind eher für die Idiopathische Hypersomnie charakteristisch. In der Regel sind diese Nickerchen erholsam, und die Patienten erwachen erfrischt, auch wenn der Erholungseffekt nicht sehr lange anhält.

3.3.1.3. Automatisches Verhalten

Automatisches Verhalten oder automatische Handlungen werden als eigenständiges Symptom der Narkolepsie beschrieben. Es handelt sich dabei um Tätigkeiten oder Handlungen, die der Patient im Zustand der reduzierten Wachheit ausführt, ohne sich dessen bewusst zu sein. Dabei ist das Ergebnis der Tätigkeit oft sinnlos oder fehlerhaft. Es kommt zu Fehlleistungen, die vom einfachen Verlegen von Gegenständen bis zu gefährlichen Fehlern reichen, wie etwa Verbrennungen durch das Anfassen von heißen Gegenständen. Typisch ist auch, dass Patienten irgendwann feststellen, dass ihre Notizen, die sie sich beispielsweise während eines Vortrags gemacht haben, plötzlich in ein Gekritzel auslaufen. Wenn automatisches Verhalten beim Autofahren auftritt, finden sich die Betroffenen manchmal an einem Ort wieder, an den sie gar nicht kommen wollten, oder sie bemerken, dass sie unbewusst an einer Autobahnausfahrt vorbeigefahren sind.

3.3.1.4. Konzentrations- und Aufmerksamkeitsstörungen

Durch die Schläfrigkeit ist auch die Konzentrationsfähigkeit und die Aufmerksamkeit häufig reduziert. Auch wenn die Patienten sich selbst als nicht besonders schläfrig empfinden, entsteht bei ihren Gesprächspartnern oft der Eindruck, dass sie unkonzentriert und nicht bei der Sache sind. Aufgrund der gestörten Aufmerksamkeit kommt es vor, dass Patienten Dinge, die zu ihnen gesagt werden, zwar hören und auch darauf antworten, sie diese aber nicht abspeichern und sich entsprechend auch später nicht daran erinnern. Dies kann naturgemäß zu Missverständnissen und auch Konflikten in Partnerschaften führen.

Auch das Lesen ist schwierig, weil die Patienten immer wieder "den Faden verlieren" und von vorne anfangen müssen. Das gilt nicht nur für längere Texte wie Bücher, sondern schon für normale Artikel in der Tageszeitung.

3.3.1.5. Andere körperliche Symptome

Bei vielen Narkolepsiepatienten ist die Müdigkeit nicht auf die "geistige Ebene" beschränkt, sie empfinden auch eine körperliche Müdigkeit und Erschöpfung, genauso wie ein übermüdeter Gesunder. Es fällt ihnen beispielsweise schwer, die Treppen hochzusteigen, sie fühlen sich matt und kraftlos. Dazu können Gelenk- und Gliederschmerzen kommen.

Viele müdigkeitsbedingte Symptome betreffen das visuelle System. Berichtet werden Akkomodationsstörungen, Doppelbilder, Tunnelblick, brennende, tränende oder gerötete Augen.

3.3.2. Symptome des dissoziierten REM-Schlafs

3.3.2.1. Kataplexien

Ein sehr spezifisches Symptom der Narkolepsie, das sich in der typischen Form bei keiner anderen Erkrankung findet, ist die Kataplexie (☞ Tab. 3.2). Darunter versteht man einen plötzlichen Verlust des Muskeltonus, der durch starke Affekte ausgelöst wird. Das Ausmaß dieses Muskeltonusverlustes kann sehr unterschiedlich sein. Es reicht von einer nur Sekunden dauernden Schwäche der mimischen Muskulatur, die nur vom Patienten selbst bemerkt wird, bis hin zu einer vollständigen Lähmung der gesamten Willkürmuskulatur, die zu einem Zusammensacken und Hinstürzen führt und die bis zu 2 Minuten dauert. Meistens ist die Kataplexie bilateral symmetrisch, ein einseitiges Auftreten wird aber insbesondere in der Anfangsphase der Erkrankung gelegentlich beschrieben. Die Lähmung ist nicht immer vollständig und kontinuierlich. Wenn der Patient versucht, sich zu bewegen, können kurze Zuckungen zu beobachten sein. Manchmal sind auch undeutliche Lautäußerungen noch möglich. Die Bindung an eine plötzliche Emotion gehört zu den obligaten Kriterien einer Narkolepsie. Diese emotionalen Auslöser sind bevorzugt positive Emotionen, wie Lachen, Freude oder Erfolgserlebnisse. Ein Patient erzählte, dass bei ihm immer dann eine Kataplexie auftritt, wenn er bei einem Witz die Pointe gut anbringt. Eine Patientin berichtete, dass sie wiederholt eine Kataplexie erlitt, wenn sie beim Handballspiel unmittelbar davor war, ein Tor zu erzielen. Wegen der einsetzenden Schwäche konnte sie dann eben dieses Tor nicht erzielen und verletzte sich mehrmals durch Stürze, die durch die Kataplexie ausgelöst wurden. Schwere Verletzungen durch Kataplexien sind allerdings selten, oft bemerken die Patienten das Herannahen der Kataplexie wenige Sekunden vorher und können sich noch abstützen oder zu Boden gleiten lassen. Auch negative Affekte, wie Ärger und Wut, können Kataplexien auslösen.

Das Bewusstsein und die Wahrnehmung sind während der Kataplexie vollständig oder weitgehend erhalten. Die Patienten können sich nach dem Ende der Kataplexie in der Regel an die meisten Dinge erinnern, die während dieser Zeit um sie herum vorgegangen sind. Allerdings fallen manchen Patienten die Augen zu, weil auch die Lidmuskulatur betroffen sein kann. Bewusstlosigkeit, Schwindel oder "schwarz vor den Augen werden" gehören aber nicht zum Bild der Kataplexie. Dadurch ist eine eindeutige Abgrenzung gegenüber Synkopen möglich. Kataplexien enden spontan und folgenlos, ohne dass irgendeine Intervention notwendig wäre. Manche Patienten schlafen auch während der Kataplexie ein und gehen entsprechend in ein Nickerchen über. Eine Kataplexie darf aber trotzdem nicht mit einer Einschlafattacke verwechselt werden.

Die Häufigkeit von Kataplexien ist sehr variabel, manche Patienten erleiden nur eine Kataplexie im Monat, andere bis zu 100 Kataplexien an einem Tag. Die Intensität der Kataplexien kann bei demselben Patienten sehr unterschiedlich sein, abhängig von der Situation und von der Intensität des Auslösers. Eine entspannte Atmosphäre fördert das Auftreten von Kataplexien, und wenn der Patient sehr müde ist, können die Kataplexien leichter ausgelöst werden.

Für die Auslösung von Kataplexien können manchmal auch bereits emotional besetzte Vorstellungen reichen, d.h. die Kataplexie tritt auf, wenn der Patient sich eine bestimmte Situation vorstellt, ohne dass ein äußerer Anlass besteht. Bei einigen Patienten können Kataplexien auch spontan, ohne irgendeinen Auslöser, auftreten, oder sie werden durch starke Muskelanstrengung (z.B. Heben eines schweren Gegenstandes) ausgelöst. Bei diesen Patienten finden sich aber fast immer auch typische Kataplexien mit affektivem Auslöser. Roth [Roth 1976] berichtet allerdings von 3 Patienten unter 208 mit Kataplexien, die ausschließlich spontane Kataplexien hatten.

Manche Patienten berichten, dass sie beginnende Kataplexien abwehren können, indem sie sich stark konzentrieren, an etwas anderes denken oder durch sensorische Reize, wie etwa sich in den Arm zwicken. Ein völliges Vermeiden der Kataplexien durch solche Techniken gelingt allerdings in der Regel nicht.

Schwerere Kataplexien, die in der Öffentlichkeit auftreten, verursachen oft großes Aufsehen, bis hin zu einem Notarzteinsatz; sie werden von den Patienten als sehr peinlich und unangenehm erlebt. Manche ziehen sich deshalb sozial zurück und vermeiden Emotionen, was sie gefühlsmäßig erstarrt wirken lässt.

Kataplexien werden von den Patienten sehr bewusst erlebt. Patienten, die dieses Gefühl kennen, können es in der Regel sehr typisch schildern, und sie erkennen ihr Symptom sofort, wenn sie in der Anamnese danach gefragt werden.

Die pathophysiologische Grundlage der Kataplexien ist eine aktive Hemmung des Muskeltonus auf der Ebene des Hirnstamms, wie sie physiologisch im REM-Schlaf regelmäßig vorkommt. Die Muskeldehnungsreflexe sind während der Kataplexie nicht auslösbar, auch der elektrisch induzierte H-Reflex ist erloschen. Die glatte Muskulatur ist dagegen nicht betroffen, auch die Zwerchfellaktivität ist nicht gestört. Die Atmung fällt also nicht aus, sie kann aber als erschwert empfunden werden, weil die Atemhilfsmuskulatur nicht eingesetzt werden kann. Stuhl- und Urinabgang gehören ebenfalls nicht zum Bild der Kataplexie.

Eine typische Kataplexie weist folgende Eigenschaften auf: • Auslösung durch starke Emotionen (am zuverlässigsten sind Lachen oder Witzemachen) • im Allgemeinen beidseitig und kurz (weniger als zwei Minuten) • erhaltenes Bewusstsein • Ein vorübergehender, reversibler Ausfall der Muskeldehnungsreflexe ist ein sehr aussagekräftiger Befund, der aber selten erhoben werden kann. Das Bild der Kataplexien bei Kindern kann von diesen Kriterien abweichen (☞ Kap. 3.10.4.2.).

Tab. 3.2: Kriterien einer Kataplexie nach der ICSD-2.

Als **atypische Kataplexien** werden Zustände bezeichnet, die zwar Teilaspekte einer Kataplexie aufweisen, aber die Definition der Kataplexie nicht vollständig erfüllen. Dies könnten beispielsweise Kataplexien ohne emotionalen Auslöser sein, oder solche, die mit unüblichen vegetativen Begleiterscheinungen einhergehen. Auch unilaterale Kataplexien fallen in diese Kategorie.

Als **Status kataplecticus** wird eine krisenhafte Häufung von Kataplexien verstanden. Es kommt dann zu einem langanhaltenden Zustand, in dem der Patient unter Umständen stundenlang mit kurzen Unterbrechungen im Zustand der Kataplexie verharrt. Dies kommt besonders beim plötzlichen Absetzen von Antidepressiva vor, die zur Behandlung der Kataplexie eingesetzt wurden. Dieser Zustand ist zwar nicht akut lebensbedrohlich, wird aber als extrem quälend erlebt und sollte so schnell wie möglich medikamentös durchbrochen werden. Am schnellsten ist das durch die Infusion eines trizyklischen Antidepressivums möglich.

3.3.2.2. Schlafbezogene Halluzinationen (hypnagoge und hypnopompe Halluzinationen)

Beim Einschlafen treten bei manchen Patienten Trugwahrnehmungen auf. Diese werden als hypnagoge Halluzinationen bezeichnet. Es kann sich dabei um ganz einfache Wahrnehmungen handeln; die Patienten glauben beispielsweise, dass jemand das Zimmer betreten hat, dass sie berührt werden oder dass jemand an der Tür geklingelt hat. Diese Wahrnehmung kann so realitätsnah sein, dass die Patienten dann beispielsweise zur Tür gehen und diese öffnen, um festzustellen, dass niemand da ist, der geklingelt haben könnte. Teilweise sind diese Halluzinationen aber auch beängstigend, etwa das Gefühl, dass Einbrecher in die Wohnung kommen. Nach dem Aufwachen werden sich die Patienten rasch über den Trugcharakter dieser Wahrnehmung klar. Auch beim Aufwachen gibt es ähnliche Erlebnisse. Sie werden dann als hypnopompe Halluzinationen bezeichnet. In diesem Fall handelt es sich oft um bizarre Erlebnisse, die wohl am ehesten REM-Schlaf-Träumen entsprechen, die im Wachzustand erlebt werden und die mit einer Schlaflähmung verbunden sind.

3.3.2.3. Schlaflähmung

Bei der Schlaflähmung handelt es sich um eine vollständige Bewegungsunfähigkeit beim Erwachen. Es besteht also nicht nur eine Schwere der Glieder oder Steifigkeit der Gelenke, wie sie beim Gesunden nach dem Aufwachen häufig empfunden wird, sondern es ist dem Betroffenen für einige Sekunden bis einige Minuten vollständig unmöglich, sich zu bewegen. Dieser Zustand, der auch mit beängstigenden Halluzinationen (im Sinne von hypnopompen Halluzinationen) verbunden sein kann, wird zumeist als sehr unangenehm und beängstigend empfunden. Die Lähmung kann durch Ansprechen oder eine leichte Berührung oft unterbrochen werden, es ist dem Patienten aber meistens unmöglich, sich in diesem Zustand bemerkbar zu machen. Schlaflähmungen kommen als seltene, einzelne Ereignisse auch bei Gesunden vor. Wenn sie wiederholt auftreten, ohne dass andere Symptome einer Narkolepsie vorliegen, spricht man von einer isolierten Schlaflähmung.

3.3.3. Schlafstörungen und Träume

Zu Beginn der Erkrankung ist der Schlaf meistens noch ungestört, viele Patienten zeigen auch eine verlängerte Schlafdauer von 10 und mehr Stunden. Im Verlauf kommt es jedoch typischerweise zu einer zunehmenden Fragmentierung des Nachtschlafs. Die Patienten schlafen zwar rasch ein, sie wachen aber bereits nach kurzer Zeit wieder auf und liegen dann längere Zeit wach. Andererseits treten während des Tages häufig Nickerchen auf. Obwohl objektiv eine zirkadiane Verteilung mit mehr Schlaf in der Nacht als am Tag erhalten bleibt, haben manche Patienten das Gefühl, dass sich Schlafen und Wachen gleichmäßig über die 24 Stunden des Tages verteilen. Die gesamte Schlafdauer pro 24 Stunden liegt dagegen meistens im normalen Bereich.

Viele Narkolepsiepatienten berichten, dass sie jede Nacht intensiv träumen. Diese Träume können teilweise angenehm, z.T. auch unangenehm sein. Alpträume fanden sich bei 41,5 % [Mayer et al. 2007] bzw. 54 % der Patienten [Sturzenegger und Bassetti 2004], während die Häufigkeit in der Normalbevölkerung bei 5-7 % liegt [Wood und Bootzin 1990]. Manche Patienten berichten sogar, dass die Albträume das am stärksten belastende Symptom der Narkolepsie seien.

Eine REM-Schlaf-Verhaltensstörung, die einem "Ausleben der Träume" entspricht, kommt bei Narkolepsiepatienten recht häufig vor. Näheres dazu ☞ Kap. 3.5.3.

3.3.4. Weitere Symptome

3.3.4.1. Adipositas

Für viele Patienten ist Übergewicht ein erhebliches Problem. Der mittlere *Body-Mass*-Index (BMI) ist bei Narkolepsiepatienten im Durchschnitt deutlich erhöht. In einer niederländischen Untersuchung waren 33 % der Narkolepsiepatienten, aber nur 12,5 % der gesunden Kontrollpersonen adipös (BMI $\geq$30 kg/m^2) [Kok et al. 2003]. In einer deutschen Arbeit [Schuld et al. 2002] zeigte sich ein ähnliches Ergebnis. Der durchschnittliche Prozentrang der Narkolepsiepatienten für den BMI lag bei etwa 75. Der Durchschnittswert der Normalbevölkerung ist definitionsgemäß der Prozentrang 50. Männer und Frauen sind gleichermaßen betroffen. Dabei scheint die Erhöhung des Körpergewichts typischerweise um den Erkrankungsbeginn herum aufzutreten [Takahashi et al. 1976, Pollmächer 2007]. Die Ursache für diese Gewichtszunahme ist nicht klar. Ein geringerer Grundumsatz konnte nicht nachgewiesen werden, auch die Medikation mit trizyklischen Antidepressiva gegen Kataplexien, die eine Gewichtszunahme auslösen könnte, scheint keine Rolle zu spielen [Dahmen et al. 2001]. Der Befund eines reduzierten Leptinspiegels bei Narkolepsiepatienten [Schuld et al. 2000], der eine Erklärung für das Phänomen geliefert hätte, wurde in einer neueren Untersuchung nicht bestätigt [Arnulf et al. 2006]. Das Defizit an dem Neurotransmitter Hypocretin, der für Narkolepsie mit Kataplexien typisch ist, bietet ebenfalls keine Erklärung, da Hypocretin die Nahrungsaufnahme sogar fördert.

Eine mögliche Erklärung findet sich im Essverhalten. Patienten berichten, dass sie, besonders dann, wenn sie sehr müde sind, ein starkes Verlangen nach Süßigkeiten verspüren und dann unkontrolliert essen. In einer Untersuchung [Fortuyn et al. 2008] wurde gezeigt, dass 23 % der Patienten mit Narkolepsie mit Kataplexien die Kriterien einer klinischen Essstörung erfüllten, meistens mit einer inkompletten Form von "Fressattacken" *(Binge Eating)*. In der alters-, geschlechts- und gewichtsgleichen Gruppe war dies bei keinem Probanden der Fall. Dagegen fanden Dahmen und Mitarbeiter [Dahmen et al. 2008] bei 116 Narkolepsiepatienten und 80 Kontrollpersonen keinen Unterschied in der Häufigkeit von Essstörungen (definiert nach der DSM IV [American Psychiatric Association 2000]) zwischen beiden Gruppen.

3.3.4.2. Kopfschmerzen und Migräne

Narkolepsiepatienten leiden gehäuft an Kopfschmerzen [DMKG Study Group 2003]. Meistens handelt es sich hier um Spannungskopfschmerzen, die als typisches müdigkeitsassoziiertes Symptom aufgefasst werden können. Ein gehäuftes Auftreten von Migräne bei Narkolepsiepatienten, das in einer Untersuchung beobachtet wurde [Dahmen et al. 2003], konnte in der oben zitierten, genauer kontrollierten Studie [Lammers 2003] nicht bestätigt werden.

3.3.4.3. Nackenschmerzen

Ein spezifisches Problem der Narkolepsiepatienten sind Nackenschmerzen. Diese werden wahrscheinlich durch das Nach-vorne-Fallen des Kopfes beim Einschlafen im Sitzen verursacht. Weil die Patienten häufig direkt in den REM-Schlaf übergehen, fällt die stützende Wirkung des Muskeltonus weg, und der Kopf kann über längere Zeit in einer sehr unbequemen und Schmerzen verursachenden Position bleiben. Systematische Studien zu diesem Thema gibt es allerdings bisher nicht.

3.3.4.4. Potenzstörungen und Libidoverlust

Libidoverlust und Potenzstörungen werden von Narkolepsiepatienten relativ häufig beklagt. Während der Libidoverlust im Zusammenhang mit der Müdigkeit und auch mit dem gehäuften Auftreten von Depressionen bei Narkolepsiepatienten zu sehen ist, handelt es sich bei den Potenzstörungen wahrscheinlich überwiegend um Nebenwirkungen der medikamentösen Behandlung, insbesondere von trizyklischen Antidepressiva [Karacan 1986].

3.3.4.5. Gedächtnisstörungen

Narkolepsiepatienten klagen nicht selten über Gedächtnisstörungen. Es konnte aber gezeigt werden, dass normalerweise keine echten Beeinträchtigungen der Gedächtnisfunktion vorliegen [Rogers und Rosenberg 1990; Naumann et al. 2006]. Am ehesten dürften für die geklagten Beschwerden schläfrigkeitsbedingte Defizite bei der Informationsaufnahme [Henry et al. 1993] und Störungen der exekutiven kognitiven Funktionen verantwortlich sein [Rieger et al. 2003].

Eine Untersuchung zeigte, dass bei Patienten mit Narkolepsie keine Defizite beim wissensbasierten Gedächtnis vorliegen, die Patienten aber ihre Gedächtniskapazität schlechter einschätzen und sich mehr Sorgen über ihre Gedächtnisfunktion machen als eine gesunde Vergleichsgruppe; auch haben sie stärker den Eindruck, dass ihr Gedächtnis nachlässt. Diese negative Selbsteinschätzung wurde als Konsequenz der allgemeinen psychosozialen Anpassungsstörung dieser Patienten interpretiert [Hood und Bruck 1997].

Auf die möglichen Beziehungen der Melanin-konzentrierenden hormonproduzierenden Neuronen (MCH-Neuronen) zum Gedächtnis im Zusammenhang mit dem REM-Schlaf wurde in Kapitel 2.2.3.5. eingegangen [Izawa et al. 2019].

3.3.4.6. Störung des Geruchssinns

Eine Störung des Geruchssinns (Hyposmie) gehört zu den nicht-motorischen Symptomen bei Morbus Parkinson [Murofushi et al. 1991]. Dabei kann die Störung des Geruchssinns ein sehr frühes Symptom des Morbus Parkinson darstellen [Ponsen et al. 2004]. Die REM-Schlaf-Verhaltensstörung (RBD) stellt ebenfalls ein mögliches Frühsymptom des M. Parkinson dar. Stiasny-Kolster [Stiasny-Kolster et al. 2005] untersuchte deshalb bei Patienten mit RBD die olfaktorische Funktion. Ein Teil der Patienten litt an der idiopathischen Form und ein anderer Teil an einer symptomatischen Form der RBD, letztere ganz überwiegend im Rahmen von Narkolepsie. Sie fanden, dass olfaktorische Störungen bei 97 % ihrer RBD-Patienten vorlagen. Bei einigen, die die idiopathische Form des RBD aufwiesen, konnte bei weitergehenden Untersuchungen ein beginnender M. Parkinson nachgewiesen werden. Die Geruchsstörung fand sich aber auch bei den Narkolepsiepatienten mit RBD. In einer nachfolgenden Untersuchung konnte sie zeigen, dass die Hyposmie sowohl bei Narkolepsiepatienten mit RBD als auch bei solchen ohne RBD nachweisbar war [Stiasny-Kolster et al. 2007]. Da Patienten mit Narkolepsie nach unserer Erfahrung spontan höchst selten über Störungen des Geruchssinns klagen, muss davon ausgegangen werden, dass diese Hyposmie in der Regel nur subklinisch ausgeprägt ist.

3.3.5. Kombination von Symptomen

Die Häufigkeit der Einzelsymptome innerhalb einer Population von Narkolepsiepatienten hängt natürlich eng mit der jeweils verwendeten Definition der Narkolepsie zusammen. Bei Patienten, die an Narkolepsie mit Kataplexien leiden, werden Schlaflähmungen und hypnagoge Halluzinationen mit einer Häufigkeit von 40 bis 80 % beschrieben, mindestens 50 % dieser Patienten leiden auch an nächtlichen Schlafstörungen.

Definitionsgemäß liegt bei jeder Form der Narkolepsie eine übermäßige Tagesschläfrigkeit vor. Die weiteren für Narkolepsie typischen Symptome treten in unterschiedlicher Häufigkeit und unterschiedlicher Kombination auf. Der Begriff der "narkoleptischen Tetrade" [Yoss und Daly 1960] umfasst die Symptome Tagesschläfrigkeit, Kataplexien, hypnagoge Halluzinationen und Schlaflähmungen. In jüngerer Zeit wurde die Bedeutung der Schlafstörungen für die Symptomatik stärker betont, die Bezeichnung "narkoleptische Pentade" schließt zusätzlich zur klassischen Tetrade dieses Symptom mit ein.

3.3.6. Psychosoziale Folgen

3.3.6.1. Allgemein

Die Narkolepsie ist in der Öffentlichkeit viel weniger bekannt als andere Erkrankungen mit vergleichbarer Häufigkeit. Das liegt zum einen daran, dass schlafbezogene Störungen in der Medizin früher ganz allgemein wenig Beachtung fanden, zum anderen aber auch daran, dass es sich um eine "unsichtbare Krankheit" handelt. Äußerlich und auch im normalen Verhalten ist von der Erkrankung nichts zu erkennen. Ein weiteres Problem ergibt sich aus dem mangelnden Verständnis der Umgebung für das Symptom Tagesschläfrigkeit. Jeder Mensch kennt Müdigkeit aus dem eigenen Erleben, in der Regel als Folge von ungenügendem Schlaf. Die Klagen des Narkolepsiepatienten werden deshalb nicht ernst genommen, sondern als etwas Alltägliches und Normales abgetan. Ratschläge wie die Empfehlung, mehr zu schlafen oder mehr Sport zu treiben, werden sogar von Ärzten gegeben, ohne sich näher mit dem Problem des Patienten auseinander zu setzen. Insbesondere bei Patienten, bei denen die Diagnose einer Narkolepsie noch nicht gestellt wurde, kommt es nicht selten zu einer Stigmatisierung, sie werden als faul oder träge abgestempelt. Demzufolge ergeben sich auch die größten Probleme im Alltag durch die Tagesschläfrigkeit. Der Kampf um das Wachbleiben und das Verhindern von ungewolltem Einschlafen zieht sich Tag für Tag durch das ganze Leben. In den meisten Fällen ist deshalb auch Tagesschläfrigkeit das Symptom, das die Patienten am stärksten als belastend erleben [Broughton und Ghanem 1976]. Auch Kataplexien, die in der Öffentlichkeit auftreten, belasten den Patienten erheblich. Gelegentlich werden Kataplexien von Passanten für epileptische Anfälle gehalten, und es werden unter Umständen sogar unnötige Notarzteinsätze veranlasst, die viel Aufmerksamkeit auslösen und für den Patienten eine große Peinlichkeit darstellen. In der Summe erleben Patienten mit Narkolepsie eine größere psychosoziale Belastung als vergleichbare Patienten mit Epilepsie [Broughton et al. 1981].

3.3.6.2. Privatleben

Für Patienten mit einer ausgeprägten Narkolepsie ist bereits das Organisieren des privaten Alltags mit einer Vielzahl von Problemen verbunden. Das Lesen einer Zeitung, geschweige denn eines Buches, ist schwierig, das Ausfüllen eines längeren Formulars scheitert immer wieder am Einschlafen. Ein Kino- oder Theaterbesuch ist sinnlos, da der Patient nach wenigen Minuten einschläft und den größten Teil der Handlung nicht mitbekommt, ganz zu schweigen von der Peinlichkeit, wenn er während der Vorstellung anfängt zu schnarchen oder gar schlafend vom Sitz rutscht. Das Bewältigen von Wegstrecken stellt ebenfalls ein Problem dar. Ein Narkolepsiepatient ist stets in Gefahr, bei Fahrten mit öffentlichen Verkehrsmitteln einzuschlafen und die Ausstiegshaltestelle zu verpassen. Dies sind nur einige kleine Beispiele für die vielen Beeinträchtigungen im Alltag, die insgesamt dazu führen, dass bereits das "ganz normale Leben" als eine dauernde Anstrengung empfunden wird. Nicht selten kommt es als Folge zu einem sozialen Rückzug und zu einer allgemeinen Einschränkung der Aktivitäten.

3.3.6.3. Partnerschaft und Familie

Narkolepsiepatienten sind überdurchschnittlich häufig unverheiratet oder ohne festen Partner, dies trifft insbesondere für Frauen zu [Dodel et al. 2007]. Selbst wenn der Partner des Patienten über die Erkrankung gut informiert ist, ist es schwierig, mit den dauernden Beeinträchtigungen und Einschränkungen zurechtzukommen. Sogar den Eltern von Narkolepsiepatienten, die im Jugend- oder Erwachsenenalter erkranken, fällt es oft schwer, die Narkolepsie als Krankheit anzuerkennen [Broughton und Broughton 1994].

3.3.6.4. Schulbildung

Je nach Erkrankungsalter kann der schulische Erfolg beeinträchtigt werden. Die Intelligenz und das Gedächtnis sind durch die Narkolepsie zwar nicht beeinträchtigt, durch die Aufmerksamkeitsstörung und das häufige Einschlafen während des Unterrichts können aber erhebliche Defizite entstehen, die auch durch vermehrte Anstrengungen nicht vollständig kompensiert werden können.

Eine Aussage darüber, ob die Narkolepsie das erreichbare Ausbildungsniveau beeinträchtigt, ist angesichts der hohen Zahl von undiagnostizierten Narkolepsiefällen nicht zuverlässig möglich. Bereits die Wahrscheinlichkeit einer frühzeitigen Diagnose könnte bildungsabhängig sein.

3.3.6.5. Erwerbstätigkeit

Narkolepsiepatienten sind überdurchschnittlich häufig von Arbeitslosigkeit und teilweiser oder vollständiger vorzeitiger Erwerbsunfähigkeit betroffen; das Durchschnittseinkommen von Narkolepsiepatienten ist dementsprechend gegenüber der altersgleichen Bevölkerung deutlich geringer [Dodel et al. 2004].

Einige Tätigkeiten sind grundsätzlich für Patienten mit Narkolepsie ungeeignet. Dazu zählen alle Fahr-, Steuer- und Überwachungstätigkeiten. Bei den meisten anderen Erkrankungen hängt es von den konkreten Umständen und der Gestaltung des einzelnen Arbeitsplatzes ab. Wenn die Möglichkeit gegeben ist, individuell Pausen einzulegen und sich durch ein Nickerchen zu regenerieren, können viele Tätigkeiten relativ problemlos ausgeführt werden, während eine Tätigkeit im gleichen Beruf unter anderen Umständen nicht möglich ist. Die Frage, ob eine bestimmte Tätigkeit als monoton oder interessant empfunden wird, ist ebenfalls individuell sehr unterschiedlich und kann deshalb nicht pauschal beantwortet werden.

Eine Tätigkeit im Schichtdienst, insbesondere unter Einbeziehung von Nachtschichten, sollte ganz vermieden werden, weil der ohnehin gestörte Rhythmus von Schlafen und Wachen dadurch weiter destabilisiert werden kann.

3.3.6.6. Lebensqualität

Die allgemeine und die gesundheitsbezogene Lebensqualität sind bei Narkolepsiepatienten im Vergleich zur Durchschnittsbevölkerung in nahezu allen Funktionsbereichen deutlich reduziert [Dodel et al. 2007]. Dieses Ergebnis fand sich in gleicher Weise bei Patienten in Europa, Nordamerika und in Asien [Broughton et al. 1981]. Die Beeinträchtigung ist sogar stärker als bei Patienten mit Epilepsie [Broughton et al. 1984], und die psychosoziale Anpassung ist schlechter als bei Patienten mit Herzkrankheiten, Krebs oder Diabetes [Bruck 2001].

3.4. Klinische Befunde

3.4.1. Körperliche Untersuchung

Die allgemein-körperliche und internistische Untersuchung des Narkolepsiepatienten zeigt im typischen Fall keine auffälligen Befunde. Das gehäufte Auftreten von Adipositas ist völlig unspezifisch. Kinder mit Narkolepsie sind in ihrer allgemeinen und sexuellen Reifung gegenüber dem Durchschnitt nicht verändert. Kataplexien können in der Untersuchungssituation extrem selten beobachtet werden und lassen sich in der Regel nicht absichtlich provozieren. Das Fehlen der Muskeldehnungsreflexe in diesem Zustand wäre zwar ein hochspezifischer Befund, der aber so gut wie nie erhoben werden kann, da die Situation meist nur kurz andauert.

3.4.2. Psychopathologischer Befund

Der psychopathologische Befund bei Narkolepsiepatienten kann völlig unauffällig sein, insbesondere bei einer kürzeren Untersuchungsdauer. Die erhöhte Einschlafneigung tritt selten während der eigentlichen Untersuchung zutage, dagegen kann häufig bemerkt werden, dass die Patienten schon im Wartezimmer schlafen und dann während der Untersuchung eine unbeeinträchtigte Wachheit zeigen. Bei längerer Beobachtung fällt auf, dass die Patienten zeitweise unkonzentriert wirken und im Gespräch auffällig weitschweifig sind. Eine vital depressive Verstimmung ist im direkten Kontakt oft nicht erlebbar. Bei gezieltem Befragen werden aber depressive Symptome bis hin zu latenten Suizidgedanken häufig geäußert.

3.4.3. Laboruntersuchungen

Die üblichen klinisch-chemischen Untersuchungsparameter, wie Blutbild, Leber- und Nierenwerte, Elektrolyte, Schilddrüsenhormone, Fette, Ferritin, Entzündungsparameter und ähnliches sind nicht verändert, auffällige Werte sind als Zufallsbefunde ohne direkten Zusammenhang mit der Narkolepsie zu betrachten. Es gibt auch keine anderen Serum- oder Urinwerte, die für die Narkolepsiediagnose wegweisend sein könnten.

3.4.4. Weitere Zusatzuntersuchungen

Auch die neurologische Untersuchung sollte im typischen Fall unauffällig bleiben. Bildgebende

Verfahren (Schädel-CT, Kernspintomographie des Gehirns) bleiben ebenso unauffällig wie Messungen der Hirndurchblutung (Dopplersonographie), Nervenleitgeschwindigkeit und EMG. Im EEG finden sich bei den meisten Patienten deutliche Vigilanzschwankungen bis hin zum eindeutigen Einschlafen. Die Wahrscheinlichkeit für das Einschlafen während der EEG-Untersuchung liegt zwischen 65 und 100 %, abhängig von den Untersuchungsbedingungen (ausreichend lange Aufzeichnungsdauer, ruhige ungestörte Atmosphäre) [Roth 1980]. Andere Auffälligkeiten, wie Herdbefunde oder epilepsietypische Potentiale, sollten nicht zu finden sein. Die für das Einschlafen typischen Vertexzacken dürfen nicht mit steilen Wellen verwechselt werden.

3.4.5. Polysomnographie

Die wegweisende Untersuchung bei Verdacht auf Narkolepsie ist die polysomnographische Untersuchung im Schlaflabor. Die kardiorespiratorische Polysomnographie (PSG) in der Nacht zeigt fast immer eine sehr kurze Einschlaflatenz von weniger als 5 Minuten. Häufig schlafen die Patienten schon vor dem eigentlichen Start der PSG, bereits während der biologischen Eichung oder auch während des Anbringens der Elektroden ein. Eine Schlaflatenz von mehr als 15 Minuten weckt erhebliche Zweifel an der Diagnose einer Narkolepsie, wenn ausgeschlossen werden kann, dass der Patient schon vor dem Beginn der Schlafaufzeichnung geschlafen hat.

Charakteristisch ist das vorzeitige Auftreten von REM-Schlaf innerhalb der ersten 20 Minuten nach dem Einschlafen, die *Sleep-Onset*-REM-Periode (SOREM). Dieses Phänomen lässt sich allerdings nur in etwa jeder zweiten Nacht beobachten [Bixler et al. 1986]. Bei Gesunden sind SOREMs selten, insbesondere bei jungen Probanden aber nicht völlig ausgeschlossen. Die weiteren polysomnographischen Charakteristika des Schlafs bei Narkolepsiepatienten sind im Gruppenvergleich klar abgrenzbar, als diagnostische Kriterien sind sie aber nicht nutzbar, da die einzelnen Parameter sowohl bei den Narkolepsiepatienten als auch bei den gesunden Kontrollpersonen eine hohe interindividuelle Variabilität aufweisen und sich die Ergebnisbereiche beider Gruppen weitgehend überlappen. Ferner findet sich bei Narkolepsiepatienten im Krankheitsverlauf eine erhebliche Veränderung der Schlafparameter. Junge Narkolepsiepatienten und Patienten am Beginn der Erkrankung zeigen häufig einen kontinuierlichen Schlaf mit relativ hohem Tiefschlafanteil, während es im Lauf der Erkrankung zu einer zunehmenden Fragmentierung und Abflachung des Schlafprofils kommt (☞ Abb. 3.1). Die Dichte (Anzahl pro Minute) von

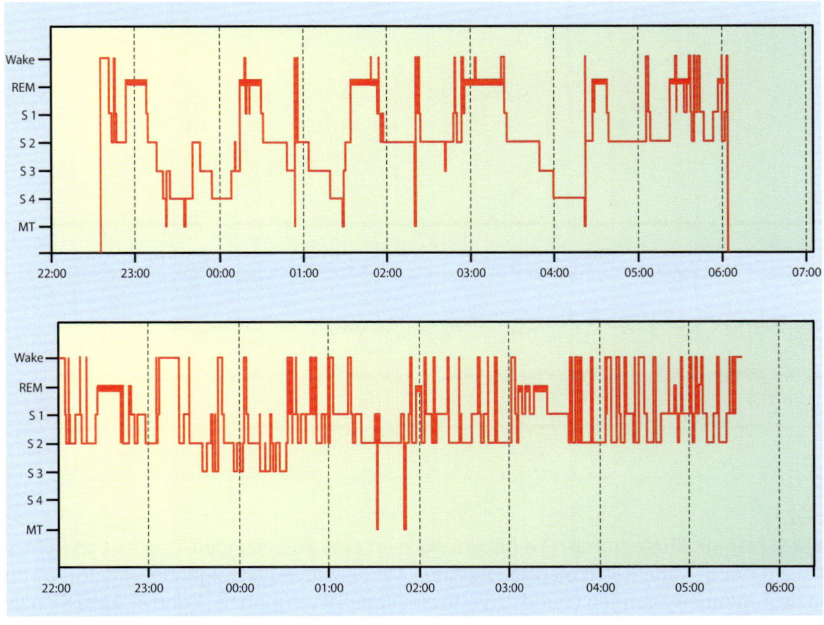

Abb. 3.1: Schlafprofil eines jungen (oben) und eines älteren (unten) Narkolepsie-Patienten (Schlafstadien ☞ Abb. 2.6)

raschen Augenbewegungen im REM-Schlaf, insbesondere in der ersten REM-Periode, ist bei Narkolepsiepatienten deutlich erhöht. Auch die phasische motorische Aktivität im REM-Schlaf ist wesentlich stärker ausgeprägt, es finden sich etwa doppelt so viele *"Twitches"*, also phasische Erhöhungen der Muskelaktivität im REM-Schlaf, wie bei Gesunden [Geisler et al. 1987]. Die Verteilung der REM-Latenzen folgt einem bimodalen Muster. Wenn keine *Sleep-Onset*-REM-Periode auftritt, liegt die mittlere REM-Latenz der Narkolepsiepatienten im Normbereich [Folkerts et al. 1996]. Im Mittel ist der Tiefschlafanteil vermindert, der REM-Schlafanteil liegt im Normalbereich. Eine ausführliche Literaturübersicht zu den polysomnographischen Veränderungen im Nachtschlaf bei Narkolepsie findet sich bei Mayer [Mayer 2000]. Periodische Beinbewegungen im Schlaf und im Wachen treten bei Narkolepsiepatienten wesentlich häufiger auf als bei Gesunden. Ein PLM-Index im Schlaf über 10/h fand sich bei 53 % der Narkolepsiepatienten gegenüber 21 % bei einer alters- und geschlechtsgleichen Kontrollgruppe [Dauvilliers et al. 2007]. Die vermehrten periodischen Beinbewegungen sind typischerweise auch mit einem erhöhten Arousal-Index und einem höheren Anteil an Leichtschlaf verbunden. Inwieweit die damit verbundene zusätzliche Störung des Schlafs zu einer Verschlechterung der Tagesschläfrigkeit beiträgt, oder ob nur ein statistischer Zusammenhang besteht, ist nicht klar [Mendelson 1996].

3.4.5.1. Dissoziierter REM-Schlaf

Die Trennung zwischen den Zuständen Wach, REM und Non-REM ist bei Narkolepsiepatienten nicht so streng ausgeprägt wie bei Gesunden. Es kommt zu vermehrten Übergängen. Innerhalb der REM-Perioden ist der Anteil von eingestreuten Epochen des Stadiums Wach mit ca. 10 % dreimal so hoch wie bei Gesunden gleichen Alters [Geisler et al. 1987]. Auch der direkte Übergang vom Stadium Wach zum REM-Schlaf kommt wesentlich öfter vor. Häufiger finden sich auch Phasen von REM-Schlaf mit erhaltenem Muskeltonus. Wenn aus diesem Zustand heraus Bewegungen auftreten, entspricht dies dem Zustand der REM-Schlaf-Verhaltensstörung *(REM Sleep Behaviour Disorder,* RBD). REM-Schlaf mit Muskeltonus kommt bei Narkolepsiepatienten aber auch vor, ohne dass Bewegungsaktivität im Sinne von RBD auftritt (☞ Abb. 3.2). Dieser Zustand, der von Raynal [Raynal 1976] als "Stadium 7" bezeichnet wurde, findet sich

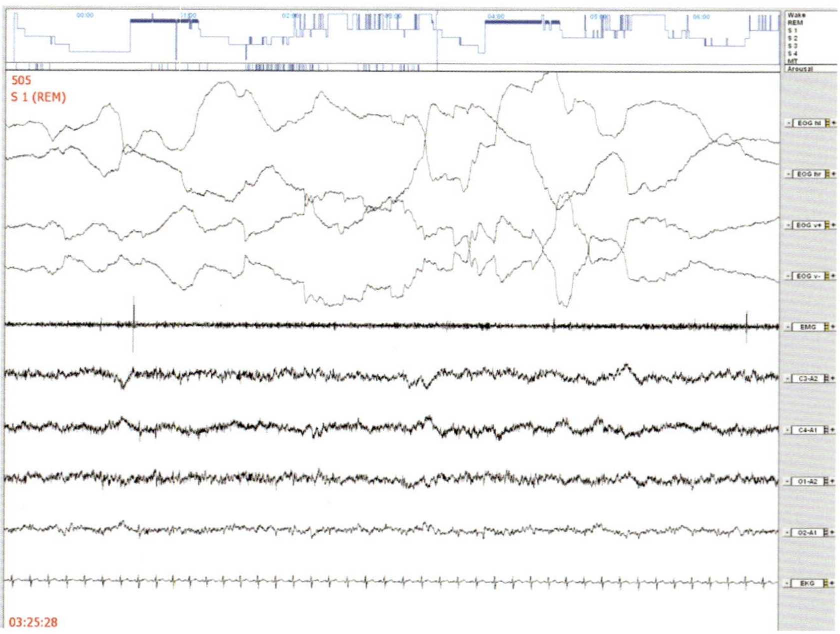

Abb. 3.2: REM-Schlaf mit Muskeltonus. Die Abbildung zeigt eine 30-Sekunden-Epoche von REM-Schlaf mit erhaltenem Muskeltonus bei einem Narkolepsie-Patienten. Die Kanäle zeigen folgende Signale (von oben nach unten): Horizontale Augenbewegungen (1 und 2), vertikale Augenbewegungen (3 und 4), EMG Kinn (5), EEG C3-A2 (6), C4-A1 (7), O1-A2 (8), O2-A1 (9), EKG (10). Oben ist das Hypnogramm für die ganze Nacht eingeblendet.

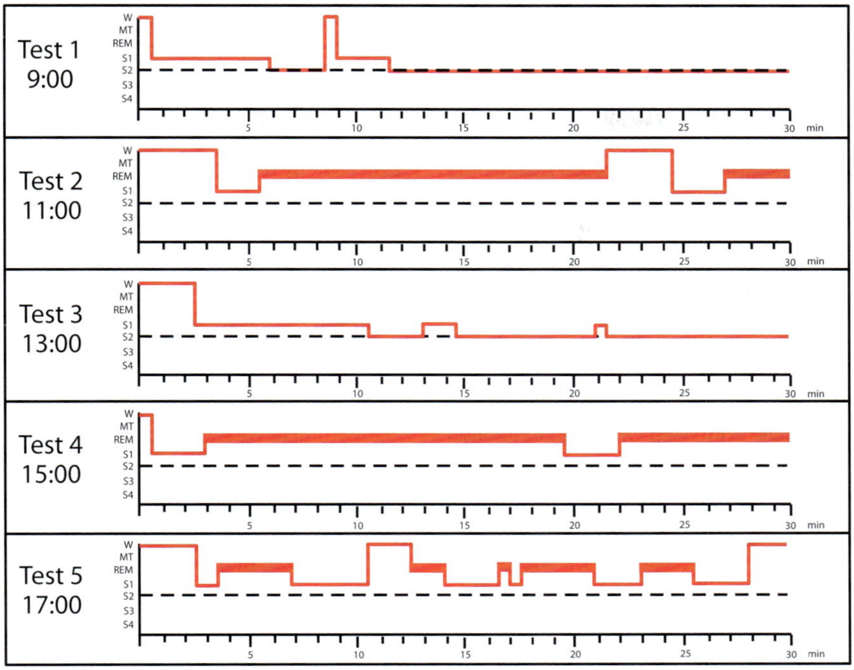

Abb. 3.3: MSLT-Befund bei Narkolepsie.
Ergebnis eines MSLT bei einem Patienten mit Narkolepsie. Die Testdauer wurde einheitlich auf 30 Minuten für jeden Durchgang festgelegt (MSLT-30). Die Schlaflatenz (erstes S1 oder anderes Schlafstadium) variiert zwischen 0,5 und 3,5 Minuten (Mittelwert 1,9 Min.); im 2., 4. und 5. Testdurchgang tritt REM-Schlaf auf.

gehäuft auch bei Patienten unter Behandlung mit trizyklischen Antidepressiva.

3.4.6. MSLT

Der Multiple-Schlaflatenz-Test (MSLT) [Carskadon et al. 1986], der 1978 von Richardson [Richardson et al. 1978] in die Diagnostik eingeführt wurde, stellt nach den heutigen Diagnosekriterien die entscheidende technische Untersuchung in der Diagnostik der Narkolepsie dar (☞ Kap. 2.4.2.1.). Für die Sicherung der Diagnose einer Narkolepsie gilt das Auftreten von mindestens zwei *Sleep-Onset*-REM-Perioden bei einer mittleren Schlaflatenz von weniger als 8 Minuten im MSLT als Bedingung (☞ Abb. 3.3). Dabei ist aber zu beachten, dass der MSLT weder absolut spezifisch noch absolut sensitiv für die Diagnose ist. Das Kriterium bezüglich der SOREMs zeigte in einer Metaanalyse eine Sensitivität von 0,78 und eine Spezifität von 0,73 [Arand et al. 2005]. In einer eigenen Untersuchung fanden wir bei einer gesunden Kontrollgruppe im Alter zwischen 20 und 70 Jahren einen Anteil von 26 %, die eine mittlere Schlaflatenz unter 8 Minuten aufwiesen (☞ Abb. 3.4), und drei Probanden zeigten zwei oder mehr *Sleep-Onset*-REM-Perioden (☞ Abb. 3.5).

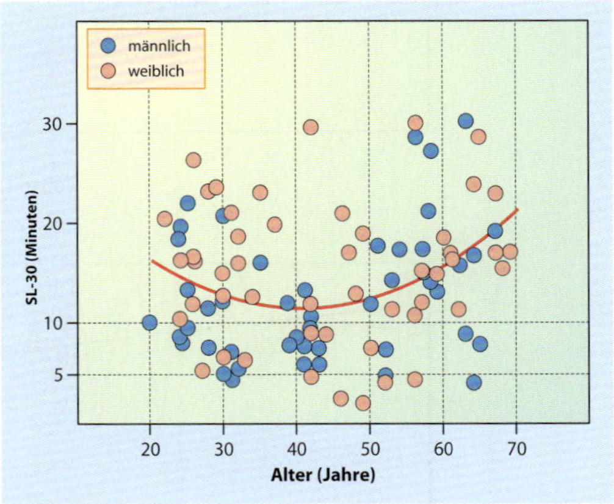

Abb. 3.4: Verteilung der mittleren Schlaflatenzen im MSLT-30 bei 100 gesunden Kontrollpersonen im Alter von 20-69 Jahren (nach [Geisler et al. 2006]).

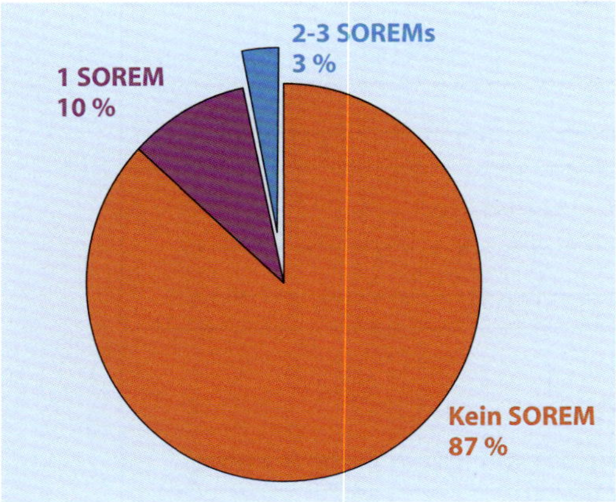

Abb. 3.5: Häufigkeit von Sleep-Onset-REM-Perioden im MSLT-30 bei 100 gesunden Kontrollpersonen. Dargestellt ist der Anteil der Personen, die bei 5 Testdurchgängen die angegebene Zahl von SOREMs aufwiesen (aus [Geisler et al. 2006]).

Zwei von 100 Probanden erfüllten die MSLT-Kriterien einer Narkolepsie, ohne klinische Anzeichen dieser Erkrankung zu haben. Daraus ergibt sich aus Gründen der Statistik, dass besonders bei einer niedrigen Prätest-Wahrscheinlichkeit für eine Narkolepsie eine hohe Quote an falsch-positiven Ergebnissen im MSLT zu erwarten ist. Dieser Test ist also nur sinnvoll einzusetzen, wenn klinisch eine hohe Wahrscheinlichkeit für die Narkolepsie vorliegt. Es ist unbedingt darauf zu achten, dass der MSLT nicht durch Medikamenteneinnahme verfälscht wird. Laufende Einnahme von REM-Schlaf unterdrückenden Substanzen (besonders Antidepressiva) kann das Auftreten von SOREM-Perioden verhindern, das Absetzen entsprechender Medikamente kurz vor dem Test kann einen REM-Rebound mit einer erhöhten Anzahl von SOREM-Perioden provozieren. Deshalb sollten Antidepressiva mindestens 1 Woche vor der Durchführung des MSLTs abgesetzt werden. Medikamente wie das Antidepressivum Fluoxetin, die sehr lange im Körper bleiben, also eine sehr lange Halbwertszeit haben, müssen sogar noch länger vor dem MSLT abgesetzt werden. Auch Stimulanzien müssen rechtzeitig abgesetzt werden, da sie die Schlaflatenz verändern können. Trotz der genannten Einschränkungen ist der MSLT für die Diagnostik der Narkolepsie von entscheidender Bedeutung.

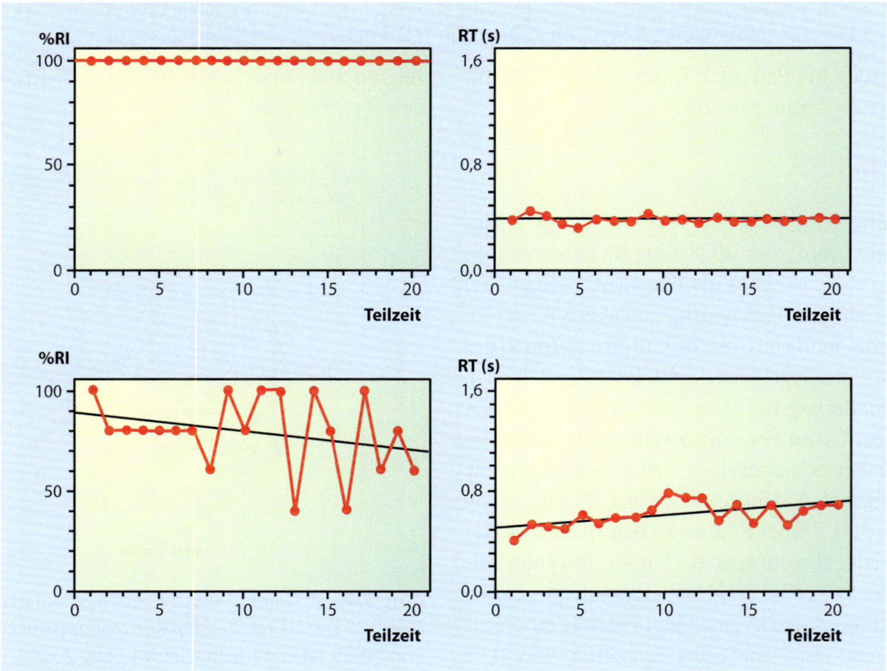

Abb. 3.6: Vigilanztest bei Narkolepsie: Ergebnis des Vigilanztests nach Quatember-Maly bei einer gesunden Kontrollperson (oben) und einem Patienten mit Narkolepsie (unten). Links ist die Zahl der richtigen Reaktionen in Prozent dargestellt, rechts die Reaktionszeiten. Testdauer 25 Minuten, 5 Reaktionen pro Teilzeit. %RI = Richtige Reaktionen in Prozent (100 % = 5 richtige Reaktionen dieser Teilzeit). RT(s) = Mittlere Reaktionszeit pro Teilzeit in Sekunden.

Nur mit diesem Test kann auch zwischen einer Narkolepsie ohne Kataplexien (Narkolepsie Typ 2) und einer idiopathischen Hypersomnie unterschieden werden.

3.4.7. Vigilanztests

Tests zur Messung der Daueraufmerksamkeit unter Monotoniebelastung zeigen die Defizite von Narkolepsiepatienten sehr spezifisch. Die Patienten sind dabei auf allen Ebenen der Vigilanztestung beeinträchtigt. Im MWT fand sich in einer großen Studie [US Modafinil in Narcolepsy Multicenter Study Group 1998] eine mittlere Schlaflatenz von 6 Minuten im MWT (20-Minuten-Version). Als normal gilt unter vergleichbaren Bedingungen eine Schlaflatenz von mehr als 13 Minuten [Doghramji et al. 1997].

Der Vigilanztest nach Quatember-Maly zeigt bereits bei einer Testdauer von 25 Minuten bei Narkolepsiepatienten typischerweise erhebliche Auffälligkeiten, viele Patienten schlafen während dieses Tests ein (☞ Abb. 3.6). Auch beim *Psychomotor Vigilance Task* (PVT) sind entsprechende Beeinträchtigungen zu erwarten, Untersuchungen dazu liegen aber bislang nicht vor. Auf vegetativer Ebene lassen sich die entsprechenden Beeinträchtigungen der Aufmerksamkeit und der Wachheit ebenfalls nachweisen, beispielsweise mit dem Pupillographischen Schläfrigkeitstest (PST) [Wilhelm et al. 1998], wobei hier keine systematischen Daten bei Narkolepsie vorliegen. Die Untersuchung der Daueraufmerksamkeit ist geeignet, den Therapieerfolg in Bezug auf Stimulanzien zu überprüfen.

3.4.8. Immungenetische Untersuchung (HLA-Typisierung)

Seit 1984 [Juji et al. 1984; Langdon et al. 1984] ist der enge Zusammenhang zwischen Narkolepsie und spezifischen HLA-Antigenen bekannt. Die HLA-Typisierung erfolgt inzwischen fast ausschließlich auf molekulargenetischer Ebene, serologische Methoden kommen nicht mehr zum Einsatz. Im Rahmen der Narkolepsiediagnostik ist die Bestimmung der HLA-Klasse-II-Antigene sinnvoll. Insbesondere muss geprüft werden, ob der Typ HLA-DQB1*06:02 vorliegt. Bei Patienten mit Narkolepsie mit Kataplexien findet sich dieser genetische Marker bei über 90 %, bei Patienten ohne Kataplexien allerdings nur bei etwa 40 %. Das Fehlen von DQB1*06:02 macht das Vorliegen einer Narkolepsie in klinisch unklaren Fällen eher unwahrscheinlich, schließt es aber keinesfalls aus, insbesondere kann eine Narkolepsie ohne Kataplexien durchaus vorliegen. Auf der anderen Seite lässt das Vorhandensein von DQB1*06:02 keine weitere diagnostische Aussage zu, da dieser Befund völlig unspezifisch ist. Der größte Stellenwert dieses Diagnoseparameters liegt in der internen Qualitätskontrolle eines schlafmedizinischen Zentrums. Wenn der Anteil an HLA-DQB1*06:02-negativen Befunden bei Patienten mit der Diagnose einer Narkolepsie mit Kataplexien deutlich unter 90 % liegt, sollte die Anwendung der diagnostischen Kriterien überprüft und ggf. extern validiert werden.

3.4.9. Hypocretin-1-Bestimmung im Liquor

Die Bestimmung des Liquorspiegels von Hypocretin-1 ist in der klinischen Diagnostik nur selten erforderlich und sinnvoll. Es handelt sich um eine aufwendige Untersuchung, die nur in wenigen hoch spezialisierten Zentren durchgeführt wird, auch weil dafür die sog. RIA (*radioimmunoassay*)-Methode verwendet werden muss. Diese stellt die bisher einzig validierte Methode zur Bestimmung von Hypocretin dar. Bei Patienten mit Narkolepsie mit Kataplexien ist die Wahrscheinlichkeit, dass dieser Neurotransmitter im Liquor nicht nachweisbar ist, von vornherein sehr hoch. Ein normaler Hypocretin-1-Spiegel im Liquor schließt die Diagnose jedoch nicht aus. Sinnvoll kann die Hypocretin-1-Bestimmung bei Patienten sein, bei denen eine polysomnographische Diagnostik, aus welchen Gründen auch immer, nicht durchgeführt werden kann und die Diagnosestellung, z.B. aus rechtlichen Gründen, unbedingt erforderlich ist. Auch im Rahmen von Begutachtungen, z.B. bei der Frage, ob tatsächlich eine Narkolepsie vorliegt oder ob diese Störung nur vorgetäuscht wird, könnte die Hypocretinbestimmung ausnahmsweise klinisch hilfreich sein.

3.4.10. Fragebögen

Die Tagesschläfrigkeit lässt sich mit der Epworth Sleepiness Scale (ESS) sehr gut abbilden, da das Kernsymptom der Narkolepsie, das Einschlafen in ungewöhnlichen Situationen, spezifisch abgefragt wird. Fast alle Narkolepsiepatienten erreichen hoch pathologische Werte, nicht selten bis zu Werten über der Grenze von 20 Punkten, die von Patienten mit anderen Schlafstörungen nur selten überschritten wird. Andere Fragebögen, die gezielt zur Narkolepsiediagnostik eingesetzt werden können, wie die *Ullanlinna Narcolepsy Scale* [Hublin et al. 1994] liegen nicht in einer validierten deutschen Übersetzung vor, eine modifizierte Version für Kinder und Jugendliche wurde aber in der ESPED-Multicenterstudie verwendet [Handwerker 2007a].

3.5. Mit der Narkolepsie assoziierte Erkrankungen

Bei Narkolepsiepatienten treten überdurchschnittlich häufig auch andere schlafbezogene Erkrankungen auf. Für diese Häufung gibt es unterschiedliche Erklärungen, teilweise ist der ursächliche Zusammenhang auch noch nicht geklärt.

3.5.1. Schlafapnoe-Syndrome

Die Häufigkeit von schlafbezogenen Atmungsstörungen, ganz überwiegend die obstruktive Schlafapnoe (OSA), liegt bei Narkolepsiepatienten wesentlich höher als in der Allgemeinbevölkerung. Für letztere wird eine Prävalenz der Schlafapnoe von etwa 4 % angenommen, bei Narkolepsiepatienten fand sich dagegen eine Häufigkeit von 15,3 % [Mayer et al. 2002]. Eine andere Untersuchung fand unter dem Patientengut eines schlafmedizinischen Zentrums, dass von 58 Patienten mit Narkolepsie 13 an einer obstruktiven Schlafapnoe litten, das entspricht einer Häufigkeit von 22 % der diagnostizierten Narkolepsiepatienten [App et al. 1990].

Für diesen Zusammenhang gibt es mehrere mögliche Erklärungen. Die erste ist die erhöhte Häufigkeit von Adipositas bei Narkolepsiepatienten. Diese stellt einen bekannten Risikofaktor für OSA dar. Ein weiterer Faktor könnte sein, dass sich Schlafapnoe und Narkolepsie gegenseitig in ihren negativen Auswirkungen verstärken, so dass auch leichtere Formen beider Erkrankungen, wenn sie kombiniert auftreten, zu einem schwereren Krankheitsbild führen, das deshalb häufiger diagnostiziert wird. Die Kombination aus Schnarchen und Tagesmüdigkeit als möglicher Hinweis auf eine OSA ist mittlerweile auch relativ breit bekannt, so dass die Wahrscheinlichkeit gestiegen ist, dass solche Patienten in einem Schlaflabor untersucht werden. Durch die Polysomnographie können dann Patienten mit zusätzlich bestehender Narkolepsie identifiziert werden, bei denen die Erkrankung sonst unter Umständen nicht oder noch nicht entdeckt worden wäre.

Eine potentielle Fehlerquelle stellt der Umstand dar, dass bei etwa 5 % der unbehandelten Patienten mit OSA im MSLT zwei oder mehr *Sleep-Onset*-REM-Perioden (SOREM) und eine kurze mittlere Schlaflatenz gefunden werden [Chervin und Aldrich 2000]. Bei diesen Patienten könnte damit fälschlich eine Narkolepsie ohne Kataplexie diagnostiziert werden. Deshalb sollte eine bestehende Schlafapnoe stets ausreichend behandelt werden, bevor die Diagnose einer zusätzlich bestehenden Narkolepsie ohne Kataplexien gestellt wird.

3.5.2. Periodische Beinbewegungen im Schlaf

Periodische Beinbewegungen im Schlaf (PLMS) finden sich bei mehr als der Hälfte der Narkolepsiepatienten und damit etwa doppelt so häufig wie bei einer gesunden Kontrollgruppe. Die PLMS führen in vielen Fällen zu vermehrten Schlafunterbrechungen [BaHammam 2007]. Eine gehäufte Komorbidität von Narkolepsie und dem Restless-Legs-Syndrom (RLS), bei dem periodische Beinbewegungen in nahezu 90 % der Fälle beschrieben werden, wurde bisher nicht gefunden. Möglicherweise liegt dem Phänomen der PLMS bei beiden Erkrankungen auch eine unterschiedliche Ursache zugrunde, da die PLMS bei Narkolepsie und RLS eine unterschiedliche Periodizität und Zeitstruktur zeigen [Ferri et al. 2006]. Ob eine gezielte Behandlung der periodischen Beinbewegungen bei Narkolepsie, wenn kein zusätzliches RLS vorliegt, zu einer Besserung des Schlafablaufs und damit letztlich zu einer Verminderung der Tagesschläfrigkeit führt, ist eher unwahrscheinlich [Boivin et al. 1993]. Eigene Erfahrungen in Einzelfällen zeigten keinen positiven Therapieeffekt, auch wenn es gelang, die periodischen Beinbewegungen durch dopaminerge Medikation zu unterdrücken. Für einen pathophysiologischen Zusammenhang zwischen PLMS und Narkolepsie spricht, dass PLM-artige Beinbewegungen auch bei Hunden mit Narkolepsie beobachtet wurden [Okura et al. 2001].

3.5.3. REM-Schlaf-Verhaltensstörung

Die REM-Schlaf-Verhaltensstörung *(REM Sleep Behavior Disorder,* RBD) [Schenck et al. 1986] beruht auf einer fehlenden oder unvollständigen Hemmung der Muskelaktivität während des REM-Schlafes. Die Träume werden quasi "ausgelebt." Die RBD wird häufig idiopathisch, also ohne andere zu Grunde liegende Erkrankungen, beobachtet. Die RBD findet sich aber auch bei vielen Narkolepsiepatienten [Mayer und Meier-Ewert 1993]. In einer prospektiven Studie fand sich bei 17,6 % der Narkolepsiepatienten eine RBD, während die Prävalenz in der Allgemeinbevölkerung bei etwa 0,5 % liegt [Mayer et al. 2002]. Möglicherweise liegt der erhöhten phasischen motorischen Aktivität im REM-Schlaf bei Narkolepsiepatienten [Geisler et al. 1987] und dem gehäuften Auftreten der RBD der gleiche pathophysiologische Mechanismus zugrunde, nämlich eine instabile Hemmung der Muskelaktivierung im Hirnstamm während des REM-Schlafs. Die idiopathische Form der RBD tritt vorwiegend bei Männern im Alter über 55 Jahre auf. Viele dieser Patienten erkranken später, zum Teil erst nach 10 Jahren und mehr, an einer neurodegenerativen Erkrankung vom Typ einer Synukleinopathie (Morbus Parkinson, Multisystematrophie oder Lewy-Körper-Demenz). Bei Narkolepsie-Patienten tritt die RBD dagegen schon in deutlich jüngerem Alter auf, beide Geschlechter sind ungefähr gleich häufig betroffen und ein späterer Übergang in eine neurodegenerative Erkrankung wurde nicht berichtet [Schenck et al. 1996, Antelmi et al. 2020].

3.5.4. Non-REM-Parasomnien

Die Häufigkeit von Non-REM-Parasomnien, insbesondere Sprechen im Schlaf und Schlafwandeln, ist bei Narkolepsiepatienten ebenfalls deutlich erhöht. Sprechen im Schlaf tritt bei 20,9 % und Schlafwandeln bei 12,8 % der Narkolepsiepatienten auf [Mayer et al. 2002]. Schlafwandeln hat in der Allgemeinbevölkerung eine Häufigkeit bei Erwachsenen zwischen etwa 1 % [Pires et al. 2007] und 2 % [Ohayon und Zulley 1999], gelegentlich werden auch höhere Prävalenzen bis zu 4 % angegeben (ICSD-3). Sprechen im Schlaf zeigt eine Prävalenz bei Erwachsenen von etwa 5 % [Wills und Garcia 2002]. Die möglichen Ursachen für diese erhöhte Frequenz von Non-REM-Parasomnien sind nicht ganz klar. Offensichtlich wird aber daraus, dass bei der Narkolepsie nicht nur das REM-Schlafsystem betroffen ist. Das gleichzeitige Auftreten von REM- und Non-REM-Parasomnien ist jedoch keine Besonderheit der Narkolepsie. Auch bei Patienten mit RBD anderer Genese treten Non-REM-Parasomnien gehäuft auf [Bonakis et al. 2009].

3.5.5. Depression

Ein vermehrtes Auftreten von Depressionen bei Narkolepsiepatienten wurde schon 1975 beschrieben. Roth fand unter 100 Patienten mit Narkolepsie bei 17 % eine Depression [Roth und Nevsimalova 1975]. Spätere Studien berichteten z.T. noch deutlich höhere Prävalenzen, je nach den verwendeten Diagnosekriterien. In einer aktuellen Untersuchung fand sich bei uns, gemessen mit dem Beck-Depressions-Inventar (BDI), bei 16,3 % der Narkolepsiepatienten eine klinisch relevante Depression (BDI-Score >20), weitere 26,8 % zeigten leichte depressive Symptome (BDI-Score 10-20). In einer gesunden Kontrollgruppe zeigten nur 10,5 % leichte depressive Symptome. Zwischen Patienten mit Narkolepsie mit und ohne Kataplexien zeigte sich kein Unterschied [Jara et al. 2007]. Diese Ergebnisse können nicht durch die schlafspezifischen Items im BDI erklärt werden, da sich nahezu die gleichen Unterschiede fanden, wenn diese Items weggelassen wurden. Auch in einer globalen Selbsteinschätzung der Depressivität, in der nicht nach einzelnen Items gefragt wurde, zeigte sich ein ähnliches Bild. Die wahrscheinlichste Ursache dafür sind die krankheitsbedingte Belastung und die damit verbundenen Enttäuschungen sowie die Zurücksetzungen, die mit der Fehlinterpretation der Krankheitssymptome als Faulheit oder Trägheit durch die Umgebung einhergehen [Adda et al. 1997].

3.5.6. Diabetes mellitus Typ II

Eine Untersuchung von Honda [Honda et al. 1986] fand ein vermehrtes Auftreten von Diabetes mellitus Typ II bei Narkolepsiepatienten. Hier besteht wahrscheinlich ein Zusammenhang mit der erhöhten Rate von Adipositas. Ob der Zusammenhang zwischen Narkolepsie und Diabetes bestehen bleibt, wenn die Adipositas berücksichtigt wird, ist unklar. In Bezug auf Typ-I-Diabetes ist kein Zusammenhang bekannt. Diese Erkrankung ist mit anderen HLA-Typen assoziiert, das HLA-DQB1* 06:02 scheint sogar einen protektiven Effekt zu haben [Siebold et al. 2004].

3.6. Verlauf und Epidemiologie

3.6.1. Erkrankungsbeginn

Die Narkolepsie kann in jedem Lebensalter beginnen. Ein Erkrankungsbeginn vor dem 5. Lebensjahr ist selten, aber möglich. Die Verteilung des Alters bei Beginn zeigt eine bimodale Verteilung, mit einem ersten Gipfel im Alter von etwa 15 Jahren und einem zweiten Gipfel im Alter von 35 Jahren. Bei Patienten mit einer positiven Familiengeschichte ist ein früher Beginn der Erkrankung häufiger [Dauvilliers et al. 2001]. Die zweigipflige Verteilung des Erkrankungsbeginns zeigt sich andeutungsweise auch in unseren eigenen Daten und in den Daten des Narkolepsieregisters der Hephata-Klinik [Mayer et al. 2002]. Eine Studie der Mayo-Klinik konnte diesen Befund allerdings nicht bestätigen [Silber et al. 2005]. Roth findet in seiner großen Fallserie mit Abstand die größte Erkrankungshäufigkeit zwischen dem 11. und 20. Lebensjahr bei idiopathischer Narkolepsie [Roth 1980].

In der Regel beginnt die Erkrankung mit Tagesschläfrigkeit, der innerhalb etwa eines Jahres die ersten Kataplexien folgen. Kataplexien können jedoch auch noch mit einer zeitlichen Verzögerung von bis zu 30 Jahren und mehr nach dem Beginn der Tagesschläfrigkeit auftreten [Parkes et al. 1975, Luca et al. 2013]. Das isolierte Auftreten von Kataplexien als erstes Symptom hat eine Häufigkeit von etwa 8 % der Narkolepsiepatienten [Passouant und Billiard 1976].

3.6.2. Phänotypen

Aus klinischer Sicht können mehrere mögliche Phänotypen (Erscheinungsbilder) von Narkolepsie identifiziert werden [Bassetti et al. 2019]:

- Narkolepsie mit typischer, eindeutiger Kataplexie und allen biologischen Markern (d.h. HLA-DQB1*06:02-Positivität, *Sleep-Onset*-REM-Perioden und niedrige oder fehlende Hypocretin-Spiegel im Liquor cerebrospinalis; kann anfänglich auch als Narkolepsie ohne Kataplexie und mit normalen Hypocretin-Spiegeln vorliegen)
- Narkolepsie mit typischer Kataplexie, jedoch ohne biologische Marker (häufig familiäre oder sekundäre Narkolepsie)
- Narkolepsie ohne Kataplexie, aber mit einigen biologischen Markern
- Vorhandensein einiger Biomarker in Abwesenheit von Narkolepsiesymptomen

Die Existenz einer Narkolepsie ohne Kataplexie und ohne *Sleep-Onset*-REM-Perioden als sogenannte NonREM-Narkolepsie ist umstritten [Bassetti und Aldrich 1997]. Dementsprechend erkennen die derzeitigen diagnostischen Kriterien diese Krankheitseinheit nicht als eine Form der Narkolepsie an und unterscheiden sie nicht von der idiopathischen Hypersomnie.

3.6.3. Entwicklungsdynamik

Narkolepsie kann

- einen (per)akuten Verlauf haben, bei dem sich Symptome innerhalb weniger Tage oder Wochen, oft nach einem auslösenden Ereignis wie Impfung, Stress oder Schädeltrauma, aber auch ohne erkennbaren Auslöser, entwickeln
- einen chronischen Verlauf haben, bei dem das Auftreten von Symptomen schwer zu bestimmen ist oder
- progressiv verlaufen, wobei das Auftreten verschiedener Symptome um Jahre oder gar Jahrzehnte voneinander getrennt ist [Bassetti et al. 2019]

Diese unterschiedlichen Darstellungen spiegeln wahrscheinlich unterschiedliche pathophysiologische Mechanismen wider [Pizza et al. 2014]. In einer Kohorte von 1.099 Patienten mit Narkolepsie trat die Kataplexie bei 49 % in etwa gleichzeitig mit Tagesschläfrigkeit auf und in weiteren 43 % danach. Nur bei 8 % der Patienten ging die Kataplexie der Tagesschläfrigkeit voraus. Das Intervall zwischen dem Einsetzen der Tagesschläfrigkeit und dem der Kataplexie beträgt in der Regel bis zu 3 Jahre, kann jedoch auch 40-50 Jahre überschreiten [Luca et al. 2013]. Wenn die Ausprägung der Symptome ein stabiles Niveau erreicht und sich über mehrere Jahre nicht mehr verändert hat, kann davon ausgegangen werden, dass wahrscheinlich keine weitere Änderung oder Verschlechterung auftritt, abgesehen von Veränderungen, die durch geänderte Lebensumstände bedingt sind, wie z.B. berufliche oder familiäre Belastungen.

Eine Narkolepsie ohne Kataplexie kann durchaus ein vorübergehendes Ereignis sein, über Remissionen wurde wiederholt berichtet [Trotti et al. 2013, Lopez et al. 2017]. Dies spiegelt die vermutlich große Heterogenität der Ätiologie und Pathogenese der Narkolepsie ohne Kataplexien wider (☞ auch 3.6.2.). Bei einer Narkolepsie mit Kataplexie hingegen ist das weitgehende Abklingen oder gar völlige Verschwinden der narkoleptischen Symptomatik eine absolute Rarität und wurde bisher nur ein einziges Mal berichtet [Dauvilliers et al. 2009].

3.6.4. Epidemiologie

3.6.4.1. Prävalenz

Die Häufigkeit der Narkolepsie wird heute auf etwa 20 bis 50 Fälle pro 100.000 der Bevölkerung geschätzt. Nur eine Studie gibt eine wesentlich niedrigere Prävalenz von nur 3 pro 100.000 bei amerikanischen Militärrekruten kaukasischer Herkunft an, diese Studie ist allerdings schon über 70 Jahre alt und umstritten [Solomon 1945]. Eine aktuellere Untersuchung aus Norwegen berichtet, dass aus einer ursprünglichen Stichprobe von fast 15.000 Personen letztlich 2 Patienten mit Narkolepsie mit Kataplexien identifiziert werden konnten, das entspricht unter Berücksichtigung notwendiger Korrekturfaktoren einer Prävalenz von 0,022 %, also 22 Fälle pro 100.000 der Bevölkerung [Heier et al. 2009]. In Japan ist die Prävalenz der Narkolepsie mit 160-590 pro 100.000 [Honda 1979; Tashiro et al. 1992] deutlich höher, während sie in Israel mit einer Prävalenz von 1,4 bis 2,3 pro 100.000 sehr niedrig liegt [Lavie und Peled 1987, Wilner et al. 1988]. Eine umfassende Übersicht zur Epidemiologie findet sich bei Longstreth [Longstreth et al. 2007].

3.6.4.2. Geschlechterverhältnis

Die Häufigkeit der Narkolepsie ist bei Männern etwas höher als bei Frauen (☞ Abb. 3.7), wobei der Geschlechtsunterschied bei Narkolepsiepatienten ohne Kataplexie größer ist als bei Narkolepsie mit Kataplexie [Silber et al. 2002]. Roth beschrieb ein Verhältnis von Männern zu Frauen von 65 zu 34 % bei idiopathischer Narkolepsie und von 79 zu 21 % bei symptomatischer Narkolepsie [Roth 1980].

3.6.4.3. Familiäre Häufung

Schon bei der ersten Beschreibung der Narkolepsie [Westphal 1877] wurde erwähnt, dass ein weiterer Fall der Erkrankung in der Familie auftrat. Abhängig von der jeweils verwendeten Definition der Narkolepsie (ausschließlich mit Kataplexien, auch ohne Kataplexien) wurden von späteren Autoren unterschiedliche Häufigkeiten für familiäre Fälle angegeben. Generell wurde das Auftreten von isolierter Tagesschläfrigkeit bei Angehörigen häufiger gefunden als das Vollbild der Narkolepsie. Einen Anhalt geben die Ergebnisse von Kessler [Kessler et al. 1974]: Bei 50 Patienten mit polysymptomatischer Narkolepsie (mit Kataplexien) fand er in 52 % der Familien Zustände mit vermehrtem

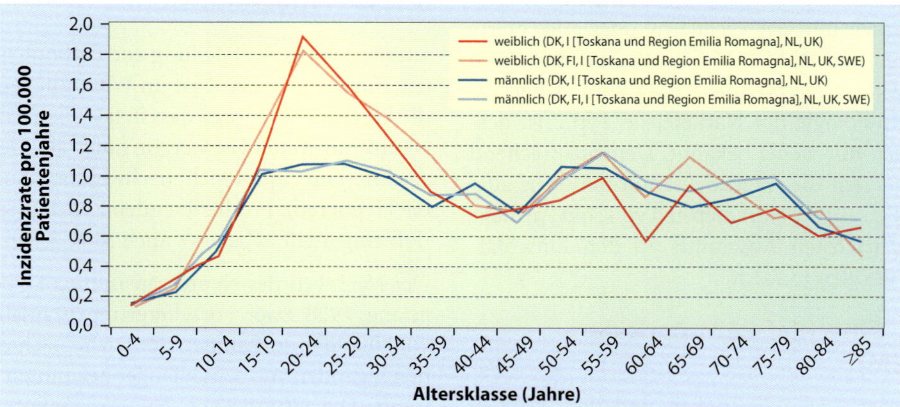

Abb. 3.7: Gepoolte Narkolepsie-Inzidenzraten im Zeitraum zwischen 2000 und 2010 nach Alter und Geschlecht für Dänemark (DK), Italien (IT, Emilia Romagna und Toskana), die Niederlande (NL) und Großbritannien (UK) sowie für die vorab genannten Länder einschließlich der "Signalländer" Finnland (FI) und Schweden (SE) (nach [Wijnans et al. 2013]).

Schlaf oder Schläfrigkeit, aber nur in 18 % eine polysymptomatische Form der Narkolepsie, die er als "REM-Narkolepsie" bezeichnete. Roth berichtet für die polysymptomatische Narkolepsie eine Quote von 15,8 % familiärer Fälle [Roth 1980]. Aus den berichteten Zahlen ergibt sich, unter Berücksichtigung der Gesamtzahl der untersuchten Familienmitglieder, dass etwa 1 bis 3 % der Verwandten 1. Grades von Narkolepsiepatienten ebenfalls an Narkolepsie leiden. Untersuchungen an Zwillingen zeigten, dass monozygote Zwillinge sowohl konkordant [Douglass et al. 1989, Khatami et al. 2004, Goulart et al. 2014] als auch diskordant [Pollmächer et al. 1990, Dauvilliers et al. 2004, Jennum et al. 2016] sein können, wobei ein deutlich höherer Anteil diskordant bezüglich der Narkolepsie ist.

3.7. Ätiologie und Pathophysiologie

3.7.1. Unterscheidung Narkolepsie Typ 1 und Typ 2

Bei allen Untersuchungen zur Ätiologie und Pathophysiologie muss zwischen Narkolepsie Typ 1 und Typ 2 unterschieden werden. Während die Narkolepsie Typ 1 sehr wahrscheinlich eine homogene Krankheitsgruppe mit gemeinsamen pathophysiologischen Merkmalen und möglicherweise auch mit einer einheitlichen Ätiologie darstellt, könnte es sich bei der Narkolepsie Typ 2 auch um eine Gruppe von verschiedenen Erkrankungen handeln, deren gemeinsames Merkmal die Tagesschläfrigkeit und das vermehrte oder erleichterte Auftreten von REM-Schlaf zu Beginn des ersten Schlafzyklus (*Sleep-Onset*-REM) sind. Über die Pathophysiologie der Narkolepsie Typ 2 ist deshalb auch nur wenig bekannt. Dementsprechend beziehen sich die folgenden Informationen ausschließlich auf die Narkolepsie Typ 1, mit Ausnahme des nächsten Abschnitts zu den Einschlaf-REM-Perioden (3.7.2.).

3.7.2. Einschlaf-REM-Perioden (SOREM)

Neben der Tagesschläfrigkeit und dem raschen Einschlafen ist das vorzeitige Auftreten von REM-Schlaf im MSLT und auch in den Nachtschlafaufzeichnungen ein gemeinsames Merkmal aller Narkolepsieformen. Ob die weiteren Veränderungen der ersten REM-Perioden und die erhöhte REM-Dichte auf beide Formen der Narkolepsie zutreffen, ist bisher nicht untersucht worden.

Beim Gesunden ist das Auftreten von REM-Schlaf innerhalb der ersten 20 Minuten nach dem Einschlafen ein seltenes, aber für sich genommen durchaus nicht pathologisches Ereignis. Die Wahrscheinlichkeit für das Auftreten von SOREM lässt sich durch REM-Schlaf-Entzug, zirkadiane Rhythmusverschiebungen (Zeitzonenveränderungen und Schichtarbeit) und möglicherweise ganz allgemein durch Schlafdeprivation erhöhen. SOREMs finden sich auch gehäuft bei Patienten mit Schlafapnoe, Depressionen und anderen psychiatrischen Erkrankungen. Die ursprüngliche Hypothese, dass bei Narkolepsiepatienten ein erhöhter "REM-Druck" besteht, konnte widerlegt werden. Narkosepatienten haben insgesamt weder einen erhöhten Anteil von REM-Schlaf am Gesamtschlaf noch eine absolut erhöhte REM-Menge, auch unter REM-Schlafentzug und konstanter Bettruhe [Tafti et al. 1992, Nobili et al.1995].

Der Übergang vom REM-Schlaf zum Wachzustand und umgekehrt kommt bei Narkolepsiepatienten wesentlich häufiger vor als bei Gesunden [Geisler et al. 1987]. Das komplexe System, das für den kontrollierten Übergang zwischen den Funktionszuständen REM, NREM und Wach zuständig ist und das auch die Hypocretin-Neurone einbezieht, ist offensichtlich bei Narkolepsiepatienten beeinträchtigt [Fort et al. 2009].

3.7.3. Hypocretin-Defizit

Unsere heutige Vorstellung zur Pathophysiologie der Narkolepsie Typ 1 ist im Wesentlichen durch die Erkenntnis geprägt, dass in fast allen Fällen der Neurotransmitter Hypocretin (auch als Orexin bezeichnet) im Liquor nicht nachweisbar ist und dass die Hypocretin produzierenden Zellen ihre Funktion eingestellt haben (☞ auch Abb. 3.10).

Der Nachweis des Neurotransmitters Hypocretin gelang 1998 zwei Forschergruppen unabhängig voneinander im Rahmen der Suche nach endogenen Liganden von schon länger bekannten Rezeptoren. Die Gruppe von Sakurai [Sakurai et al. 1998] bezeichnete dieses Neuropeptid als *Orexin*, da ihm eine zentrale Rolle bei der Regulierung des Appetits zugesprochen wurde, die Gruppe um de Lecea [de Lecea et al. 1998] nannte es aufgrund seiner Lokalisation im Hypothalamus und einer Strukturähnlichkeit zum Peptid Secretin *Hypocretin*. Aus dem Vorläuferpeptid Präpro-Hypocretin werden durch proteolytische Spaltung die Peptide Hypocretin-1 mit einer Länge von 33 Aminosäuren und Hypocretin-2 mit 28 Aminosäuren gebildet, denen ein gemeinsames Gen zugrunde liegt. Schon ein Jahr nach der Identifikation dieses Neuropeptids wurde ein Mausmodell mit defektem Hypocretin-Gen *(Hypocretin knockout mouse)* entwickelt. Zu diesem Zeitpunkt schrieb man Hypocretin vor allem eine Rolle in der Appetitregulation zu. Es zeigte sich aber, dass diese *Knockout*-Mäuse ein normales Körpergewicht entwickelten, sie verfielen jedoch überraschenderweise immer wieder in Zustände von Bewegungslosigkeit, die zunächst für epileptische Anfälle gehalten wurden, dann aber als Kataplexien identifiziert werden konnten [Chemelli et al. 1999].

Bereits seit 1974 [Mitler et al. 1974] werden in Stanford Untersuchungen an Hunden mit Narkolepsie durchgeführt. Diese leiden an einer rezessiv erblichen Form der Narkolepsie mit eindeutigen, emotional auslösbaren Kataplexien und einer erhöhten Einschlafneigung. Bei diesen Hunden konnte 1999 eine Mutation im Hypocretin-2-Rezeptor-Gen nachgewiesen werden, die zu einem Funktionsausfall dieses Rezeptors führt [Lin et al. 1999]. Von daher lag es nahe, das Hypocretin-System bei Narkolepsiepatienten zu untersuchen. Es gelang rasch, Hypocretinspiegel beim Menschen im Liquor zu messen. Bereits zwei Jahre nach der Entdeckung des Hypocretins zeigte sich, dass bei fast allen Patienten mit Narkolepsie der Hypocretinspiegel im Liquor unter der Nachweisgrenze von 40 pg/ml lag [Nishino et al. 2000], während Hypocretin-1 bei Gesunden im Liquor in einer Konzentration von mehr als 110 pg/ml gefunden wird.

Diese aufregenden Befunde wurden in kurzer Zeit mehrfach repliziert, und es zeigte sich, dass das Hypocretin-Defizit ein sehr spezifischer Befund für die Narkolepsie mit Kataplexien ist. Über 90 % der Patienten mit Narkolepsie mit Kataplexie haben einen Hypocretin-1-Spiegel unterhalb der aktuellen Normgrenze von 110 pg/ml, in sehr vielen Fällen liegt der Wert auch unterhalb der Nachweisgrenze. Bei Narkolepsie ohne Kataplexie liegt der Hypocretin-Spiegel meistens im Normbereich, ebenso bei den gesunden Kontrollen. Wenn bei Narkolepsiepatienten der Hypocretinspiegel unter der Grenze von 110 pg/ml liegt, werden sie dem Typ 1 zugeordnet, auch wenn bei ihnen keine Kataplexien auftreten. Wenn der Hypocretinspiegel über 110 pg/ml liegt, aber trotzdem typische Kataplexien vorhanden sind, wird die Erkrankung ebenfalls als Narkolepsie Typ 1 bezeichnet [American Academy of Sleep Medicine 2014]. Lediglich bei einzelnen Erkrankungen wie dem Guillain-Barré-Syndrom lässt sich in der Akutphase ebenfalls ein verminderter Hypocretin-Spiegel nachweisen, ebenso wie gelegentlich nach Schädel-Hirn-Traumen [Baumann und Bassetti 2005]. Untersuchungen im Blut (Serum) konnten dagegen keine Veränderungen im Hypocretin-Spiegel bei Narkolepsiepatienten nachweisen [Dalal et al. 2001].

Das Hypocretin ist ein Peptid-Neurotransmitter, der im Gehirn ausschließlich von Neuronen in einer kleinen Zellgruppe im dorsolateralen Hypothalamus gebildet wird. Die Projektionen dieser Neurone erreichen praktisch alle Zentren im Gehirn, die an der Regulation von Schlafen und Wachen beteiligt sind [Peyron et al. 1998] (☞ Abb. 3.8).

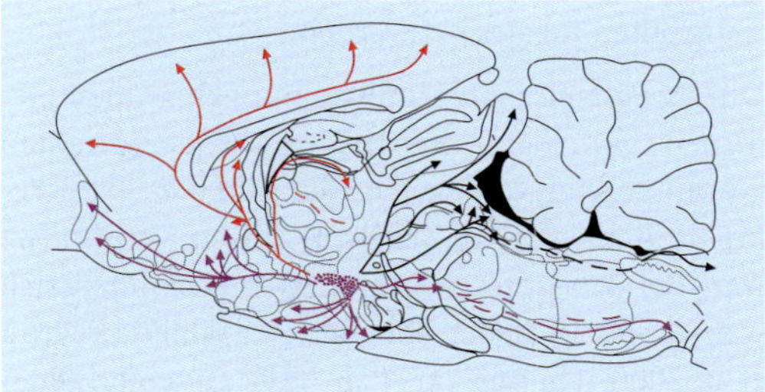

Abb. 3.8: Verteilung der Hypocretin-Neurone und ihre Projektionen im Rattenhirn (nach [Peyron et al. 1998]).

Das Hypocretin-System hat eine zentrale Rolle in der Schlaf-Wach-Regulation und steht in direkter oder indirekter Verbindung mit verschiedenen anderen Transmittersystemen [Li et al. 2002, Hajak und Geisler 2003]. Von Saper wird dem Hypocretin-System neben einer Erhöhung des Arousal-Niveaus auch eine stabilisierende Wirkung auf die Zustände Wach, Non-REM-Schlaf und REM-Schlaf zugeschrieben [Saper et al. 2005a]; er bezeichnet das Hypocretin-System mit seinen Verbindungen als "*Sleep Switch*". Mit diesem Modell kann ein Großteil der vielfältigen Symptome der

Narkolepsie erklärt werden. Wenn die einzelnen Funktionszustände und ihre Einzelkomponenten, die durch unterschiedliche Transmittersysteme kontrolliert werden, nicht mehr koordiniert und stabilisiert werden, kann es zum Auftreten von dissoziierten Einzelaspekten des Schlafens und des Wachens kommen. Die **Tagesschläfrigkeit** wäre durch das Fehlen der aktivierenden Wirkung von Hypocretin zu erklären, das ungewollte Einschlafen durch den Wegfall der Stabilisierung des Wachzustands. **Kataplexien** werden als Aktivierung der REM-Schlaf-bezogenen Hemmung des Muskeltonus im Wachzustand zu verstehen, wobei die Bindung zum emotionalen System (affektiver Auslöser) allerdings noch unklar bleibt. **Hypnagoge** und **hypnopompe Halluzinationen** werden als Aktivierung des Traumsystems ohne Umschaltung vom Wachen in den Schlafzustand verständlich. **Schlaflähmungen** stellen in diesem Modell ein Persistieren der REM-Schlaf-typischen Muskelhemmung dar, während das Wachbewusstsein schon aktiviert ist. Möglicherweise lässt sich sogar das **automatische Handeln** erklären, wenn man annimmt, dass wegen der fehlenden Koordinierung die bewusste Handlungskontrolle bereits "abgeschaltet" wurde – wie für den Schlaf typisch, während auf der Handlungsebene die Tätigkeiten fortgesetzt werden.

Durch *Post-mortem*-Untersuchungen an den Gehirnen von verstorbenen Narkolepsiepatienten konnte gezeigt werden, dass die Zahl von Hypocretin-produzierenden Zellen drastisch vermindert war. Bei den untersuchten Patienten fanden sich weniger als 10 % der üblichen Zellzahlen [Peyron et al. 2000, Thannickal et al. 2000]. In einer neueren Arbeit [Thannickal et al. 2009] wurde ein vermehrter Zelluntergang (Gliose) im Bereich der Hypocretin-Neurone berichtet. Es muss davon ausgegangen werden, dass die Hypocretin produzierenden Zellen tatsächlich nicht mehr vorhanden sind und diese nicht nur die Hypocretin-Ausschüttung eingestellt haben. Auch durch eine spektroskopische Untersuchung konnte der Nachweis eines Zelluntergangs im Hypothalamus bei Narkolepsiepatienten geführt werden [Lodi et al. 2004].

Die betroffene Region ist viel zu klein, um beim einzelnen Patienten Veränderungen mit bildgebenden Verfahren sichtbar zu machen. Mit der voxelbasierten Morphometrie konnte aber gezeigt werden, dass bei Narkolepsiepatienten tatsächlich ein Defizit an grauer Substanz im Bereich des Hypothalamus vorliegt [Draganski et al. 2002] (☞ Abb. 3.9). Während andere Gruppen zu entgegengesetzten Ergebnissen kamen [Kaufmann et al. 2002, Brenneis et al. 2005, Overeem et al. 2003], wurde der Befund von einer südkoreanischen Arbeitsgruppe bestätigt [Kim et al. 2009].

Die Ursache für diesen selektiven Zellverlust ist noch unklar. Als wahrscheinlichste Hypothese gilt im Augenblick, dass es sich um eine Autoimmunreaktion handelt. Der Krankheitsprozess bei der Narkolepsie wäre dann dem Typ-I-Diabetes vergleichbar, bei dem selektiv die Insulin-produzierenden Zellen des Pankreas durch eine Autoimmunreaktion geschädigt werden. Autoantikörper als Hinweis auf eine pathologische Immunreaktion konnten bisher nicht gefunden werden [Overeem et al. 2008], aber eine T-Zell-vermittelte Autoimmunreaktion ist wahrscheinlich (☞ Kap. 3.7.7).

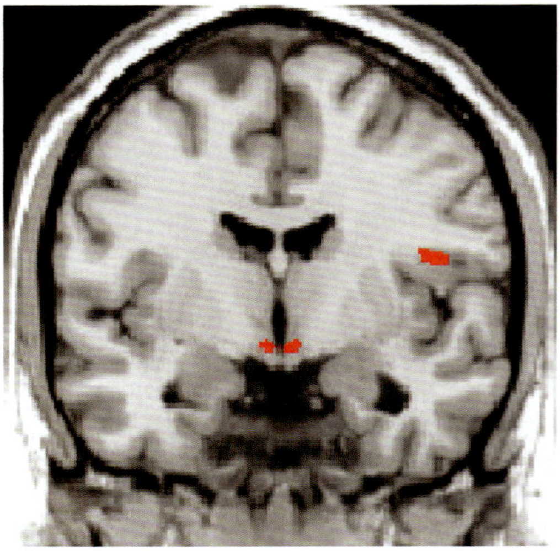

Abb. 3.9: Defizite an grauer Substanz bei Narkolepsie-Patienten. **Rot** markiert sind die Regionen, in denen die Narkolepsie-Patienten im Vergleich zu einer gesunden Kontrollgruppe in der voxelbasierten Morphometrie ein Defizit an grauer Substanz aufweisen. Die mediane Region entspricht dem Hypothalamus. Das Substanzdefizit im N. accumbens (rechts oben) kann pathophysiologisch nicht erklärt werden (nach [Draganski et al. 2002]).

3.7.4. Histamin-Dysregulation

Auf die Rolle und Bedeutung des biogenen Amins Histamin wurde schon in Kapitel 2.2.4.5. eingegangen. Im Zusammenhang mit der Narkolepsie haben sich dazu in den letzten Jahren bei einer Reihe von Untersuchungen recht unterschiedliche Ergebnisse und Erkenntnisse ergeben.

John et al. fanden bei humaner Narkolepsie mit Kataplexie einen durchschnittlichen Anstieg der Anzahl histaminerger Neuronen um 64 % [John et al. 2013]. Histaminerge Neuronen des Nucleus tuberomammillaris (TMN), ein ausgedehntes Kerngebiet im Hypothalamus mit der Hauptfunktion einer Steigerung der Aufmerksamkeit, repräsentieren ein Schlüsseltarget des Hypocretinsytems. Nach Meinung der Autoren legen diese Ergebnisse nahe, dass es im Umfeld der menschlichen Narkolepsie zu einer Proliferation von histaminhaltigen Zellen kommen könnte. Da dies als Teil der Pathogenese in der Konsequenz aber eher gegenteilige Effekte hervorrufen müsste, könnten diese Beobachtungen jedoch auch Folge eines kompensatorisch einsetzenden Mechanismus sein. Dies schlussfolgern auch Valko et al. Basierend auf der Annahme, dass die Histaminspiegel im Liquor cerebrospinalis bei Patienten mit Narkolepsie eigentlich erniedrigt sein müssten, untersuchten sie histaminerge Neuronen von Patienten mit Narkolepsie sowie an zwei Narkolepsie-Mausmodellen [Valko et al. 2013]. In allen drei Populationen fand sich ein, wie die Autoren konstatieren, überraschender Anstieg der histaminergen TMN-Neuronen, interpretiert als kompensatorische Reaktion auf den Verlust des exzitatorischen Antriebs der Neuronen des Hypocretinsytems. Andererseits könnte dies jedoch auch zu einigen Symptomen der Narkolepsie beitragen, wie zum Beispiel dem Bewusstseinserhalt bei Kataplexie und dem fragmentierten Nachtschlaf.

Vergleichbare Ergebnisse fanden sich in einer aktuellen Untersuchung auch an 24 Kindern mit Narkolepsie Typ 1 im Alter von 12,3±3,6 Jahren [Franco et al. 2019]. Sie wiesen im Liquor cerebrospinalis gegenüber Probanden der Kontrollgruppe deutlich höhere Histaminspiegel (HA) sowie niedrigere Spiegel von dessen direkten Metaboliten tele-Methylhistamin (t-MHA) auf, was zu einer signifikanten Abnahme der t-MHA/HA-Ratio führte und den Autoren nach damit sowohl auf einen verminderten HA-Umsatz als auch auf eine Beeinträchtigung der histaminergen Neurotransmission bei narkoleptischen Kindern hindeutet.

Genau gegensätzliche Ergebnisse hatte eine Untersuchung von Bassetti et al. aus 2010 erbracht. Die Arbeitsgruppe bestimmte die Hypocretin- und Histamin-Spiegel im Liquor cerebrospinalis von 28 Patienten mit und ohne übermäßige Tagesmüdigkeit, bewertet anhand der *Epworth Sleepiness Scale* (ESS). Es fand sich eine signifikante inverse Korrelation sowohl zwischen ESS-Punktwert und Histamin- als auch zwischen ESS-Punktwert und Hypocretin-Spiegeln. Für die Autoren legen diese Beobachtungen nahe, dass Narkolepsie, aber auch Tagesmüdigkeit anderen Ursprungs beim Menschen mit erniedrigten Histaminspiegeln im Liquor und daher mit einer verringerten Aktivität des wachfördernden histaminergen neuronalen Systems verbunden sind [Bassetti et al. 2010].

Schlussendlich fanden Dauvilliers et al. bei ihren Untersuchungen an 114 Probanden mit Verdacht auf zentrale Hypersomnie und 50 als Kontrolle eingeschlossenen neurologischen Patienten ohne Tagesmüdigkeit überhaupt keine signifikanten Unterschiede in den Liquor-Histamin- und -t-MHA-Spiegeln zwischen den 56 "Narkolepsie mit Kataplexie"-Patienten und den anderen Patienten mit Hypersomnie bei allerdings extremen Streuungen (so z.B. Histaminspiegel in einem Bereich von 55,92 bis 3.335,50 pM bei den 56 Narkolepsie-Patienten mit Kataplexie). Sie halten Messungen dieser Art daher für die Beurteilung der Ätiologie oder des Schweregrads der zentral vermittelten Hypersomnie nicht für nützlich.

Die Histamin-Thematik bleibt trotz der aktuell schwierig zu interpretierenden Datenlage ganz sicher weiter im Fokus des wissenschaftlichen Interesses, denn bei aller Theorie und Indifferenz bietet sie doch hinreichend Basis für eine Reihe von interessanten potentiellen pharmakotherapeutischen Ansatzpunkten.

3.7.5. HLA-Bindung

Das *Human-Leucocyte-Antigen*-System (HLA-System) stellt ein hochkomplexes System von Oberflächenantigenen dar, die auf der Zelloberfläche von allen kernhaltigen Körperzellen zu finden sind. Sie haben in der Immunreaktion eine zentrale Funktion beim Erkennen von körperfremden

Geweben. Deshalb spielen sie auch in der Transplantationsmedizin eine ganz wichtige Rolle. Es ist aber auch schon länger bekannt, dass zumindest ein statistischer Zusammenhang zwischen bestimmten Erkrankungen und dem Vorliegen von bestimmten HLA-Typen besteht. Ein Musterbeispiel hierfür ist der Morbus Bechterew, der in hohem Maße mit dem HLA-Antigen B27 assoziiert ist.

Die HLA-Antigene sind Proteine, die durch Gene auf dem Chromosom 6 kodiert werden. Es gibt verschiedene Klassen von HLA-Antigenen (Klasse I, Klasse II), innerhalb derer verschiedene HLA-Gruppen unterschieden werden (Klasse I: HLA-A, -B, -C, Klasse II: DQ, DP, DR und andere). In jeder dieser Gruppen werden mehrere Proteine kodiert (z.B. A1, A2, B1, B2), die als Untereinheiten den HLA-Rezeptorkomplex bilden. Die meisten dieser Genorte sind sehr variabel, es liegt eine Vielzahl von unterschiedlichen Allelformen vor, die mit Nummern bezeichnet werden. Aus den möglichen Kombinationen der Allele an den verschiedenen Genorten, die bei jedem Individuum ja auch doppelt vorliegen und kodominant exprimiert werden, ergibt sich eine nahezu unbegrenzte Zahl von Kombinationsmöglichkeiten, so dass nur wenige Menschen einen absolut identischen HLA-Typ aufweisen. Die Häufigkeitsverteilung der Allele an den einzelnen Genorten ist abhängig vom genetischen Hintergrund. Zwischen den ethnischen Gruppen (z.B. kaukasisch, asiatisch, afrikanisch) bestehen z.T. erhebliche Unterschiede. Benachbarte Gene werden sehr häufig gemeinsam vererbt, und die verschiedenen Kombinationen haben eine unterschiedliche Häufigkeit, die als Kopplungsungleichgewicht bezeichnet wird.

Die bekannte familiäre Häufung der Narkolepsie (siehe oben) war der Anlass, nach genetischen Markern für die Erkrankung zu suchen. Dabei wurden zwei Gruppen zeitgleich fündig. Sowohl für die japanischen Narkolepsiepatienten [Juji et al. 1984] als auch in England [Langdon et al. 1984] konnte gezeigt werden, dass über 90 % der Patienten mit Narkolepsie mit Kataplexien am Genort DR das als DR 2 bezeichnete Allel aufwiesen. Diese Patienten waren in der damaligen Nomenklatur "HLA-DR-2-positiv". Diese Befunde wurden wiederholt bestätigt, auch in einem tschechisch-deutschen Patientenkollektiv [Roth et al. 1988]. Immer wieder wurden aber auch Fälle von klinisch und polysomnographisch eindeutig charakterisierter Narkolepsie mit Kataplexien berichtet, die diesen HLA-Typ nicht aufwiesen (HLA-DR-2-negative Narkolepsiepatienten) [Andreas-Zietz et al. 1986]. Für Narkolepsiepatienten ohne Kataplexien konnte keine so starke Bindung an den HLA-Typ nachgewiesen werden, die Häufigkeit von DR-2 unterschied sich je nach zugrunde gelegten diagnostischen Kriterien.

Nachfolgende Untersuchungen und die Umstellung von serologischen auf molekulargenetische Methoden der HLA-Typisierung führten zu einer Änderung der Nomenklatur und zu der Erkenntnis, dass die Bindung der Narkolepsie am stärksten mit dem HLA-Typ DQB1*06:02 ausgeprägt ist (☞ auch Abb. 3.10). Bei Menschen kaukasischen und asiatischen Ursprungs ist dieses Allel sehr eng mit dem Typ DRB1*15:01 gekoppelt, der dem Typ DR2 in der serologischen Nomenklatur entspricht. Auf welche Weise dieser spezifische HLA-Typ das Auftreten der Narkolepsie erleichtert oder überhaupt erst möglich macht, ist noch nicht geklärt, aber möglicherweise kann der Zusammenhang durch die Befunde zum T-Zell-Rezeptor α bald erklärt werden.

3.7.6. T-Zell-Rezeptor α

Ein weiterer Befund bringt die Narkolepsie noch näher in Beziehung zum Immunsystem. Es ist die Feststellung, dass die Narkolepsie mit Kataplexien mit bestimmten Polymorphismen im T-Zell-Rezeptor-α-Lokus assoziiert ist [Hallmayer et al. 2009]. Dieses Ergebnis konnte für alle drei ethnischen Gruppen, die untersucht wurden, repliziert werden (kaukasisch, asiatisch, afroamerikanisch). Wenn dieser spezifische Polymorphismus vorliegt, ergibt sich eine genotypische *Odds Ratio* für Narkolepsie zwischen 1,94 und 2,55.

Als T-Zellen oder T-Lymphozyten werden die Lymphozyten bezeichnet, die im Thymus ausreifen. Sie "erkennen" mit Rezeptoren auf ihrer Oberfläche (T-Zell-Rezeptoren) Antigene, die von antigenpräsentierenden Zellen gebunden wurden. Der T-Zell-Rezeptor α ist einer dieser Rezeptoren. Wenn ein Antigen erkannt wurde, wird das Pathogen entweder von der T-Zelle direkt bekämpft oder eine weitere Kaskade von Immunreaktionen ausgelöst. Die Präsentation der Antigene geschieht durch Moleküle des "*Major Histocompatibility*

Complex" (MHC), welcher der wichtigste Bestandteil des HLA-Systems ist.

Das identifizierte Risikogen kodiert die Alphakette des T-Zell-Rezeptor-αβ-Proteins, das von T-Lymphozyten exprimiert wird. Dieses Rezeptorprotein interagiert mit HLA-Antigenen der Klasse I, die bei zytotoxischen T-Zellen eine wichtige Rolle spielen, und HLA-Klasse II in Helfer-T-Zellen (CD 4). Zu den letzteren gehört das vom HLA-DQB1-Lokus endcodierte Protein. Möglicherweise klärt die weitere Analyse der Interaktion zwischen diesen beiden genetischen Markern (HLA-DQB1*06:02 und T-Zell-Rezeptor-α-Typ) die Ursache der Narkolepsie weiter auf.

3.7.7. Rolle der T-Zellen

Diverse Berichte stützen die Hypothese, dass bestimmte T-Zellen eine zentrale Rolle bei der neuronalen Schädigung im Umfeld der Narkolepsie spielen [Luo et al. 2018, Lippert et al. 2019, Pedersen et al. 2019] (☞ auch Abb. 3.10).

Auf die Assoziation der Narkolepsie Typ I mit dem Genort HLA-DQB1*06:02 wurde bereits in Kapitel 3.1.2. eingegangen. Darüber hinaus existieren auch solche zu T-Zell-Rezeptoren (TCR) und anderen Immunorten, was auf eine Autoimmunität der Narkolepsie hindeutet. Luo et al. verwiesen dabei noch einmal auf den gehäuften saisonabhängi-

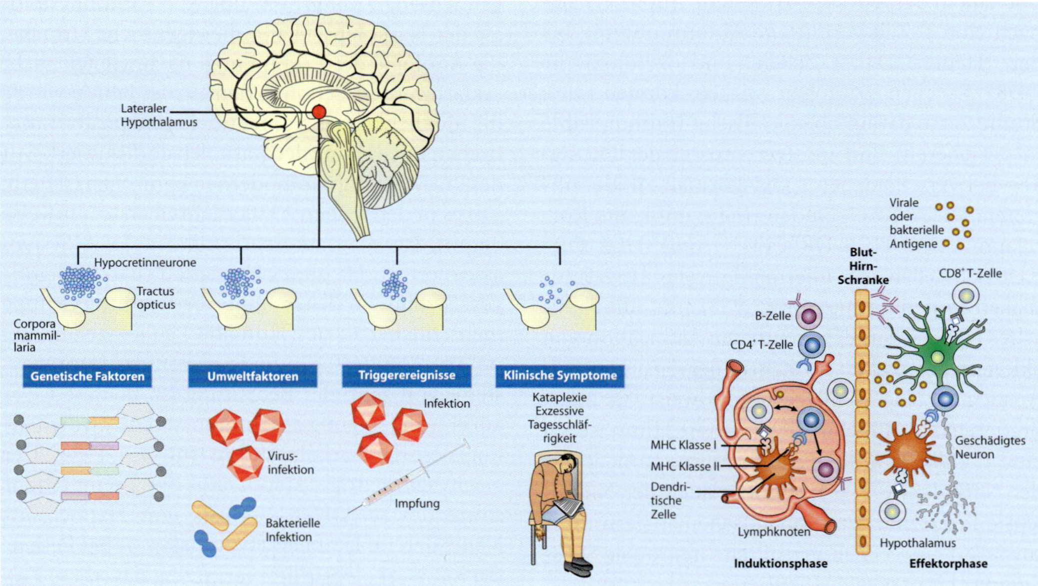

Abb. 3.10: Das sogenannte Multiple-Hit-Modell der Narkolepsie beinhaltet genetische, umweltbedingte und auslösende Triggerfaktoren. **Genetische Faktoren** (insbesondere HL A-DQB1*06:02 positiv) repräsentieren eine starke Veranlagung für Narkolepsie. Ein erster klinischer Marker für eine solche Veranlagung ist eine kurze Latenzzeit vor dem Einsetzen schneller Augenbewegungen beim REM-Schlaf. Eine frühe **Umweltexposition** gegenüber bakteriellen und viralen Antigenen kann die Entwicklung des Immunsystems verändern und die betreffenden Personen im späteren Leben für Narkolepsie prädisponieren. Möglich, aber noch nicht bewiesen ist, dass diese Veränderungen direkt oder indirekt zum Verlust von Hypocretinneuronen führen können, wie dies in der Abbildung skizziert ist. Alternativ könnten diese genetischen und Umweltfaktoren lediglich die Verwundbarkeit dieser Neuronen erhöhen. **Triggerereignisse** wie Impfungen und Infektionen durch Viren wie Influenza Typ A (H1N1) und Bakterien wie *Streptococcus* spp. induzieren oder reaktivieren die Immunantwort und führen zur Zerstörung von Hypocretinneuronen (Induktionsphase). Die **klinischen Symptome** der Narkolepsie schreiten über Tage, Wochen oder sogar Jahre fort, da eine zunehmende Anzahl von Hypocretinneuronen zerstört wird, was zu einem Ungleichgewicht in den Schlaf- und Wachbahnen des Hirnstamms (Effektorphase) führt, was schließlich zu einer voll ausgeprägten Narkolepsie mit Kataplexie (Narkolepsie Typ I) führt. Die genaue Abfolge der Ereignisse, die zur selektiven Zerstörung von Hypocretinneuronen im Hypothalamus führen, ist noch unbekannt, aber eine Beteiligung von inflammatorischen Zytokinen und aktivierten Immunzellen (Dendritische Zellen, Antigen-spezifische $CD4^{+}$-T-Zellen und zytotoxische $CD8^{+}$-T-Zellen), die schließlich die Blut-Hirn-Schranke überwinden, wird postuliert. Auch Antikörper können eine gestörte Blut-Hirn-Schranke überwinden und so ebenfalls zur neuronalen Zerstörung beitragen (nach [Bassetti et al. 2019]).

gen Beginn und den Zusammenhang mit Influenza A-Infektionen, insbesondere mit einer H1N1-Infektion, und einer Impfung (Pandemrix®) im Jahr 2009. Ihre Forschungsergebnisse liefern Hinweise auf Autoimmunität und molekulare Mimikry mit durch genetische Komponenten modulierten Grippeantigenen in der Pathophysiologie der Narkolepsie Typ I [Luo et al. 2018].

Auch nach Ansicht von Lippert et al. ist ein autoimmunvermittelter Prozess in der Pathophysiologie der Narkolepsie Typ I (NT-I) sehr wahrscheinlich, wenn dieser Pathomechanismus auf andere Arten von zentralen Hypersomnolenzstörungen (CDH) übertragbar ist. Die Assoziation der NT-I mit einem HLA-Klasse-II-System impliziert danach eine T-Zell-vermittelte Autoimmunität, bei der Helfer-$CD4^+$-T-Zellen und zytotoxische $CD8^+$-T-Zellen pathogen wirken können. Ihre Studie zielte darauf ab, spezifische Immunprofile in peripherem Blut und cerebrospinaler Flüssigkeit bei verschiedenen CDH-Formen zu identifizieren. Die Autoren fanden eine signifikante Korrelation von $HLA\text{-}DR^+CD4^+$- und $HLA\text{-}DR^+$ $CD8^+$-T-Zellen mit übermäßig hoher Tagesmüdigkeit in den Gruppen mit NT-I und idiopathischer Hypersomnie, was auf eine Assoziation von aktivierten T-Zellen im Zentralnervensystem mit Anstieg der Tagesschläfrigkeit hinweist. Sie interpretieren diese Ergebnisse als weitere Hinweise auf eine T-Zell-vermittelte Autoimmunität nicht nur der Narkolepsie Typ I, sondern auch der Narkolepsie Typ II und der idiopathischen Hypersomnie sowie auf eine T-Zell-vermittelte neuronale Schädigung [Lippert et al. 2019].

Pedersen et al. postulieren ebenfalls etliche Hinweise für die Hypothese, dass die Narkolepsie Typ I eine T-Zell-vermittelte Autoimmunerkrankung ist, die auf die Hypocretin produzierenden Neuronen abzielt. Ihre anhand der Messung der $CD8^+$-T-Zellzahl im Blut erhobenen Daten legen nahe, dass ein gewisses Maß $CD8^+$-T-Zellreaktivität in Kombination mit einer HLA-DQB1*06:02-Expression für die Entwicklung einer Narkolepsie Typ I von Bedeutung ist. Sie fanden in gesunden Kontrollen, die das krankheitsprädisponierende HLA-DQB1*06:02-Allel trugen, eine geringere Häufigkeit autoreaktiver $CD8^+$-T-Zellen im Vergleich zu Patienten mit Narkolepsie Typ I und HLA-DQB1*06:02-negativen gesunden Personen [Pedersen et al. 2019].

Latorre et al. entdeckten 2018 spezielle Hypocretin-spezifische $CD4^+$-T-Zellen, die in Blut und Liquor mehrerer Patienten mit Narkolepsie nachgewiesen werden konnten. Dabei wurden autoreaktive Klontypen bei Narkolepsie-Patienten nachgewiesen, nicht jedoch bei gesunden Kontrollpersonen. Auch diese Ergebnisse verfestigen nach Ansicht der Autoren die Autoimmun-Ätiologie der Narkolepsie und bieten somit eine Grundlage für die Diagnose und Behandlung der Krankheit [Latorre et al. 2018].

3.7.8. Ätiologie

Trotz der in den letzten 25 Jahren dramatisch angewachsenen Kenntnisse über die Pathophysiologie der Narkolepsie kann die eigentliche Ursache, die Ätiologie der Erkrankung, nach wie vor nicht erklärt werden. Schon in den 1920er Jahren wurde die Möglichkeit einer infektiösen und posttraumatischen Entstehung der Narkolepsie diskutiert. Mit der Entwicklung der modernen klinischen Genetik gab es in den frühen 1980er Jahren erste Hinweise darauf, dass die Narkolepsie mit dem HLA-System assoziiert ist. Da dieses Humane Leukozytenantigen-System, welches eine bestimmte Gruppe menschlicher Gene (Humane Leukozytenantigene) repräsentiert, für die Funktion des Immunsystems von zentraler Bedeutung ist, deutete vieles auf eine Beteiligung des Immunsystems an der Pathogenese der Narkolepsie hin [Juji et al. 1984]. Der Nachweis niedriger Hypocretin-Spiegel im Liquor sowie des selektiven Verlusts von Hypocretin-Neuronen im lateralen Hypothalamus bei Patienten mit Narkolepsie ließ vermuten, dass diese Zellen das Ziel eines solchen Autoimmunprozesses waren [Nishino et al. 2000, Thannickal et al. 2000]. Der Verlust dieses Neuronensystems stört die neurophysiologischen und -biochemischen Abläufe mehrerer frontaler, limbischer, diencephaler und Hirnstammnetzwerke und führt zu den Symptomen der Narkolepsie [Burgess und Scammell 2012]. Diese Dysfunktion äußert sich als Unfähigkeit, für die normale Zeitdauer im Schlaf- oder Wachzustand zu bleiben, und mit dem unangemessenen Auftreten von Schlafphänomenen während des Wachsamkeitszustands und umgekehrt [Broughton et al. 1986, Bassetti et al. 2019]. Die Folge sind die charakteristischen Symptome der Narkolepsie: nur relativ kurze Wach- und Schlafanfälle, Kataplexie während der Wachphase und Träume bei Schlaf-Wach- und Wach-Schlaf-

Übergängen. Doch die Tatsache, dass es sowohl Patienten mit Narkolepsie (mit und ohne Kataplexie) und normalen Hypocretin-Spiegeln im Liquor als auch Patienten mit niedrigen oder sogar unterhalb der Nachweisgrenze liegenden Hypocretin-Spiegeln im Liquor (als Folge hypothalamischer Schäden) gibt, die keine Narkolepsie- oder Kataplexiesymptome aufweisen, lässt der Theorie Raum, dass ein Hypocretin-Mangel nicht notwendigerweise vorliegen muss, um eine Narkolepsie auszulösen [Nishino und Kanbayashi 2005, Bassetti 2005, Bassetti et al. 2019].

Die Ergebnisse der Zwillingsforschung (diskordante monozygote Zwillinge) zeigen zweifelsfrei, dass es neben genetischen Faktoren noch eines anderen Auslösers für die Narkolepsie bedarf [Pollmächer et al. 1990]. Heutzutage wird angenommen, dass die Narkolepsie multifaktoriell bedingt ist. Das Zusammentreffen von genetischer Veranlagung, Umweltfaktoren und auslösenden Ereignissen wie z.B. ein Schädel-Hirn-Trauma oder bestimmte Infektionen führt zu einer selektiven, immunvermittelten Zerstörung von Hypocretin produzierenden Neuronen.

3.8. Therapie

3.8.1. Medikamentöse Therapie

Trotz der vielen neuen Erkenntnisse zur Pathophysiologie der Narkolepsie, die in den letzten Jahren gewonnen wurden, ist eine kausale Behandlung oder eine Behandlung, die den natürlichen Verlauf der Erkrankung wesentlich beeinflusst, nach wie vor nicht möglich. Die symptomatische Therapie orientiert sich an den drei großen Gruppen von Symptomen

- der Tagesschläfrigkeit
- den REM-Schlaf-bezogenen Symptomen mit Kataplexie, Schlaflähmungen und hypnagogen Halluzinationen
- dem gestörten Nachtschlaf.

Für die Behandlung liegen Leitlinien von Fachgesellschaften vor [Gerloff et al. 2008], die jedoch nicht sonderlich aktuell sind. Es gibt jedoch eine Reihe von aktuellen Empfehlungen von Expertengruppen dazu [Kallweit und Bassetti 2017, Bassetti et al. 2019]. Eine gemeinsame Leitlinie der wesentlichen europäischen Fachgesellschaften ist in Vorbereitung und wird im Laufe des Jahres 2021 im *Journal of Sleep Research* veröffentlicht.

In der Bundesrepublik Deutschland sind zum Zeitpunkt der Drucklegung dieser Neuauflage nur Clomipramin, Methylphenidat (nur Ritalin®), Modafinil, Natriumoxybat (Xyrem®), Pitolisant (Wakix®) und Solriamfetol (Sunosi®) zur Behandlung der Narkolepsie zugelassen (☞ Tab. 3.3). Bei allen anderen genannten Medikamenten erfolgt die Verordnung gegen Narkolepsie "*off-label*" im Rahmen der Therapiefreiheit. Mögliche Konsequenzen in Bezug auf die Kostenübernahme durch gesetzliche Krankenkassen sollten beachtet werden.

Medikament	Dosierung	Tagesschläfrigkeit	Kataplexie	Gestörter Nachtschlaf	Zulassung EMA
Modafinil	100-400 mg/Tag	x			x
Pitolisant	4,5-36 mg/Tag	x	x		x
Natriumoxybat	4,5-9 g/Nacht	(x)	x	x	x
Solriamfetol	75-150 mg/Tag	x			x
Methylphenidat	10-60 mg/Tag	x			x
Amphetaminderivate, z.B. Dexamfetamin	5-60 mg/Tag	x			
Clomipramin	10-150 mg/Tag		x		x*
Venlafaxin	37,5-300 mg/Tag		x		
Fluoxetin	20-60 mg/Tag		x		
Citalopram	20-40 mg/Tag		x		
Imipramin	10-150 mg/Tag		x		

Tab. 3.3: Medikamente zur Behandlung narkoleptischer Symptome. **x**: Medikament ist gegen dieses Symptom wirksam (Spalten 3 bis 5) bzw. eine Zulassung durch die Europäische Arzneimittel-Agentur (EMA) zur Behandlung der Narkolepsie liegt vor (Spalte 6). Modifiziert nach Patientenratgeber Narkolepsie der DGSM.
* Zulassung nur in der Bundesrepublik Deutschland; nicht mehr im Handel

Methylphenidat und Natriumoxybat unterliegen dem Betäubungsmittelgesetz (BtMG). Die Verschreibung dieser Substanzen ist in Deutschland nur mit speziellen dreiteiligen Rezeptformularen möglich. Für die Verordnung dieser Medikamente gelten Auflagen und Begrenzungen, die in der BtMVV (Betäubungsmittel-Verschreibungsverordnung) spezifiziert sind.

In den Anlagen II und III des BtMG ist festgelegt, welche Substanzen verkehrsfähig sind und welche verschrieben werden dürfen. Verkehrsfähige, aber nicht verschreibungsfähige Substanzen (Anlage II) dürfen beispielsweise als Laborbedarf oder für Forschungszwecke genutzt werden. Nur verschreibungsfähige Substanzen (Anlage III) können als Medikamente beim Menschen angewendet werden. Wenn letztere in Deutschland nicht als Fertigarzneimittel im Handel sind, können sie als Rezepturarzneimittel verordnet werden. Auch ein Import aus anderen Ländern ist möglich, allerdings ist dazu für jedes Mittel eine besondere Importlizenz erforderlich, die in der Regel nur spezialisierte Importeure besitzen. Durch ein höchstrichterliches Urteil ist es den gesetzlichen Krankenkassen untersagt, die Kosten für ein importiertes Betäubungsmittel zu übernehmen, selbst wenn dieses verkehrsfähig ist und völlig legal verordnet werden kann.

Über die Homepage des Bundesministeriums der Justiz und für Verbraucherschutz (Gesetze im Internet) können die beiden Anlagen jederzeit aktuell abgerufen werden (z.B. Anlage III BtMG unter https://www.gesetze-im-internet.de/btmg_1981/anlage_iii.html).

3.8.1.1. Kombiniert wirksame Medikamente

3.8.1.1.1. Natriumoxybat (GHB)

Natriumoxybat ist ein Synonym für die Substanz gamma-Hydroxybuttersäure (GHB), die seit etwa 1975 zur Behandlung der Narkolepsie eingesetzt wird [Mamelak et al. 1977; Broughton und Mamelak 1979]. Es hat primär einen stark sedierenden und schlaffördernden Effekt und wird parenteral vor allem in der Pädiatrie als Kurzzeitnarkotikum verwendet. Die pharmakologische Wirkung wird teilweise über den $GABA_A$-, den $GABA_B$- und einen spezifischen GHB-Rezeptor vermittelt [Snead und Liu 1984, Ticku und Mehta 2008], die Wirkungsweise von Natriumoxybat ist aber noch nicht vollständig aufgeklärt. Natriumoxybat hat eine sehr kurze Halbwertszeit von rund einer Stunde, nach 4 Stunden ist es in der Regel vollständig abgebaut.

In mehreren großen, doppelblinden, placebokontrollierten Studien konnte die Wirksamkeit von Natriumoxybat gezeigt werden [U.S. Xyrem Multicenter Study Group, 2002, 2003, 2004; Xyrem International Study Group 2005a, 2005b] (☞ Abb. 3.11).

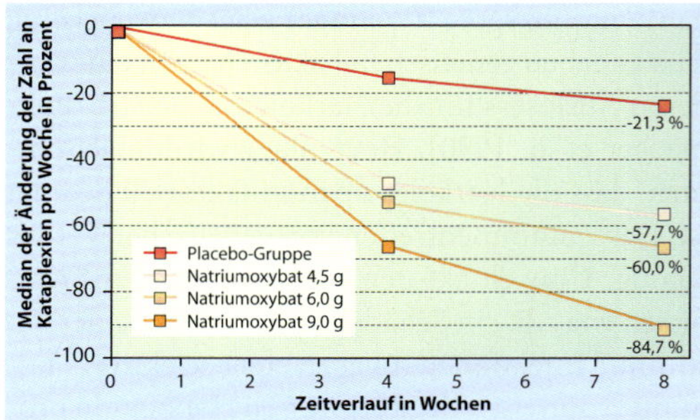

Abb. 3.11: Median der prozentualen Veränderung der wöchentlichen Kataplexien im Studienverlauf über 8 Wochen unter verschiedenen Dosierungen von Natriumoxybat und Placebo. Nach 4 und nach 8 Wochen war die Zahl der wöchentlichen Kataplexien gegenüber Placebo unter allen Dosierungen um 44,3 bis 84,7 % signifikant vermindert. Modif. nach XYREM International Study Group 2005b.

Die Wirkungen bestehen in einer dosisabhängigen Verminderung der Kataplexien, einer Verbesserung des Nachtschlafs und einer Verminderung der Tagesschläfrigkeit [Black et al. 2009].

Die Resorption erfolgt rasch, und der Wirkungseintritt ist schnell. Wegen der kurzen Halbwertszeit endet die Wirkung von Natriumoxybat nach etwa 3 bis 4 Stunden. Deshalb wird eine erste Dosis kurz vor dem Einschlafen eingenommen und eine zweite Dosis etwa 4 Stunden später. Natriumoxybat liegt in Form einer Lösung vor, die mit Wasser verdünnt eingenommen werden muss. Die wirksame Dosis liegt zwischen 4,5 und 9 g pro Nacht, verteilt auf zwei Einzeldosen. Die häufigsten Nebenwirkungen sind Übelkeit, Schwindel, Kopfschmerzen und Erbrechen. Wegen der starken Sedierung kann es auch zu Enuresis kommen. Das Auftreten von vorübergehenden psychotischen Symptomen wurde berichtet, gelegentlich wird auch Schlafwandeln ausgelöst. Zu beachten ist, dass Natriumoxybat einen hohen Natriumgehalt hat, was einen blutdrucksteigernden Effekt haben könnte. Eine Kombination mit anderen sedierend wirksamen Medikamenten oder mit Alkohol ist streng kontraindiziert, es besteht die Gefahr eines tödlichen Atemstillstands. Bei Patienten mit schwerer, unbehandelter Schlafapnoe sollte es nicht eingesetzt werden [Akins et al. 2009; Lammers et al. 2009; Zvosek et al. 2009]. Eine Kombination mit Modafinil sowie mit anderen antikataplektisch wirksamen Substanzen ist dagegen in der Regel problemlos möglich.

Natriumoxybat hat ein erhebliches Missbrauchspotential, eine Abhängigkeitsentwicklung bei Patienten mit Narkolepsie ist aber unwahrscheinlich. Nach einer aktuelleren Sicherheitsstudie [Mayer et al. 2018] zur Anwendung von Natriumoxybat mit mehr als 700 Teilnehmern wurden die Empfehlungen zur Indikation und Verschreibung der Dosierung im Allgemeinen befolgt. Zwar gab es Abweichungen gegenüber den Einnahmeempfehlungen (gleichzeitiger Alkoholkonsum bei 35,5 %, Nichteinhalten des Ess-Einnahme-Abstandes von mindestens 2 Stunden bei 19,3 %, Nichteinhalten der Einnahmezeiten bei 27,1 %). Dennoch befolgten die meisten Patienten die diesbezüglichen Anweisungen, das allgemeine Sicherheitsprofil stimmte mit früheren Beobachtungen überein, und die Missbrauchsinzidenz war gering.

GHB wird in der Drogenszene häufig missbraucht, Intoxikationen mit letalem Ausgang kommen insbesondere in Kombination mit dem Konsum von anderen Drogen immer wieder vor. Die Gefährlichkeit von Natriumoxybat sollte aber auch nicht überschätzt werden. Eine Studie aus Neuseeland [Sellman et al. 2009] verglich das Risikopotential von Natriumoxybat mit dem von Alkohol und kam zu dem Schluss, dass Alkohol mindestens ebenso gefährlich ist wie Natriumoxybat.

Die schlafinduzierende Wirkung setzt bei Gesunden sehr rasch ein, bei Narkolepsiepatienten kann es auch 30 bis 60 Minuten dauern, bis die Sedierung einsetzt. Im folgenden Schlaf kann dann eine starke Erhöhung der Delta-Aktivität im EEG und eine erhebliche Verringerung der Arousal-Reaktionen gemessen werden. Nach dem Abklingen der Wirkung wachen die Patienten in der Regel spontan auf, so dass kein Wecker erforderlich ist, um die zweite Dosis von Natriumoxybat einzunehmen. Die positive Wirkung auf die Tagesschläfrigkeit stellt sich nach einigen Tagen, möglicherweise (aber nicht nur) als Folge des vermehrten und konsolidierten Nachtschlafs, ein. Die Verringerung der Kataplexien tritt dagegen erst mit einer zeitlichen Verzögerung auf. In den Zulassungsstudien wurde ein Zeitraum von bis zu 4 Wochen für die Verminderung der Kataplexien berichtet, in der klinischen Beobachtung zeigt sich sogar, dass es manchmal mehrere Monate dauert, bis sich der antikataplektische Effekt in vollem Umfang aufbaut, so dass dann auch die Antidepressiva sukzessive abgebaut werden können. Die Wirkung gegen Kataplexien ist umso besser, je höher die Tagesdosis ist. Die Wirksamkeit von Natriumoxybat bleibt bei den meisten Patienten langfristig stabil. Beim Absetzen von Natriumoxybat treten die Schlafstörungen rasch wieder auf, ein Rebound der Kataplexien wurde aber im Gegensatz zu den Antidepressiva nicht beobachtet, die Häufigkeit der Kataplexien nimmt vielmehr langsam wieder zu.

3.8.1.1.2. Pitolisant

Das Piperidin-Derivat Pitolisant (Wakix®) ist ein Wirkstoff aus der Gruppe der Histamin-H_3-Rezeptor-Antagonisten, dessen Wirksamkeit auf einem sogenannten inversen Agonismus/Antagonismus an Histamin-H_3-Rezeptoren (H_3-R) beruht [Schwartz 2011]. Diese Rezeptoren sind beim Menschen vor allem präsynaptisch auf Nervenzellen des Zentralnervensystems und des peripheren Nervensystems zu finden.

Um das oben beschriebene, zunächst scheinbar widersprüchlich formulierte Wirkprinzip des "inversen Agonismus/Antagonismus" von Pitolisant zu verstehen, muss man sich etwas mit der Molekularbiologie und -physiologie des H_3-R befassen. Eine Besonderheit dieses Rezeptors ist seine ständig vorhandene Basalaktivität, ohne dass ein Agonist daran binden muss. Er wirkt auf histaminerge Neuronen als sogenannter präsynaptischer Autorezeptor und kontrolliert in dieser Funktion die Synthese und Freisetzung von Histamin. Eine Aktivierung (Agonismus) des H_3-R hat im Sinne einer negativen Rückkopplung einen Hemmeffekt auf die Histaminbildung und -freisetzung zur Folge. Kommt es aber nun zur Bindung eines Antagonisten/inversen Agonisten, also von Pitolisant, an diesen H_3-R, wird der negative Rückkopplungseffekt blockiert, und es kommt nunmehr zu einer Stimulierung und vermehrten Ausschüttung von Histamin in den synaptischen Spalt. Histamin hat in dieser Funktion einen stimulierenden Effekt, der sich wiederum positiv auf Wachheit und Aufmerksamkeit auswirkt [Lin et al. 2008, Schwartz 2011]. Über weitere Rückkopplungseffekte (Heterorezeptorwirkung am H3-R) beeinflusst Pitolisant zudem auch die Freisetzung nicht-histaminerger Transmitter wie Dopamin, Acetylcholin und Serotonin.

Pitolisant wurde in der EU in 2016 und in der Schweiz in 2018 für Erwachsene zur Behandlung der Narkolepsie mit oder ohne Kataplexie zugelassen und ist in Form von Filmtabletten als Wakix® im Handel. Zu Beginn der Behandlung beträgt die empfohlene Pitolisant-Dosis 9 mg/d, in der zweiten Woche kann sie je nach Bedarf auf 18 mg/d erhöht oder auf 4,5 mg/d gesenkt werden. Ab Woche 3 kann die Dosis dann bis auf 36 mg/d gesteigert werden, einzunehmen jeweils als Tagesgesamtdosis am Morgen während des Frühstücks. Bei Patienten mit mittelschwerer Leberfunktionsstörung oder bei Patienten mit Nierenproblemen sollte eine Tageshöchstdosis von 18 mg nicht überschritten werden. Bei Patienten mit schweren Leberfunktionsstörungen und in der Stillzeit ist Pitolisant kontraindiziert. Vorsicht geboten beim Einsatz dieser Substanz ist, wenn der Patient gleichzeitig von schweren Angststörungen oder einer schweren Depression mit Suizidneigung betroffen ist, ebenso bei schwerer ausgeprägten Ernährungsstörungen wie Adipositas oder Anorexie sowie bei schweren Epilepsien. Auch bei Patienten mit säurebedingten Magenerkrankungen oder bei gleichzeitiger Anwendung von magenreizenden Arzneimitteln wie Corticoiden oder NSAR soll Pitolisant nur mit Vorsicht angewendet werden.

In einer randomisierten Doppelblindstudie mit 95 Patienten (30 Placebo, 32 Pitolisant und 33 Modafinil) untersuchten Dauvilliers et al. zwischen Mai 2009 und Juni 2010 in einer doppelblinden, randomisierten, Parallelgruppen-kontrollierten Studie die Sicherheit und Effektivität von Pitolisant im Vergleich zu Placebo und Modafinil (400 mg/d) [Dauvilliers et al. 2013]. Die Anfangsdosis von Pitolisant betrug 9 mg/d und wurde je nach Wirksamkeit, Ansprechen und Verträglichkeit im Wochenabstand auf 18 beziehungsweise 36 mg/d erhöht, wobei 60 Prozent der Patienten in der Pitolisant-Gruppe diese 36-mg-Dosierung erreichten. Zur Beurteilung der Wirksamkeit von Pitolisant auf die exzessive Tagesschläfrigkeit wurde als primäres Kriterium der ESS-Punktwert (Epworth Sleepiness Scale) zur Tagesschläfrigkeit herangezogen. Nach einer achtwöchigen Behandlung zeigten die Patienten im Pitolisant-Arm eine Senkung um drei ESS-Punkte mehr als die Patienten im Placebo-Arm (95 % CI -5,6 bis -0,4, p=0,024) und eine Nicht-Unterlegenheit gegenüber Modafinil (Differenz 0,12, 95 % CI -2,5 bis 2,7; p=0,250). Unter Pitolisant wurden 22, unter Modafinil 26 und unter Placebo 10 unerwünschte Ereignisse registriert (therapiebezogen: Pitolisant 1 und Modafinil 5).

Zwischen April 2013 und Januar 2015 untersuchten Szakacs et al. 54 Patienten einer Pitolisant-Gruppe und 51 einer Placebo-Gruppe in einer *intention-to-treat*-Analyse. Die Behandlungsdauer betrug 7 Wochen (Baseline-Phase: 3 Wochen flexible Dosierung je nach Effektivität und Toleranz von 5 mg, 10 mg oder 20 mg Pitolisant oral, gefolgt

Evidenzgrad	Beschreibung	Empfehlungsgrad
1a	Systematisches Review randomisierter, kontrollierter Studien (RCT)	A
1b	Geeignet geplante RCT	
2a	Systematisches Review gut geplanter Kohortenstudien	B
2b	Gut geplante Kohortenstudie, RCT mäßiger Qualität	
2c	Outcome-Research	
3a	Systematisches Review gut geplanter Fall-Kontroll-Studien	
3b	Fall-Kontroll-Studie(n)	
4	Fallserien; Kohorten- und Fall-Kontroll-Studien mäßiger Qualität	C
5	Expertenmeinung	D

Tab. 3.4: Evidenzgrade und Empfehlungsgrade in Leitlinien.

von 4 Wochen stabiler Dosierung mit 5 mg, 10 mg, 20 mg oder 40 mg). Der primäre Endpunkt war die numerische Veränderung der wöchentlichen Kataplexien (WCR) zwischen den Wochen 2 (Baseline-Phase) und 4 (Phase der stabilen Dosierung). Die WCR-Rate sank im Vergleich der Baseline-Phase zur Phase der stabilen Dosierung in der Pitolisant-Gruppe um 75 % und um 38 % in der Placebo-Gruppe (Ratenrelation 0,512; 95% CI 0,43-0,60, p<0,0001). Therapiebezogene unerwünschte Ereignisse traten in der Pitolisant-Gruppe bei 15 (28 %) der 54 Patienten, in der Placebo-Gruppe bei 6 (12 %) von 51 Patienten auf (p=0,048; ☞ Abb. 3.12).

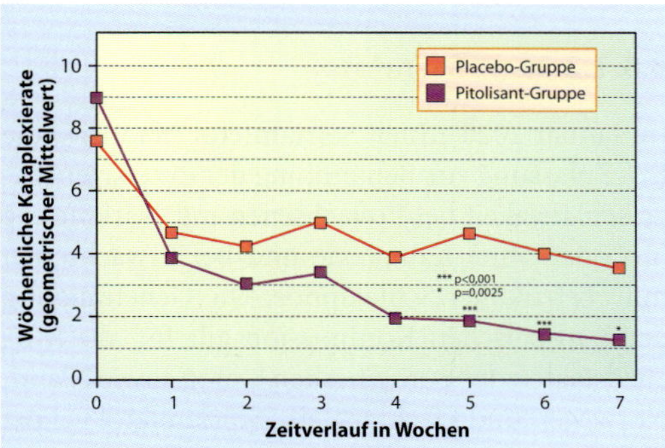

Abb. 3.12: Numerische Veränderung der wöchentlichen Kataplexien (WCR-Rate) unter Placebo (n=51) und Pitolisant (n=54). Modif. nach Szakacs et al. 2017.

Die Autoren bewerten Pitolisant bei der Reduktion von Kataplexieereignissen danach als effektiv und gut verträglich [Szakacs et al. 2017] . Aktuell gibt es keine Hinweise auf einen Wirkungsverlust unter einer Therapie mit Pitolisant [Dauvilliers et al. 2019].

3.8.1.2. Medikamente gegen Tagesschläfrigkeit

Die direkte Behandlung der Tagesschläfrigkeit erfolgt mit Stimulanzien. Eine positive Auswirkung auf die Tagesschläfrigkeit ist auch für Natriumoxybat nachgewiesen, das als Medikament zur Nacht gegeben wird und den Tiefschlaf fördert.

3.8.1.2.1. Modafinil

Die Wirkung von Modafinil bei Narkolepsie ist in mehreren Studien der Evidenzklasse I belegt (☞ Tab. 3.4) [US Modafinil in Narcolepsy Multicenter Study Group 1998, 2000]. Bei Narkolepsie wird eine Dosierung bis zu 400 mg pro Tag empfohlen. Die Dosisverteilung sollte so gewählt werden, dass eine Beeinträchtigung des Nachtschlafs möglichst gering ausfällt. Aufgrund der Eliminationshalbwertszeit von ca. 10 bis 12 Stunden sollte das Medikament also nicht später als am frühen Nachmittag eingenommen werden. Eine Verteilung auf zwei Einnahmezeitpunkte (morgens und mittags) ist gerade bei höheren Dosierungen in der Regel sinnvoll. Die häufigste Nebenwirkung sind Kopfschmerzen in unterschiedlicher Intensität, die in einer Doppelblindstudie bei über 50 % der Patienten auftraten [US Modafinil in Narcolepsy Multicenter Study Group 1998]. Wenn die Kopfschmerzen gering ausgeprägt sind, können sie toleriert werden, da sie in der Regel nach einigen Tagen trotz Weiterbehandlung spontan abklingen. Bei stärkeren Kopfschmerzen können vorübergehend peripher wirksame Analgetika gegeben werden, schlimmstenfalls muss die Behandlung mit diesem Medikament abgebrochen werden. Weitere Nebenwirkungen sind Reizbarkeit und Übelkeit. Bei Patienten mit Manie oder bipolarer affektiver Psychose in der Vorgeschichte ist Vorsicht geboten, da eine akute Manie ausgelöst werden kann. Bei Patienten mit einer Abhängigkeitserkrankung in der Vorgeschichte sollte das Medikament nicht gegeben werden. Ein Abhängigkeitsrisiko ist für die Substanz allerdings nicht bekannt, es unterliegt nicht mehr der Betäubungsmittelverordnung. Sehr selten treten schwere Überempfindlichkeitsreaktionen auf (Erythema multiforme, Stevens-Johnson-Syndrom). Im Mai 2019 veröffentlichten die Zulassungsinhaber von Modafinil-haltigen Arzneimitteln einen sogenannten Rote-Hand-Brief, wonach bei Anwendung von Modafinil während der Schwangerschaft ein mögliches Risiko für Fehlbildungen besteht und Modafinil daher in der Schwangerschaft nicht verwendet werden sollte.

Der Wirkungsmechanismus von Modafinil ist nach wie vor nicht klar. Es wird vermutet, dass die Wirkung teilweise auf einer Verbesserung der dopaminergen und noradrenergen Signalübertragung beruht [Scammell et al. 2007] und teilweise auch auf einem zentral vermittelten, selektiven Alpha-1-Agonismus [Mutschler 2013].

3.8.1.2.2. Methylphenidat

Methylphenidat wird seit 1963 zur Behandlung der Narkolepsie eingesetzt. Die Studienlage zu dieser Substanz ist weniger gut als zu Modafinil – nicht untypisch für Substanzen, die schon seit Jahrzehnten in Gebrauch sind. Die empfohlene Dosierung liegt bei bis zu 60 mg pro Tag. Auch hier wird eine Dosisverteilung über den Tag unter Berücksichtigung der individuellen Wirkdauer empfohlen.

Die wichtigsten Nebenwirkungen entsprechen denen der Amphetamine, also Reizbarkeit, Hyperaktivität, Stimmungsänderungen, Kopfschmerzen, Herzklopfen und Herzrasen, Schwitzen, Zittern, Appetitstörungen und Schlafstörungen. Fälle von Missbrauch und Abhängigkeit sind berichtet worden, allerdings ist das Missbrauchspotential bei Patienten mit Narkolepsie erfahrungsgemäß extrem gering. Der Grund dafür ist nicht bekannt. Möglicherweise liegt die Erklärung darin, dass Narkolepsiepatienten mit Stimulanzien kein "*High*" erleben, sondern nur eine annähernd normale Wachheit und dass dadurch der Auslöser für eine Abhängigkeit entfällt. Auch Veränderungen im dopaminergen "Belohnungssystem" im Gehirn werden als mögliche Ursache für diese Beobachtung diskutiert.

Der Wirkmechanismus von Methylphenidat beruht auf einer erhöhten Freisetzung von Dopamin und Noradrenalin im synaptischen Spalt und gleichzeitig einer Blockade des Dopamintransporters, die durch eine Verminderung der Wiederaufnahme von Dopamin ebenfalls die Dopaminwirkung erhöht.

Methylphenidat steht auch in Form von Präparaten mit verzögerter Freisetzung zur Verfügung. Die Präparate der verschiedenen Hersteller haben unterschiedliche Freisetzungscharakteristiken, zumeist wird ein Teil der Substanz sofort und der Rest verzögert freigesetzt. Deshalb kann es sinnvoll sein, unterschiedliche Präparate zu erproben und eine *Aut-idem*-Abgabe gegebenenfalls auszuschließen.

Die Höchstdosierung von Methylphenidat wird mit 80 mg angegeben, eine höhere Dosis ist selten sinnvoll. Allerdings kann es vorkommen, dass ein Patient Methylphenidat sehr schnell abbaut und deshalb höhere Dosierungen benötigt und auch ohne Nebenwirkungen toleriert. In solchen Fällen sollte versucht werden, über Plasmaspiegelbestimmungen diese Stoffwechselbesonderheit zu objektivieren, um die dann notwendige Verordnung von sehr hohen Mengen rechtfertigen zu können.

3.8.1.2.3. Solriamfetol

Im Januar 2020 erhielt Solriamfetol (Sunosi®) die EU-Zulassung zur Behandlung der exzessiven Tagesschläfrigkeit bei Erwachsenen mit Narkolepsie mit oder ohne Kataplexie und bei Erwachsenen mit obstruktiver Schlafapnoe. Die Genehmigung der Europäischen Kommission gilt für alle Mitgliedstaaten der Europäischen Union sowie Island, Norwegen und Liechtenstein. Solriamfetol gehört zur Klasse der dualen Dopamin- und Noradrenalin-Wiederaufnahmehemmer (*dopamine and norepinephrine-reuptake inhibitor*, DNRI). Solriamfetol wurde in den einmal täglichen Dosierungen 75 mg und 150 mg für Patienten mit Narkolepsie sowie in den Stärken 37,5 mg, 75 mg und 150 mg für Patienten mit obstruktiver Schlafapnoe zugelassen. Die Wirkung von Solriamfetol hält nach

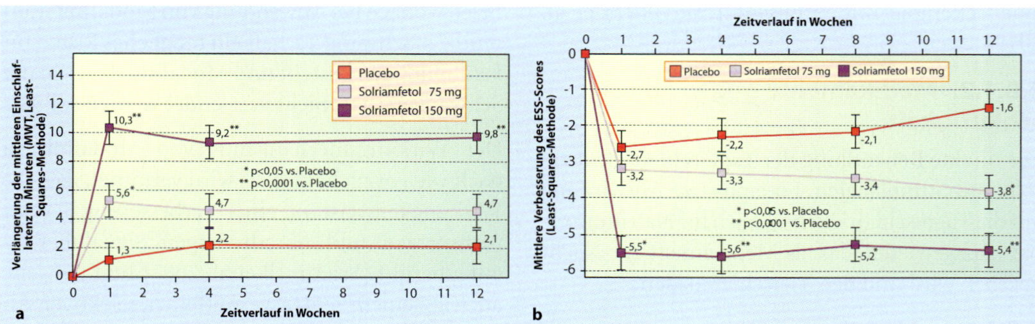

Abb. 3.13a+b: TONES 2-Studie: Wirkung von Solriamfetol in unterschiedlichen täglichen Einmal-Dosierungen von 75 mg (n=59) und 150 mg (n=55) bei Patienten mit Narkolepsie im Vergleich zu Placebo (n=58). **a**: Verlängerung der mittleren Einschlaflatenz von 9,8 Minuten gegenüber 2,1 Minuten in der Placebogruppe im Multiplen Wachbleibetest (MWT) bei einer Dosis von 150 mg. **b**: Mittlere Verbesserung des ESS-Scores um 5,4 Punkte gegenüber 1,6 in der Placebogruppe bei einer Dosis von 150 mg. In der Studie wurde zusätzlich auch noch die tägliche Einmal-Dosierungen von 300 mg Solriamfetol untersucht, die aber nicht zugelassen ist. Modif. nach Thorpy et al. 2019.

einmaliger Gabe bis zu neun Stunden an. In mehreren Studien konnte eine Verbesserung der Wachheit durch Solriamfetol gezeigt werden. In der sogenannten TONES 2-Studie [Thorpy et al. 2019] wurde bei einer Dosis von 150 mg eine Verlängerung der mittleren Einschlaflatenz von 9,8 Minuten (gegenüber 2,1 Minuten in der Placebogruppe) im Multiplen Wachbleibetest (MWT) und eine mittlere Verbesserung des ESS-Scores um 5,4 Punkte gegenüber 1,6 in der Placebogruppe dokumentiert (beide $p<0{,}0001$; ☞ Abb. 3.13a+b).

Die häufigsten Nebenwirkungen in den Zulassungsstudien waren Kopfschmerzen (11,1 %), Übelkeit (6,6 %) und verminderter Appetit (6,8 %). Da Auswertungen von Daten aus klinischen Prüfungen gezeigt haben, dass die Behandlung mit Solriamfetol zu einem dosisabhängigen Anstieg des systolischen und diastolischen Blutdrucks sowie der Herzfrequenz führt, sind vor Einleitung der Behandlung mit Solriamfetol Blutdruck und Herzfrequenz zu messen und diese Parameter während der Behandlung regelmäßig zu kontrollieren, speziell nach einer Dosiserhöhung. Der überwiegende Teil der am häufigsten berichteten Nebenwirkungen trat innerhalb der ersten zwei Wochen der Behandlung auf und verschwand bei den meisten Patienten innerhalb von zwei Wochen. Die Wirkung von Solriamfetol blieb bei der Anwendung im Vergleich zu Placebo bis zu sechs Monate erhalten [Malhotra et al. 2020].

Die Therapie sollte von einem in der Behandlung von Narkolepsie oder obstruktiver Schlafapnoe erfahrenen Arzt eingeleitet werden. Es liegt auf der Hand, dass es zum gegenwärtigen Zeitpunkt noch wenig längerfristige klinische Erfahrung mit Solriamfetol gibt und diese zur Wirkung, zu möglichen Nebenwirkungen und zur Langzeitsicherheit auch erst im Laufe der nächsten Jahre gesammelt werden kann und muss. Dies betrifft vor allem auch Patienten mit Begleiterkrankungen, da diese Gruppe in den Zulassungsstudien kaum repräsentiert war.

3.8.1.2.4. Amphetamin und Amphetaminderivate

Amphetamin ist ein hochwirksames Stimulans, das seit etwa 1920 als Medikament eingesetzt wird. Die Wirkung von Amphetamin und seinen Abkömmlingen (Derivaten) beruht auf der Ausschüttung von Dopamin und in geringerem Maße von Noradrenalin und Serotonin im ZNS. Amphetamin ist ein Razemat (Mischung) von zwei Stereo-Isomeren, der rechts- und der linksdrehenden Form, Dexamphetamin und Levamphetamin. Dexamphetamin ist die wesentlich wirksamere Form, sie wird deshalb auch in isolierter Form eingesetzt. Sie ist etwa doppelt so wirksam wie die gleiche Milligramm-Menge von Amphetamin, unterscheidet sich aber sonst nicht wesentlich von diesem. Möglicherweise sind die Nebenwirkungen von Dexamphetamin geringer als die des Razemats. Dexamphetamin ist in Deutschland als Attentin® im Handel, in den USA ist es als Dexedrine bekannt. Lisdexamphetamin (Elvanse®) ist eine selbst unwirksame Vorstufe (Prodrug) von Dexamphetamin und wird im Körper rasch in die eigentliche Wirksubstanz Dexamphetamin umgewandelt.

Evidenz der Klasse I (☞ Tab. 3.4) für die Behandlung der Narkolepsie fehlt zwar, aber mehrere Studien der Klasse II belegen eine gute Wirksamkeit in einer Dosis zwischen 15 und 60 mg gegen Tagesschläfrigkeit. Eine einschleichende Dosierung und Dosisanpassung nach Bedarf ist zu empfehlen. Die Halbwertszeit von Amphetamin und den verwandten Substanzen liegt zwischen 10 und 30 Stunden. Die wichtigsten Nebenwirkungen sind ähnlich wie bei Methylphenidat. In höherer Dosierung kann es zu einer präsynaptischen Verarmung der Nervenzellen an diesen Substanzen und damit zu schwerwiegenden, kaum überschaubaren Nebenwirkungen kommen. Eine Besonderheit sind die Amphetaminpsychosen, die mit coenästhetischen Halluzinationen einhergehen können, wie z.B. dem Gefühl, dass kleine Tiere auf der Haut sind, die vom Patienten als real wahrgenommen werden. Amphetamine haben ein erhebliches Abhängigkeits- und Missbrauchspotential, Fälle von Abhängigkeit bei Narkolepsiepatienten werden aber trotzdem nur sehr selten berichtet. Der Grund dafür ist wahrscheinlich ähnlich wie bei Methylphenidat das fehlende "*High*".

Amphetamin unterliegt der Betäubungsmittelverordnung. Es ist nicht als Fertigarzneimittel auf dem deutschen Markt, kann aber als Rezepturarzneimittel (z.B. als Kapseln à 5 mg oder à 10 mg) verordnet werden.

Eine Reihe von Substanzen wie z.B. Fenetyllin (früherer Handelsname Captagon®), Pemolin (früherer Handelsname Tradon®) oder Amfetaminil (früherer Handelsname AN1®), die früher teilweise auch in Deutschland verfügbar waren, sind aus unterschiedlichen Gründen nicht mehr zugelassen bzw. nicht mehr im Handel.

3.8.1.2.5. Ephedrin

Der Wirkmechanismus von Ephedrin ähnelt dem der Amphetamine, es hat eine relativ kurze Halbwertszeit von 3 bis 6 Stunden. Es wird entweder synthetisiert oder aus Pflanzen der Gattung Ephedra gewonnen. Ephedrin war das erste Medikament, das erfolgreich in der Behandlung der Narkolepsie eingesetzt wurde. Roth [Roth 1980] beschreibt die Wirkung als relativ mild, die empfohlene Dosis [Gerloff et al. 2008] liegt bei maximal 250 mg pro Tag.

Ephedrin unterliegt nicht dem Betäubungsmittelgesetz, aber der Grundstoffüberwachung, was für die Apotheken bei der Herstellung als Rezepturarzneimittel wichtig ist. Es ist als Fertigarzneimittel in adäquater Dosierung nicht im Handel, sondern nur in sehr geringer Dosis als Zusatz in einem Schnupfenmittel (Wick Medinait®) enthalten. Bei der Verordnung als Rezepturarzneimittel kommen beispielsweise Kapseln à 50 mg Ephedrin (als Ephedrin-HCl) in Frage.

3.8.1.2.6. Natriumoxybat

Natriumoxybat hat eine auf höchster Evidenzebene (Evidenzklasse I, ☞ Tab. 3.4) nachgewiesene Wirksamkeit gegen Tagesschläfrigkeit bei Narkolepsie mit Kataplexien [Xyrem International Study Group 2005a, 2005b] (☞ Kap. 3.8.1.1.1.). Der Wirkmechanismus für die Besserung der Tagesschläfrigkeit ist nicht ganz klar, möglicherweise spielt die Besserung des Nachtschlafs oder ein Rebound-Effekt beim Abklingen der Wirkung von Natriumoxybat auf den Schlaf eine Rolle.

3.8.1.2.7. Koffein

Eine erhöhte Konzentration von Adenosin, dem Abbauprodukt von Adenosintriphosphat (ATP) im Gehirn, induziert Müdigkeit [Basheer et al. 2004]. Dieser Effekt wird über die Adenosin-2_A-Rezeptoren im basalen Vorderhirn vermittelt [Huang et al. 2005]. Koffein ist ein kompetitiver Antagonist des Adenosins, und es gelangt rasch ins Gehirn. Dadurch erklärt sich der stimulierende Effekt von Koffein.

Koffein kann in Form von Kaffee oder Tee konsumiert werden. Eine Tasse Kaffee enthält etwa 40 bis 120 mg Koffein [Baltes 2007]. Daneben kann Koffein auch in Tablettenform (z.B. Coffein-Kompretten 200 mg) eingenommen werden.

Die Nebenwirkungen von Koffein sind im wesentlichen Tachykardie, Tachyarrhythmie, Unruhe, Zittern, Schlafstörungen, Reizbarkeit und Kopfschmerzen. Eine Tachyphylaxie, also sehr rasch eintretender Wirkungsverlust, ist bekannt. Als Absetzeffekte, z.B. bei stark reduziertem Koffeinkonsum am Wochenende, können Kopfschmerzen, Müdigkeit, Muskelschmerzen und vegetative Symptome auftreten. Beachtet werden muss, dass Koffein toxisch ist, potentiell letal ist Koffein ab einer Dosis von etwa 10.000 mg. Die Wirkung von Koffein kann deshalb für kurzzeitige Effekte gut ausgenutzt werden, es stellt aber längerfristig nur eine Ergänzung, keine Alternative zu anderen Stimulanzien dar.

3.8.1.2.8. Nikotin

Nikotin ist eine pharmakologisch hochaktive Substanz, die im cholinergen System wirksam ist ("nikotinische Rezeptoren"). Acetylcholin ist unter anderem ein wichtiger Transmitter im aufsteigenden aktivierenden System (hinterer Schenkel) im ZNS (☞ Abb. 2.4). Das ist einer der Gründe für die stimulierende Wirkung von Nikotin. Durch Nikotin werden auch vermehrt andere aktivierende Neurotransmitter wie Adrenalin (im Nebennierenmark), Noradrenalin und Dopamin freigesetzt. Auch das trägt zur aktivierenden Wirkung bei. Die Dopaminfreisetzung im Belohnungssystem, die beim Rauchen sehr schnell und intensiv einsetzt, erklärt das hohe Suchtpotential. Ein hoher Anteil der Narkolepsiepatienten ist Raucher. Allerdings gibt es dazu bisher keine systematischen Untersuchungen. Dieses für die Patienten selbst und ihre Umgebung potentiell lebensgefährliche Verhalten kann als Selbstbehandlungsversuch aufgefasst werden. Die Gefährdung durch das Rauchen ist dabei nicht nur auf das Krebsrisiko bezogen, sondern auch auf das erhöhte Risiko von Unfällen durch Einschlafen beim Rauchen [Broughton et al. 1981]. Der Einsatz von Nikotinpflastern oder Nikotinkaugummi bei Narkolepsiepatienten als Alternative zum Rauchen sollte angestrebt werden.

3.8.1.3. Medikamente gegen Kataplexien und andere REM-Schlaf-bezogene Symptome

Systematische Untersuchungen mit hohem Evidenzgrad (☞ Tab. 3.4) für die Behandlung der Kataplexien liegen nur für Natriumoxybat vor (☞ Kap. 3.8.1.1.1.) [U.S. Xyrem Multicenter Study Group 2002; 2003; Xyrem International Study Group 2005b]. Keines der Medikamente aus der Gruppe der Antidepressiva wurde systematisch in Bezug auf die Wirkung gegen Kataplexien untersucht. Es gibt auch keine Studien, die Wirkungen und Nebenwirkungen der verschiedenen Medikamente dieser Art vergleichen.

Medikamente, die gegen Kataplexien wirksam sind, helfen in der Regel auch gegen die anderen REM-Schlaf-bezogenen Symptome, also gegen Schlaflähmungen und schlafbezogene Halluzinationen. Auch zu diesem Thema gibt es keine systematischen und vergleichenden Studien. Es liegen nur Fallberichte vor.

Das bei Narkolepsie mit oder ohne Kataplexie zugelassene Piperidin-Derivat Pitolisant wurde bereits in Kapitel 3.8.1.1.2. besprochen.

3.8.1.3.1. Clomipramin

Clomipramin war lange Zeit das einzige Medikament, das zur Behandlung der Kataplexien bei Narkolepsie zugelassen war. Im Jahr 2020 wurde es ohne Begründung von allen Lieferanten vom Markt genommen. Neue Daten zu Sicherheitsbedenken oder Nebenwirkungen lagen nicht vor. Als Ersatz kommen andere Antidepressiva in Frage, die eine noradrenerge Wirkkomponente aufweisen (☞ unten).

Clomipramin gehört in die Gruppe der trizyklischen Antidepressiva, die auch heute noch gelegentlich in der Depressionsbehandlung eingesetzt werden. Die Substanz selbst ist primär ein Serotonin-Wiederaufnahme-Hemmer, während seine aktiven Metaboliten als Noradrenalin-Wiederaufnahme-Hemmer wirksam sind. Clomipramin ist häufig bereits in einer sehr niedrigen Dosierung ab 10 mg gegen Kataplexien wirksam. Eine schrittweise Dosiserhöhung bis 150 mg kann erforderlich sein. Die Wirkung gegen Kataplexien setzt ebenso wie die REM-Schlaf unterdrückende Wirkung innerhalb weniger Stunden ein. Sie beruht deshalb offensichtlich auf einem anderen Mechanismus als die antidepressive Wirkung, die mit einer Latenz von zwei und mehr Wochen beginnt. Wenn Clomipramin weggelassen wird, treten die Kataplexien bereits nach ein bis zwei Tagen wieder in der früheren Häufigkeit ein, es kann sogar ein Rebound-Effekt mit einer vorübergehenden Verstärkung der Kataplexien bis hin zu einem Status kataplecticus auftreten. Das Gleiche gilt für die anderen Antidepressiva, abhängig von der Halbwertszeit.

Die Effektivität von Clomipramin ist klinisch evident. Es liegen allerdings nur Studien der Evidenzklasse 3 und 4 (☞ Tab. 3.4) vor, was auch damit zusammenhängt, dass das Medikament bereits seit 1960 eingesetzt wird und damit seit langem nicht mehr dem Patentschutz unterliegt. Es hat die typischen anticholinergen Nebenwirkungen der trizyklischen Antidepressiva wie Mundtrockenheit, vermehrtes Schwitzen, Obstipation, Akkomodationsstörungen, Potenzstörungen, orthostatische Dysregulation und arterielle Hypotonie. Auch Harnverhalt, Steigerung des Augeninnendrucks bei Engwinkelglaukom und kardiale Erregungsleitungsstörungen kommen vor. Appetitsteigerung und dadurch bedingte Gewichtszunahme ist eine häufige Nebenwirkung. Clomipramin zählt zu den eher stimulierend wirksamen Antidepressiva, eine Sedierung durch dieses Medikament ist nur selten zu beobachten, zumeist überwiegt eine wachheitssteigernde Wirkung, die allerdings zur Behandlung der Tagesschläfrigkeit bei Narkolepsie nicht ausreichend ist.

Die Halbwertszeit von Clomipramin liegt bei ca. 20 bis 30 Stunden, die der aktiven Metaboliten ist noch länger. Eine einmal tägliche Gabe ist deshalb normalerweise ausreichend. In höherem Alter ist der Abbau verlangsamt, die Dosis kann dann evtl. reduziert werden.

3.8.1.3.2. Andere trizyklische Antidepressiva

Neben dem Clomipramin sind auch andere trizyklische Antidepressiva gut gegen Kataplexien wirksam. Soweit sie eine ausgeprägte antihistaminische Wirkkomponente haben, wirken sie allerdings stärker sedierend und sind daher bei Narkolepsie eher ungünstig. Dies trifft z.B. auf Amitriptylin und Doxepin zu. Eine sehr gute Wirksamkeit gegen Kataplexien bei vertretbaren Nebenwirkungen hat Imipramin. Andere Substanzen, die sich gut bewährt hatten, wie Protriptylin, wurden aus wirtschaftlichen Gründen vom Markt genommen. Trimipramin supprimiert den REM-Schlaf nur wenig und ist vorwiegend sedierend wirksam, deshalb ist es zur Behandlung von Kataplexien nicht geeignet.

3.8.1.3.3. Serotonin- und Noradrenalin-Wiederaufnahme-Hemmer

Die Serotonin-Wiederaufnahme-Hemmer (SSRI) und die Noradrenalin-Wiederaufnahme-Hemmer (NRI) sowie Medikamente mit beiden Wirkungen können eingesetzt werden, soweit sie eine REM-Schlaf supprimierende Wirkung haben. Sie zeigen dann meist eine gute und prompte Wirkung gegen Kataplexien. Eine gute Wirksamkeit wurde von Venlafaxin (37,5-300 mg pro Tag), Reboxetin (4-12 mg pro Tag) und, in geringerem Ausmaß, Fluoxetin (20-60 mg pro Tag) berichtet. Auch Atomoxetin [Niederhofer 2005] und Duloxetin [Izzi et al. 2009] sind nach Fallberichten wirksam.

Die Nebenwirkungen der genannten Substanzen unterscheiden sich von den trizyklischen Antidepressiva, es wird häufiger über Übelkeit, Obstipation und andere gastrointestinale Nebenwirkungen berichtet, Mundtrockenheit wird seltener angegeben. Auch bei diesen Medikamenten kommen Libido- und Potenzstörungen vor.

3.8.1.3.4. MAO-Hemmer

Substanzen, die den Abbau der Monoamine (Katecholamine) durch die Hemmung der Monoaminooxidase (MAO) vermindern, werden als Antidepressiva eingesetzt und sind auch als Stimulanzien wirksam. Der Enzymtyp MAO-A hat eine hohe Affinität zu Noradrenalin und Serotonin, MAO-B für Phenylethylamin und Dopamin. Es gibt reversible und irreversible MAO-Hemmer. Eine schwerwiegende Nebenwirkung der MAO-Hemmer ist das Auftreten von hypertensiven Krisen, die durch den Verzehr von tyramin- oder dopaminhaltigen Nahrungsmitteln oder die gleichzeitige Einnahme von Sympathomimetika ausgelöst werden können. Diese Nebenwirkung ist besonders bei den unspezifischen, irreversiblen MAO-Hemmern mit Wirkung auf MAO-A und MAO-B wie Tranylcypromin sehr ausgeprägt. Der Einsatz dieser Medikamente in der Narkolepsiebehandlung wurde deshalb weitgehend verlassen.

Der selektive MAO-B-Hemmer Selegilin ist in Kombination mit L-Dopa zur Behandlung des Morbus Parkinson in Gebrauch. Selegilin wird im Körper zu Amphetamin und Metamphetamin metabolisiert. Es zeigt eine REM-Schlaf unterdrückende Wirkung und vermindert die Häufigkeit von Kataplexien, gleichzeitig wird die Tagesschläfrigkeit vermindert [Hublin et al. 1994]. Diese Wirkungen konnten auch in einer deutschen Studie bestätigt werden, die effektivste Wirkung auf REM-assoziierte Symptome fand sich bei einer Dosis von 20 mg/d [Mayer und Meier-Ewert 1995]. Allerdings wurde die Qualität dieser schon älteren Studien teilweise als eher gering bemängelt. Zudem hat Selegilin nie als *first-line*-Therapie Einzug gefunden.

3.8.1.4. Mittel gegen Schlafstörungen (Hypnotika)

Die Gabe von Medikamenten gegen Schlafstörungen bei Narkolepsie mag auf den ersten Blick paradox erscheinen, ist doch eine massiv erhöhte Schläfrigkeit das Leitsymptom. Die Durchschlafstörungen und die langen Wachphasen in der Nacht, die sich nach einigen Krankheitsjahren bei sehr vielen Patienten entwickeln, werden jedoch häufig als sehr quälend erlebt, besonders, da sie noch zu einer Verstärkung der Müdigkeit am Tage beitragen. Natriumoxybat kann den Schlaf effektiv verbessern. Aufgrund seiner kurzen Halbwertszeit ist kein Überhang zu erwarten [Black et al. 2009]. Grundsätzlich kommt auch der Einsatz von allen gängigen Hypnotika aus der Gruppe der Benzodiazepin-Rezeptor-Agonisten (Zolpidem, Zopiclon) und der Benzodiazepine mit kurzer bis mittlerer Halbwertszeit in der üblichen Dosierung in Frage. Die Auswahl des Präparates und die Dosierung sollten sich an der individuellen Wirkstärke und Wirkdauer orientieren. Eine Begrenzung des Einsatzes auf wenige Wochen, wie in den Packungsbeilagen angegeben, ist bei Narkolepsie weder sinnvoll noch notwendig. Besondere Beachtung sollten mögliche Überhangeffekte genießen. Die Verwendung des niederpotenten Neuroleptikums Quetiapin ist problematisch, da es fast bei allen Patienten zu einer starken Appetitsteigerung und deshalb zu einer Gewichtszunahme führt, außerdem können bei diesem Medikament alle typischen und teilweise sogar gefährlichen Nebenwirkungen von Neuroleptika auftreten.

3.8.1.5. Spezielle Probleme der Pharmakotherapie

3.8.1.5.1. Medikamentenkombinationen, Interaktionen

Zur Behandlung aller Symptome der Narkolepsie ist oft eine Kombination aus mehreren Medikamenten erforderlich, bei denen es jedoch zu Interaktionen kommen kann. Die MAO-Hemmer sind diesbezüglich sehr problematisch; dies ist einer der Gründe, warum sie heute kaum noch eingesetzt werden. Auch Fluoxetin hat ein hohes Interaktionspotential.

Die Kombination von trizyklischen Antidepressiva und Stimulanzien vom Amphetamintyp kann zu einer Verstärkung der sympathomimetischen Wirkung führen. Trotzdem ist die Gabe von solchen Kombinationen manchmal nicht zu vermeiden. Grundsätzlich sollte eine schrittweise Aufdosierung erfolgen, und neue Medikamente sollten immer nur einzeln zu der bestehenden Medikation hinzugefügt werden.

Tri- oder tetrazyklische Antidepressiva können die Wirksamkeit von Pitolisant beeinträchtigen. Diese und eine Reihe weiterer Interaktionen müssen beachtet werden. Pitolisant und Modafinil können die Wirksamkeit von hormonellen Kontrazeptiva reduzieren, weshalb Frauen eine alternative Verhütungsmethode anwenden müssen.

3.8.1.5.2. Missbrauch, Abhängigkeit und Sucht

Die amphetaminartig wirksamen Substanzen und auch das Natriumoxybat haben grundsätzlich ein Missbrauchs- und Abhängigkeitspotential. Obwohl diese Substanzen in der Behandlung der Narkolepsie sehr häufig eingesetzt werden, sind Berichte über die Entwicklung von Abhängigkeit gegenüber diesen Substanzen in der Literatur kaum zu finden. Ganz selten wird von Fällen berichtet, bei denen die Patienten von sich aus ohne Absprache mit dem behandelnden Arzt die Dosis von Stimulanzien exzessiv gesteigert haben, ohne dass aber eine Sucht oder Abhängigkeit im engeren Sinne vorlag. Vielmehr war eine Dosisreduktion oder ein Absetzen offenbar problemlos möglich [Meier-Ewert 1989]. Eine mögliche Erklärung liegt darin, dass Narkolepsiepatienten mit Hilfe von Stimulanzien nicht wie Gesunde in einen Zustand des Hyperarousals und der Euphorie geraten, sondern gerade einmal einen normalen Zustand der Wachheit erreichen. In Einzelfällen kann aber trotzdem die Entwicklung einer Abhängigkeit nicht ausgeschlossen werden.

3.8.1.5.3. Wirkungsverlust

Bei längerer kontinuierlicher Einnahme von Stimulanzien kommt es bei einem Teil der Patienten zu einem Nachlassen der Wirksamkeit, so dass für die gleiche Wirkung eine höhere Dosis des gleichen Medikaments benötigt wird. Gelegentlich wird empfohlen, immer wieder Pausen bei der Einnahme der Stimulanzien einzulegen, um einem solchen Wirkungsverlust vorzubeugen oder um die frühere Wirksamkeit wiederherzustellen. Publizierte systematische Untersuchungen zu diesem Thema liegen aber nicht vor, insbesondere keine kontrollierten Studien, so dass die Wertigkeit dieser Empfehlung nicht zuverlässig beurteilt werden kann. Bei Modafinil soll es nicht zu einem Wirkungsverlust kommen. Diese Aussage ist allerdings nicht durch echte Langzeitstudien belegt. In unserem Patientengut haben sich Fälle von nachlassender Wirksamkeit von Modafinil durchaus gezeigt. Bei einem Teil der Patienten, die über ein Nachlassen oder eine fehlende Wirkung von Modafinil nach längerer kontinuierlicher Einnahme klagten, zeigte ein Auslassversuch allerdings sehr deutlich, dass noch eine erhebliche Wirkung der Substanz vorlag bzw. es zu einer erheblichen Verschlechterung beim Weglassen von Modafinil kam. Hintergrund dieser Erfahrung kann eine Verschlechterung der Grundkrankheit sein, eine Gewöhnung an den gebesserten Zustand mit dem Medikament, aber auch ein Rebound-Effekt der Schläfrigkeit beim Absetzen des Medikaments.

Bei Pitolisant sowie den Mitteln gegen Kataplexien ist ein Wirkungsverlust nicht beschrieben. Bei diesen Medikamenten sollten auch keine Einnahmepausen eingelegt werden, da es zu einem Rebound beziehungsweise einer Häufung der Kataplexien kommen kann.

Bei Natriumoxybat ist solch ein Rebound nicht zu befürchten, aber auch bei diesem Medikament ist eine kontinuierliche Einnahme anzuraten, da sich der positive Effekt auf die Kataplexien bei kontinuierlicher Einnahme langsam steigert. Bei einem Nachlassen der schlaffördernden Wirkung von Natriumoxybat kann eine Medikamentenpause von ein bis zwei Wochen die Wirksamkeit wieder erheblich verbessern.

3.8.1.5.4. Ungenügende Wirksamkeit der Stimulanzien

Betrachtet man die Ergebnisse von Studien zur Reduktion der Tagesschläfrigkeit mit verschiedenen Stimulanzien, so zeigt sich, dass, z.B. gemessen am ESS-Score, in der Regel ein klarer Effekt nachgewiesen werden kann. Die Mittelwerte der ESS-Scores bleiben aber meistens deutlich über dem Wert von 11 bis 12 und damit im pathologischen Bereich. Auch im MSLT erreichen die Patienten in der Regel keine "normalen" Werte [Mitler 1994, Mitler et al. 1994]. Das bedeutet, dass nur ein kleinerer Teil der behandelten Patienten unter der Medikation frei von erhöhter Tagesschläfrigkeit wird. Erfahrungsgemäß ist es bei stärker ausgeprägter Narkolepsie nahezu unmöglich, dauerhaft eine völlig unbeeinträchtigte Wachheit zu erzielen. Das Therapieziel sollte es vielmehr sein, die Tagesschläfrigkeit soweit zu mildern, dass der Patient seinen schulischen oder beruflichen Verpflichtungen nachkommen kann und dass er auch in der Lage ist, ein adäquates Privatleben zu führen, ohne zu sehr an Nebenwirkungen der Medikation zu leiden. Einbrüche in der Wachheit, Einschränkungen bei bestimmten lange dauernden Aufgaben und die Notwendigkeit von vermehrten Pausen müssen in der Regel in Kauf genommen werden, weil sonst eine extrem hohe Medikamentendosierung mit entsprechend vermehrten Nebenwirkungen notwendig wäre.

3.8.1.5.5. Dosistitration und Bedarfsmedikation

Bei allen Medikamenten zur Behandlung der Narkolepsie sollte die Dosis einschleichend so niedrig wie möglich, aber so hoch wie nötig titriert werden. In manchen Fällen ist keine ideale Einstellung zu erreichen, dann muss in Zusammenarbeit mit dem Patienten der bestmögliche Kompromiss aus Wirkungen und Nebenwirkungen gefunden werden. Die Wirksamkeit der einzelnen Medikamente ist bei den Patienten individuell höchst unterschiedlich, so dass im Rahmen der Dosisfindung immer wieder eine Rückkopplung zwischen Arzt und Patient notwendig ist.

Die meisten Stimulanzien eignen sich auch zur Einnahme als Bedarfsmedikation. Die Patienten sollten in der Anfangsphase ein Medikament in seiner Wirkung zunächst durch kontinuierliche Einnahme über einige Wochen kennen und einschätzen lernen, danach ist bei zuverlässigen Patienten häufig ein Wechsel auf eine bedarfsorientierte Einnahme möglich. Auch eine Kombination aus einer regelmäßigen Basismedikation und zusätzlicher Einnahme bei besonderen Belastungen und Anforderungen kann sinnvoll sein.

3.8.1.6. "Alternative" Behandlungsmethoden

Komplementäre bzw. alternative Heilverfahren werden häufig (bei ca. 30%) bei Narkolepsie eingesetzt [Finger et al., in Vorbereitung]. Gelegentlich werden Berichte über Behandlungserfolge bei Narkolepsie durch nicht wissenschaftlich belegte Behandlungsmethoden publiziert, wie etwa durch Homöopathie, Akupunktur oder auch anthroposophische Therapie [Meyer 2004]. Nachvollziehbare Belege für die Wirksamkeit dieser Therapien, vor allem über einen längeren Zeitraum, gibt es aber nicht. Die Wirksamkeit der Methode "Psychophonie", bei der eine positive Wirkung durch speziell modulierte Musik behauptet wird, wurde in einer systematischen Studie überprüft [Kraemer et al. 1999]; die "Psychophonie" erwies sich dabei als eindeutig nicht wirksam.

3.8.1.7. Zukünftige Behandlungsoptionen

3.8.1.7.1. Neue Antidepressiva

Da Antidepressiva einen großen Markt haben und nach wie vor Bedarf an nebenwirkungsarmen und effektiven Antidepressiva besteht, werden sicher auch in den nächsten Jahren neue Antidepressiva entwickelt. Leider ist nicht damit zu rechnen, dass deren Wirkung auf Kataplexien systematisch erfasst wird. Eine Orientierung kann aber die REM-Schlaf supprimierende Wirkung geben, die ebenso wie sedierende oder aktivierende Wirkungskomponenten heute im Rahmen der meisten Zulassungsverfahren überprüft wird.

3.8.1.7.2. Immunsuppression

Die Vermutung, dass es sich bei der Narkolepsie um eine Autoimmunerkrankung handelt, legt es nahe, die Narkolepsie durch Immunsuppression oder durch intravenös gegebene Immunglobuline (IVIG) zu behandeln. In einer ersten Studie wurde IVIG bei 4 Patienten mit Narkolepsie gegeben, davon 3 innerhalb von wenigen Monaten nach dem akuten Beginn der Narkolepsie. Die Studie zeigte eine klare Besserung bezüglich der Häufigkeit und des Schweregrades von Kataplexien, dieser Effekt hielt auch nach 7 Monaten noch an [Dauvilliers et al. 2004a]. Der Einsatz von Prednison 2 Monate nach dem akuten Beginn einer Narkolepsie bei einem 8-jährigen Jungen war dagegen ohne Erfolg [Hecht et al. 2003]. In einem weiteren Fall eines 10-jährigen Jungen mit akutem Beginn der Narkolepsie 2 Monate nach Krankheitsbeginn wurde ebenfalls IVIG eingesetzt [Lecendreux 2003]. Es zeigte sich eine "dramatische" Besserung, sowohl in Bezug auf die Kataplexien als auch auf die Tagesschläfrigkeit. Etwa 4 Monate nach der IVIG-Behandlung traten langsam wieder Kataplexien auf. Plazzi und Kollegen [Plazzi et al. 2008] berichten von einem objektiven und anhaltenden Therapieerfolg bei einem von 4 Kindern mit Narkolepsie durch IVIG. Dagegen fand eine Arbeitsgruppe in Zürich [Valko et al. 2008], die ebenfalls 4 Patienten mit IVIG behandelten, nur bei einigen Patienten eine vorübergehende Besserung für einige Wochen. Um diesen Therapieansatz besser beurteilen zu können, sind auf jeden Fall kontrollierte, möglichst doppelblinde Studien erforderlich. Es gilt u.a. zu definieren, in welchem Zeitfenster eine IVIG-Behandlung sinnvoll ist, welche Dosierungen notwendig sind und welche Behandlungsdauer. Die Verlaufsdynamik von Narkolepsien mit akutem Beginn (☞ Kap. 3.6.3.) könnte einen Behandlungserfolg vortäuschen.

3.8.1.8. Hypocretin-Agonisten/-Ersatz

Da der Mangel an Hypocretin (synonym auch als Orexin bezeichnet) wahrscheinlich der wichtigste Faktor in der Pathogenese der Narkolepsie Typ 1 ist, drängt sich der Versuch auf, diesen fehlenden Neurotransmitter zu substituieren. Da es sich aber um ein Peptid handelt, das im Magen sofort zerstört wird, scheidet eine orale Zufuhr weitgehend aus. Die nächste Schwierigkeit bei parenteraler Gabe wäre das Überwinden der Blut-Hirn-Schranke. Ein möglicher Zugangsweg könnte die intranasale Applikation von Hypocretin sein. Dies ist versucht worden, aber dadurch konnte lediglich die gestörte Riechfunktion bei Narkolepsiepatienten vorübergehend gebessert werden [Baier et al. 2008]. Eine intrathekale oder intraventrikuläre Applikation beim Menschen wurde bisher nicht versucht. Demzufolge gibt es bisher keine Berichte über eine erfolgreiche Therapie mit Hypocretin bei Narkolepsiepatienten.

Eine denkbare Alternative könnte ein Hypocretin-Agonist sein, also ein Medikament, das wie Hypocretin wirkt, aber nach oraler Gabe im Gehirn wirksam werden kann. Mit dem OX2R-selektiven Agonisten YNT-185 konnten im Mausmodell erste Erfolge erzielt werden [Irukayama-Tomobe et al. 2017]. Im Herbst 2019 berichtete der pharmazeutische Hersteller Takeda über erste positive Studienresultate mit dem selektiven Orexin-Typ-2-Rezeptoragonisten (OX2R) TAK-925 bei intravenöser Anwendung in einer Phase I-Studie [Yukitake et al. 2019]. Zudem wurden präklinische Daten eines oralen selektiven OX2R-Agonisten, TAK-994, in zwei Mausmodellen präsentiert.

Hypocretin-Antagonisten sind dagegen schon als wirksame Hypnotika auf dem Markt oder in der Zulassungsphase.

3.8.2. Behandlung von assoziierten Erkrankungen

3.8.2.1. Obstruktive Schlafapnoe

Narkolepsiepatienten sind überdurchschnittlich häufig von obstruktiver Schlafapnoe (OSA) betroffen. Die Behandlung besteht, wie bei OSA-Patienten ohne Narkolepsie auch, in ausgeprägteren Fällen in der Regel aus einer nächtlichen Überdrucktherapie mit kontinuierlichem positiven Atemwegsdruck (nCPAP-Maske). Dadurch werden die Atempausen im Schlaf und die damit verbundenen sehr häufigen Aufwachreaktionen meistens rasch und vollständig beseitigt. Bei Schlafapnoe-Patienten ohne Narkolepsie kommt es durch diese Behandlung normalerweise prompt zu einer Beseitigung oder doch zumindest zur wesentlichen Verminderung der Tagesschläfrigkeit. Bei Narkolepsiepatienten zeigt sich dagegen in Bezug auf die Tagesschläfrigkeit häufig kein oder nur ein sehr geringer Effekt, weil die durch die Narkolepsie verursachte Schläfrigkeit weit überwiegt. Auch eine Verbesserung der Schlafqualität tritt manchmal nicht ein. Dennoch ist eine konsequente Behandlung einer bestehenden Schlafapnoe auch bei Narkolepsiepatienten sinnvoll und notwendig. Zum einen unterliegen sie, wie alle anderen Schlafapnoe-Patienten auch, einem erheblich erhöhten Risiko für kardiovaskuläre und zerebrovaskuläre Folgeerkrankungen. Zum anderen kann manchmal durch die Behandlung der "zweiten Ursache" der Tagesschläfrigkeit zumindest die Ansprechbarkeit auf Stimulanzien verbessert werden. Eine konsequente Therapie der Schlafapnoe ist auch eine Voraussetzung dafür, dass eine Behandlung mit Natriumoxybat überhaupt in Betracht gezogen werden kann. Aufgrund der sedierenden Wirkung von Natriumoxybat sollten Patienten mit einer Schlafapnoe ohne suffiziente nCPAP-Therapie nicht mit diesem Medikament behandelt werden. Auch andere Hypnotika sollten bei unbehandelter Schlafapnoe nicht gegeben werden.

3.8.2.2. Periodische Beinbewegungen im Schlaf (PLMS)

Periodische Beinbewegungen im Schlaf *(Periodic Limb Movements in Sleep,* PLMS) finden sich bei Narkolepsiepatienten in der Polysomnographie sehr häufig und können den Schlafablauf signifikant stören [BaHammam 2007]. Diese PLMS können durch dopaminerge Substanzen behandelt werden, eine positive Wirkung auf die Schlafqualität und eine Verbesserung der Wachheit am Tage kann aber nach unseren Erfahrungen und der einzigen dazu vorliegenden Studie [Boivin et al. 1993] nicht erzielt werden. Ein entsprechender Therapieversuch ist also, wenn nicht gleichzeitig eine behandlungsbedürftige Restless-Legs-Symptomatik vorliegt, normalerweise nicht erfolgversprechend.

3.8.2.3. REM-Schlaf-Verhaltensstörung

Die REM-Schlaf-Verhaltensstörung *(REM Sleep Behavior Disorder,* RBD) tritt bei Narkolepsiepatienten sehr häufig auf. Eine Empfehlung zu einer spezifischen Behandlung, die vom idiopathischen RBD abweicht, gibt es nicht. Die erste Wahl stellt Clonazepam in einer Dosierung von 0,5-2 mg zur Nacht dar. In Frage kommen ferner Melatonin, dopaminerge Substanzen und Gabapentin [Volk 2007]. Ein Einzelfallbericht über eine erfolgreiche Behandlung von RBD mit Natriumoxybat wurde veröffentlicht [Shneerson 2009].

3.8.2.4. Non-REM-Parasomnien

Beim Auftreten von Non-REM-Parasomnien, wie Sprechen im Schlaf oder Schlafwandeln, ist zunächst zu prüfen, ob diese durch die Medikation ausgelöst wurden. Wenn ja, sollte abgewogen werden, ob unter Berücksichtigung von Nutzen und Nebenwirkungen der Therapie die Medikation verändert werden kann. Im Übrigen ist das Medikament der ersten Wahl Clonazepam in einer Dosierung von 0,5-2 mg. Eine Kombination von Clonazepam und anderen Benzodiazepinen mit Natriumoxybat sollte vermieden werden. Zur Behandlung von Non-REM-Parasomnien können auch Stressreduktion, Entspannungsverfahren und Vorsatzbildung hilfreich sein.

3.8.2.5. Depressionen

Mildere Formen der Depression, die bei Narkolepsiepatienten sehr häufig auftreten, bedürfen in der Regel keiner medikamentösen Therapie. Stützende Gespräche, psychosoziale Hilfen und Stabilisierung des Selbstwertgefühls sind sehr hilfreich. Bei schweren Depressionen ist allerdings eine medikamentöse Behandlung mit Antidepressiva sinnvoll und notwendig. Zum Einsatz können grundsätzlich alle in der Psychiatrie üblichen Antidepressiva kommen. Zu beachten ist allerdings, dass sedierende Nebenwirkungen wesentlich stärker ausgeprägt sein können. Die in der Kataplexiebehandlung verwendeten Dosen sind normalerweise für die Depressionsbehandlung bei weitem nicht ausreichend. Erfahrungen des Patienten bezüglich der Verträglichkeit von bestimmten Medikamenten oder Medikamentengruppen aus der Kataplexiebehandlung sollten aber bei der Wahl des Antidepressivums berücksichtigt werden. Auch Interaktionen der Antidepressiva mit den zur Behandlung der Narkolepsie gegebenen Medikamenten müssen beachtet werden. Über die Weiterführung von Stimulanzien während einer Depressionsbehandlung muss individuell entschieden werden.

3.8.3. Nicht-medikamentöse Therapie und Verhaltensstrategien

Die nicht-medikamentöse Therapie spielt in der Behandlung der Tagesschläfrigkeit bei Narkolepsie eine entscheidende Rolle, da es nur den wenigsten Patienten möglich ist, allein durch Medikamente einen Grad der Wachheit zu erreichen, der dauerhaft mit dem von Gesunden vergleichbar ist.

3.8.3.1. Tagesgestaltung

Für die Patienten ist es wichtig, den Tagesverlauf der eigenen Müdigkeit kennen und einschätzen zu lernen. Der resignativen Einstellung *"es ist alles egal, ich bin sowieso immer müde"* muss entgegengewirkt werden. Auch bei Narkolepsiepatienten gibt es Fluktuationen der Wachheit und damit Phasen im Lauf des Tages, die für bestimmte Tätigkeiten mehr oder weniger geeignet sind. Zur Selbstbeobachtung eignet sich das Führen eines "Müdigkeitsprotokolls", bei dem der Patienten in regelmäßigen Abständen (z.B. stündlich) die eigene Müdigkeit mit einer visuellen Analogskala oder einer gestuften Skala zur Einschätzung der Müdigkeit (z.B. *Karolinska Sleepiness Scale* [Akerstedt und Gillberg 1990]) beurteilt. Entsprechend sollten notwendige monotone Tätigkeiten in "wache" Phasen gelegt und bei Müdigkeit eher körperliche Aktivität oder eine Pause eingeplant werden.

3.8.3.2. Pausen und Nickerchen *("Nap-Strategien")*

Die wichtigste einzelne Maßnahme zur Reduktion der Schläfrigkeit sind gezielt eingelegte Pausen, in denen kurz geschlafen werden kann. Nickerchen sind bei Narkolepsiepatienten in den meisten Fällen erholsam. Die Dauer der einzelnen Nickerchen sollte nicht zu lang sein, 10 bis 20 Minuten können schon ausreichen. Ein Nickerchen pro Tag sollte das absolute Minimum sein, besser sind meist zwei oder drei Pausen mit Schlaf. Leider ist es im Arbeitsalltag oft schwierig, geeignete Rückzugsmöglichkeiten zu schaffen, in denen der Patient ungestört schlafen kann. Die Einschaltung des Schwerbehindertenbeauftragten, den es in jedem Betrieb geben sollte, kann hier hilfreich sein. Immerhin gelingt es ja durch die *Naps* oft, die berufliche Leistungsfähigkeit wesentlich zu erhöhen, gelegentlich sogar zu normalisieren. Leider wehren sich auch die Patienten manchmal anscheinend dagegen, da sie die Notwendigkeit von Schlaf am Tage als Eingeständnis einer Schwäche werten, die ihrer eigenen Leistungsorientierung widerspricht. Das vorbeugende Einlegen von Nickerchen vor größeren Belastungen oder Autofahrten sollte ebenfalls gezielt praktiziert werden. Eine besonders deutliche Verminderung der Schläfrigkeit kann bei vielen Patienten durch eine Kombination aus einem Nickerchen und der Einnahme eines Stimulans bzw. von Kaffee erzielt werden. Das Medikament wird dabei vor dem Nickerchen eingenommen, so dass nach dem Aufwachen die mittlerweile einsetzende Wirkung des Medikaments und der Erholungseffekt des Schlafes zusammenfallen.

3.8.3.3. Stabilisierung des Schlaf-Wach-Rhythmus

Die zirkadiane Periodik der Narkolepsiepatienten ist krankheitsbedingt besonders vulnerabel, auch die häufigen Tagschlafphasen tragen zur Störung des zirkadianen Rhythmus bei. Besonders dann, wenn keine zwingenden sozialen Anforderungen vorliegen, die einen regelmäßigen Tagesrhythmus erforderlich machen, z.B. bei arbeitslosen Patienten, kann es zu einer völligen Desorganisation des Schlaf-Wach-Rhythmus kommen. Deshalb ist die Einhaltung von regelmäßigen Schlaf- und Wachzeiten, insbesondere in Bezug auf den Aufstehzeitpunkt, besonders wichtig. Der Rhythmus kann auch durch die Exposition gegenüber hellem Licht kurz nach dem Aufstehen gefördert werden. Hierzu ist nur selten eine künstliche Lichtquelle erforderlich. In unseren Breiten reicht das natürliche Licht fast während des gesamten Jahres spätestens ab 8 Uhr aus, um eine biologische Wirksamkeit zu erzielen. Schichtarbeit, insbesondere mit Nachtschichten, sollte möglichst vermieden werden, da es hierdurch ebenfalls zu einer Störung des Schlaf-Wach-Rhythmus kommt und bei Nachtschicht regelmäßig die Schlafdauer verkürzt wird. Dies können Narkolepsiepatienten noch schlechter kompensieren als Gesunde.

3.8.3.4. Ernährung

Übergewicht ist für sehr viele Narkolepsiepatienten ein großes Problem, zu dem viele Ursachen beitragen (☞ Kap. 3.3.4.1.). Da ein erhöhtes Körpergewicht nicht nur auf dem Weg über eine mögliche Schlafapnoe zu vermehrter Müdigkeit führt, ist das Vermeiden einer Adipositas in jeder Hinsicht wichtig und hilfreich. Deshalb sollte der Gewichtsentwicklung bereits möglichst früh in der Krankheitsentwicklung großes Augenmerk gewidmet werden. Es ist wesentlich schwieriger, abzunehmen als nicht zuzunehmen. Entscheidend ist dabei das Ernährungsverhalten; der Nahrungsverbrauch durch erhöhte körperliche Aktivität spielt dagegen nur eine untergeordnete Rolle. Grundsätzlich ist eine ausgewogene, abwechslungsreiche und leichte Ernährung sinnvoll. Schwere Mahlzeiten tragen zusätzlich zur Müdigkeit bei. Viele Patienten haben das Gefühl, durch das Essen von Süßigkeiten ihre Wachheit verbessern zu können. Dies ist aber ein Trugschluss, der Effekt hält nur kurz an, wenn er denn überhaupt eintritt. Eine Untersuchung hat gezeigt, dass die zusätzliche Zufuhr von Glucose die Schläfrigkeit bei Narkolepsiepatienten sogar noch erhöht [Bruck et al. 1994].

3.8.3.5. Kataplexien

Zur Vermeidung von Kataplexien entwickeln viele Patienten ihre eigenen Strategien. Die ungünstigste ist sicher, sich sozial zurückzuziehen und das Auftreten von Emotionen möglichst ganz zu vermeiden. Da bei vielen Patienten Kataplexien leichter auftreten, wenn sie sehr müde sind, kann es hilfreich sein, ein kurzes Nickerchen zu machen, bevor man sich in eine Situation begibt, die leicht eine Kataplexie auslösen könnte.

Bei einer beginnenden Kataplexie ist es am wichtigsten, eine Verletzung zu vermeiden. Das kann dadurch geschehen, dass sich der Patient fest an eine Wand lehnt und seine Knie durchdrückt, wenn die Kataplexie erfahrungsgemäß inkomplett ist. Notfalls muss er sich rechtzeitig zu Boden gleiten lassen. Auch ein gezieltes Falltraining kann helfen, die Folgen von Stürzen zu mindern.

Patienten, die häufig Kataplexien erleiden, sollten immer einen Notfallausweis dabei haben, der erklärt, worum es sich bei einer Kataplexie handelt und dass keine spezifischen Notfallmaßnahmen erforderlich sind. Hilfreich ist es immer, wenn eine Begleitperson dabei ist, die im Bedarfsfall Hilfestellung leisten und wohlgemeinte, aber falsche "Rettungsaktionen" von Passanten verhindern kann.

Manchmal können beginnende Kataplexien noch abgewendet werden. Von Betroffenen aus Selbsthilfegruppen werden folgende Tricks genannt:

- sofort wegschauen, wenn man etwas Lustiges sieht
- an etwas ganz anderes, wenn möglich, an etwas Neutrales denken
- tief Luft holen und langsam wieder ausatmen
- Fäuste ballen und Zehen zusammenpressen
- Arme und Hände im Nacken verschränken und gegen den Hinterkopf pressen

3.8.3.6. Schlaflähmungen und hypnagoge Halluzinationen

Schlaflähmungen und hypnagoge Halluzinationen treten bei den meisten Patienten vorwiegend in Rückenlage auf [Dahmen und Kasten 2001]. Das Vermeiden der Rückenlage, z.B. durch eine Jacke mit eingenähter Rückenrolle, wie sie auch zur Behandlung der lageabhängigen Schlafapnoe eingesetzt wird, kann unter Umständen hilfreich sein; auch eine andere unbequeme Einschlafposition ist manchmal nützlich.

Patienten, die im Zustand der Schlaflähmung noch zu minimalen Äußerungen in der Lage sind, können mit ihrem Partner ein Signal vereinbaren, das ihn auf eine Schlaflähmung hinweist und ihm damit die Möglichkeit gibt, durch Berühren oder Ansprechen des Patienten die Lähmung zu durchbrechen.

3.8.3.7. Alpträume

Spezifische Untersuchungen zur Behandlung von Alpträumen bei Narkolepsiepatienten gibt es nicht. Es muss auf die allgemeinen Erfahrungen mit der Alptraumbehandlung zurückgegriffen werden. Am besten bewährt hat sich das bewusste Nachvollziehen der Alptrauminhalte im Wachzustand, die *"Imagery Rehearsal Therapy"*. Empfehlungen zur Durchführung dieser Therapie sind von der Homepage der DGSM abrufbar, andere Ansätze beruhen auf kognitiver Verhaltenstherapie [Krakow et al. 2001] oder dem Einsatz von Entspannungstechniken wie der progressiven Muskelrelaxation [Crönlein et al. 2007].

3.8.4. Psychosoziale Aspekte

3.8.4.1. Umgang mit der Erkrankung

Ein wichtiger Schritt in der Behandlung der Narkolepsie ist es, dem Patienten dabei zu helfen, die Erkrankung zu akzeptieren. Wenn die Diagnose gesichert ist, muss der Patient ausführlich über die Erkrankung informiert werden. Dazu gehört auch das Wissen, dass es sich um eine chronische Erkrankung handelt, die mit sehr hoher Wahrscheinlichkeit für den Rest des Lebens bestehen bleiben wird. Dies ist für viele Patienten zunächst schwer zu akzeptieren. Die vergebliche Suche nach irgendwelchen Therapieansätzen, die sich letztlich dann doch als vergeblich erweisen, bindet jedoch viel Energie und Kraft, die der Patient besser für die Bewältigung der Krankheitsfolgen einsetzen kann. Er muss lernen, mit der Krankheit zu leben und nicht gegen sie. Er soll seine beschränkten Ressourcen nicht im vergeblichen Kampf gegen die Schläfrigkeit verbrauchen, sondern sie durch Anpassung an die Störung möglichst gut nutzen.

3.8.4.2. Depression

Ärger und Wut über die Erkrankung, die nahezu zu jeder Stunde des Tages und der Nacht zu spüren ist, weichen nach vergeblicher Auflehnung dagegen oft einer tiefen Enttäuschung und Resignation, bis hin zu einer ausgeprägten Depression. Diese depressiven Empfindungen, die nicht selten auch Überlegungen in Richtung eines Suizids mit einschließen können, sind wohl bei den meisten Patienten zumindest zeitweise vorhanden. Die Depressivität ist vielen Patienten im normalen Kontakt aber nicht anzumerken, sie erhalten eine "normale" Fassade aufrecht. Dies ist ein deutlicher Gegensatz zu Patienten mit einer klassischen vital depressiven, "endogenen" Depression. Die pessimistischen Gedanken werden aber schnell offenbar, wenn gezielt danach gefragt wird. Es kann für die Patienten sehr entlastend sein, wenn sie auf dieses Thema offen angesprochen werden und einmal nicht ihre Hoffnungslosigkeit und Verzweiflung vor der Umgebung verbergen müssen. Für ein Gespräch über solche Themen ist nicht immer zwingend ein ausgebildeter Psychotherapeut erforderlich, auch ein verständnisvoller Angehöriger, Freund oder der Hausarzt kann sehr hilfreich sein.

Bei einer schweren depressiven Symptomatik sollte allerdings nicht gezögert werden, professionelle Hilfe durch einen Psychiater in Anspruch zu nehmen, der ggf. auch eine medikamentöse Therapie einleiten wird.

3.8.4.3. Angehörige und Partner

Die Information von Angehörigen und Partnern der Patienten ist sehr wichtig. Hinter dem mangelnden Verständnis und der Bagatellisierung, die manchmal zu Tage tritt, verbirgt sich nicht selten Angst und Unsicherheit. Gerade bei Eltern von Kindern oder Jugendlichen mit Narkolepsie bestehen manchmal auch unausgesprochene Schuldgefühle, besonders wenn genetische Faktoren als Ursache der Narkolepsie diskutiert werden. Die Eltern fühlen sich manchmal dafür verantwortlich, dass sie den Kindern die Narkolepsie "vererbt" haben und wollen deshalb nicht wahrhaben, dass es sich tatsächlich um eine Erkrankung handelt.

Die Patienten sollten auch ermutigt werden, mit Personen in ihrer näheren Umgebung offen über die Krankheit zu sprechen und ihnen vor allem auch klar zu machen, wie sie am besten auf Situationen wie ungewolltes Einschlafen oder Kataplexien reagieren können.

Auf der anderen Seite sollte auch beim Narkolepsiepatienten Verständnis dafür geweckt werden, dass die Erkrankung nicht als Entschuldigung für Alles und Jedes dienen darf. Termine und Vereinbarungen sollten von vornherein so getroffen werden, dass die Einhaltung realistisch ist. Der wohlmeinendste Freund wird verärgert reagieren, wenn er zum dritten Mal alleine am Treffpunkt steht und dies dann mit einer Einschlafattacke entschuldigt wird.

3.8.4.4. Selbsthilfegruppen

Die Patienten sollten unbedingt auf die bestehenden Selbsthilfegruppen von Narkolepsiepatienten aufmerksam gemacht werden. Schon das Gefühl, mit seiner Erkrankung nicht "allein auf der Welt" zu sein, ist sehr entlastend. Im Gespräch mit anderen Betroffenen können wichtige Informationen und hilfreiche Tipps für den Alltag vermittelt werden. Schließlich ergibt sich dadurch auch eine Möglichkeit, bei Treffen der Gruppe eine Zeit zu verbringen, in der man nicht gezwungen ist, die Erkrankung zu verstecken und krampfhaft eine unauffällige Fassade zu wahren.

3.9. Differenzialdiagnose der Kataplexie

3.9.1. Synkopen

Synkopen kardialer, orthostatischer oder anderer Ursache unterscheiden sich von Kataplexien fundamental dadurch, dass die Patienten einen Bewusstseinsverlust erleben. Auch vegetative Vorboten wie Schwindel, Übelkeit, Schweißausbrüche, Zittern und Herzrasen sprechen entschieden dagegen, dass es sich um eine Kataplexie handelt. Schwierigkeiten bei der Einordnung können sich ergeben, wenn Synkopen durch heftiges Lachen ausgelöst werden, was bei vegetativ labilen Menschen vereinzelt vorkommt. Bei der Bewertung ist dann der Verlust des Bewusstseins ein wichtigeres Kriterium als die Bindung an einen starken Affekt.

3.9.2. Epileptische Anfälle

Atonische und astatische Anfälle können auch ohne Bewusstseinsverlust auftreten. Als differenzialdiagnostisches Kriterium ist dann die eindeutige Bindung an einen emotionalen Auslöser wegweisend in Richtung Kataplexie. Auch werden Kataplexien in den allermeisten Fällen ganz eindeutig als eine Muskelschwäche oder Muskellähmung erlebt und nur ganz selten als "Verkrampfung" beschrieben. Epilepsietypische Wellenformen im EEG sprechen gegen eine Narkolepsie, obwohl sie diese natürlich nicht ausschließen.

3.9.3. Kataplexieähnliche Zustände beim Gesunden

Auch gesunde Menschen berichten teilweise, dass ihnen "beim Lachen die Knie weich werden", "vor Erstaunen der Mund offen stehen bleibt" oder ähnliche muskuläre Schwächeerlebnisse in Verbindung mit starken Emotionen. Möglicherweise besteht hier tatsächlich ein Zusammenhang zum Phänomen der Kataplexie. Diese Zustände beim Gesunden sind aber wesentlich schwächer ausgeprägt und können in der Regel willkürlich überwunden werden. Sie beginnen normalerweise nicht so abrupt und klingen auch nicht schlagartig, sondern eher fließend ab. Zumeist ist die Lähmung auch nicht vollständig. Ein echtes Hinstürzen oder Zusammensacken, das durch Emotionen ausgelöst wird, kommt bei Gesunden nicht vor.

3.9.4. Psychogene Anfälle

Psychogene Lähmungen, insbesondere bei dissoziativen Störungen, können Kataplexien in allen Einzelheiten imitieren. Die Ausgestaltung dieser Anfälle ist häufig davon abhängig, wie genau der Patient die Eigenschaften einer Kataplexie kennt. Da Kataplexien am ehesten in entspannten Situationen in vertrauter Umgebung auftreten, können sie beispielsweise in der Untersuchungssituation im Sprechzimmer des Arztes nur sehr selten beobachtet werden. Bei demonstrativen Lähmungen im Rahmen einer Konversionsstörung ist dies eher der Fall. Wenn eine Kataplexie beobachtet wird, kann die Prüfung der Muskeldehnungsreflexe in diesem Zustand Klarheit bringen. In der Kataplexie sind die Muskeldehnungsreflexe erloschen oder zumindest nur sehr inkonstant auslösbar, wenn der Tonus innerhalb einer längeren Sequenz von Kataplexien für Sekunden wieder aufgebaut wird. Eine willkürliche Unterdrückung des Muskeldehnungsreflexes in einer nichttonisch vorgespannten Extremität ist dagegen praktisch unmöglich.

3.9.5. Andere Lähmungsformen

Andere Formen von vorübergehenden Lähmungen, wie beispielsweise hyperkaliämische und hypokaliämische Lähmungen oder Lähmungen im Rahmen von transitorischen ischämischen Attacken, dauern meistens deutlich länger als typische Kataplexien, sie sind nicht an emotionale Auslöser gebunden und, besonders bei TIAs im vertebrobasilären Stromgebiet, mit weiteren Hirnstammsymptomen verbunden. Bei dem seltenen Coffin-Lowry-Syndrom kommen kataplexieähnliche Zustände bei unerwarteter Berührung oder akustischen Reizen vor. Diese genetisch bedingte Erkrankung ist aber mit vielen anderen wesentlich prominenteren Symptomen, wie schwerer geistiger Behinderung, Gesichts- und Skelett-Deformitäten verbunden, so dass eine Verwechslungsgefahr nicht besteht [Havaligi et al. 2007]. Kataplexieähnliche Zustände wurden auch ganz vereinzelt bei Kindern mit anderen Erkrankungen (Niemann-Pick-Syndrom Typ C, Norrie-Syndrom, Prader-Willi-Syndrom) beobachtet. In diesen Fällen sind aber ebenfalls andere Symptome wegweisend, so dass diese Ähnlichkeiten weniger differenzialdiagnostisch als pathophysiologisch wichtig sind.

3.10. Narkolepsie bei Kindern und Jugendlichen

3.10.1. Epidemiologie

Der häufigste Erkrankungsbeginn der Narkolepsie liegt etwa um das 15. Lebensjahr. Ein Beginn zwischen dem 10. und 15. Lebensjahr ist nicht ungewöhnlich. Eher selten sind Fälle, bei denen die Narkolepsie schon vor dem 5. Lebensjahr beginnt. Allerdings besteht die Schwierigkeit, den Erkrankungsbeginn im Rückblick genau festzulegen, da zwischen dem Beginn der Tagesschläfrigkeit und der Diagnosestellung zumeist einige Zeit vergeht. Gerade bei schleichendem Beginn, wie er in den meisten Fällen vorliegt, ist es schwierig abzugrenzen, wann eine "normale Müdigkeit" endet und eine "pathologische Schläfrigkeit" anfängt. In dem Bemühen um eine eindeutige Festlegung des Krankheitsbeginns, die beispielsweise in Fragebögen abgefragt wird, ziehen die Patienten oder deren Eltern oft eine willkürliche Grenze, z.B. beim ersten Einschlafen in der Schule. Häufig wird aber berichtet, dass die Kinder "schon immer" besonders müde gewesen seien. Manche der späteren Narkolepsiepatienten sind schon im Kindergarten dadurch aufgefallen, dass sie in der Ecke sitzend schlafend angetroffen wurden.

In einer Studie aus Stanford [Guilleminault und Pelayo 1998] fanden sich unter 2000 Patienten mit Narkolepsie 40, die zum Untersuchungszeitpunkt im Schulalter waren und 5 im Alter unter 5 Jahren.

Im Jahr 2002 wurde eine prospektive Multicenter-Studie in Deutschland durchgeführt [Berner et al. 2004; Handwerker 2005] um die Inzidenz und Prävalenz von Narkolepsie im Kindesalter festzustellen (ESPED-Studie). Die Studie beruhte auf einer Kooperation aller Kinderkliniken in Deutschland (Erhebungseinheit für seltene pädiatrische Erkrankungen in Deutschland, ESPED, www.esped.uni-duesseldorf.de). In dieser Studie wurden für das Jahr 2002 16 Fälle mit gesicherter oder wahrscheinlicher Narkolepsie identifiziert, davon 12 sichere Fälle mit Kataplexien. Daraus ergibt sich eine Zahl von Neuerkrankungen (Inzidenz) bei Kindern unter 18 Jahren von 1,2 pro 1 Mio., und die danach geschätzte Prävalenz liegt bei 20 bis 30 pro 1 Mio., jeweils bezogen auf Kinder unter 18 Jahre. Es ist aber gut möglich, dass ein Teil der unter 18-Jährigen in dieser ESPED-Studie möglicherweise nicht erfasst wurde, da Jugendliche unter Umständen in Erwachsenen-Schlaflabors diagnostiziert wurden.

Nach der sogenannten Pandemie H1N1 2009/10, einem globalen Auftreten von Influenza-Erkrankungen (in den Medien damals auch als Schweinegrippe bezeichnet), wurden zunächst aus den skandinavischen Ländern Berichte über einen möglichen Zusammenhang zwischen der Anwendung eines bestimmten H1N1-Grippe-Impfstoffes (Pandemrix®) und dem Neuauftreten von Narkolepsiefällen veröffentlicht [Partinen et al. 2012]. Auffällig häufig waren vor allem Kinder und Jugendliche betroffen, bei diesen erhöhte sich das Risiko, an Narkolepsie Typ 1 zu erkranken, auf das 17-fache, was in absoluten Zahlen bedeutet, dass ca. 1 von 50.000 geimpften Kindern erkrankte [Miller et al. 2013]. In einer retrospektiven epidemiologische Studie zur Inzidenz von Narkolepsie in Deutschland untersuchten Oberle et al. neben den Inzidenzraten für die Narkolepsie in Deutschland zusätzlich, ob sich diese Inzidenzraten vor, während und in der Zeit nach der Pandemie auf Bevölkerungsebene geändert hatten [Oberle et al. 2015]. Teilnahmeberechtigt waren Patienten an deutschen Schlafzentren mit der Erstdiagnose einer Narkolepsie im Zeitraum vom 1. Januar 2007 bis zu 31. Dezember 2011. Von den eingeladenen 342 Schlafzentren wurden von 233 Schlafzentren (= 68,1 %) geeignete Daten übermittelt. Insgesamt wurden 1.198 Patienten mit einer Narkolepsie-Erstdiagnose im Beobachtungszeitraum eingeschlossen, von denen 106 (8,8 %) Kinder und Jugendliche unter 18 Jahren waren. Bei Kindern und Jugendlichen stieg die altersstandardisierte bereinigte Inzidenzrate signifikant von 0,14/100.000 Personenjahren in der Zeit vor der Pandemie auf 0,50/100.000 Personenjahre in der Zeit nach der Pandemie (Inzidenzdichteverhältnis IDR 3,57; 95 % CI 1,94-7,00). Bei Personen unter 18 Jahren stiegen die Inzidenzraten danach ab Frühjahr 2009 kontinuierlich an, während bei Erwachsenen keine signifikante Veränderung nachweisbar war.

3.10.2. Symptome

Auch bei Kindern und Jugendlichen ist in der Regel die Tagesschläfrigkeit das führende Symptom. Einschlafen in der Schule, Schwierigkeiten beim morgendlichen Aufstehen, "Lernprobleme" werden als schläfrigkeitsspezifische Symptome genannt, die zur Vorstellung beim Arzt geführt hatten. Gerade bei jüngeren Kindern manifestiert sich die Tagesschläfrigkeit aber nicht immer als Einschlafen, sondern teilweise auch als Gereiztheit, Unruhe, Zappeligkeit und Aggressivität, also eine Symptompalette, wie sie vom Aufmerksamkeitsdefizit-Hyperaktivitäts-Syndrom (ADHS) her bekannt ist.

Kataplexien werden von den Kindern zwar selbst oft bemerkt, gegenüber ihrer Umgebung, manchmal auch gegenüber den Eltern, "geheim" gehalten oder zumindest nicht erwähnt. Sie entwickeln manchmal erstaunlich effektive Strategien, um dieses für sie peinliche Symptom zu verbergen, und auch Eltern sind eher bereit, das Fallenlassen eines Glases beim Lachen für Ungeschicklichkeit zu halten als eine Erkrankung dahinter zu vermuten. Die klinische Präsentation von Kataplexien ist teilweise zu der von Erwachsenen unterschiedlich. Die fazialen Kataplexien sind oftmals sehr betont, auch besteht oftmals ein generalisierter Muskelhypotonus. Neben den "negativen" Phänomenen bestehen bei Kindern auch "positive" Phänomene, insbesondere das Zungenzeichen (auch Plazzi-Zeichen genannt) mit einem Herausstrecken der Zunge (☞ z.B. frei zugängliche Abbildungen bei Plazzi et al. [2011]).

Alpträume sind für junge Narkolepsiepatienten oft ein größeres Problem als bei Erwachsenen. Einzelne jugendliche Patienten geben an, dass die "Horrorträume"das Symptom seien, das die Lebensqualität am stärksten beeinträchtige. Die Alpträume können sich vor allem bei kleineren Kindern durch eine Angst vor dem Schlafengehen äußern [Handwerker 2007a].

3.10.3. Diagnostik

3.10.3.1. Modifizierte Fragebögen

Fragebögen zur Symptomerfassung können etwa ab dem Schulalter eingesetzt werden, teilweise müssen die Kinder dabei von den Eltern unterstützt werden. Es sollte aber darauf geachtet werden, dass nicht die Einschätzung der Eltern, sondern tatsächlich die Antworten der Kinder wiedergegeben werden. Die Elternsicht kann separat erfragt werden, hier ergeben sich manchmal interessante Differenzen. Einige spezifische Fragebögen wurden für die Anwendung bei Kindern und Jugendlichen adaptiert.

Die Kinder-Epworth-Skala stellt eine Modifikation dar, bei der die für Erwachsene typische Situation "Einschlafen am Steuer" durch die Situation "Einschlafen in der Schule" ersetzt wurde [Handwerker et al. 2002]. Die altersspezifische Normierung ergab, dass bei Kindern ein Summenwert über 8 Punkten, bei Jugendlichen ein Summenwert über 13 Punkten als auffällig zu beurteilen ist. Auch für die Ullanlinna-Skala liegt eine Modifikation für Kinder vor [Handwerker 2007b].

3.10.3.2. Vigilanz- und Daueraufmerksamkeitstests

Bei Jugendlichen können die üblichen Daueraufmerksamkeitstests problemlos eingesetzt werden, allerdings liegen für viele dieser Tests keine Normalwerte für Kinder und Jugendliche vor. Bei jüngeren Kindern sind solche Tests am besten geeignet, die eine sehr einfache Aufgabenstellung haben. Bewährt hat sich beispielsweise der Vigilanztest nach Quatember-Maly (Macworth-Clock) aus dem Wiener Testsystem [Handwerker 2007a].

3.10.3.3. Polysomnographie und MSLT

Polysomnographische Untersuchungen können in jedem Lebensalter durchgeführt werden, wobei bei jüngeren Kindern teilweise eine abweichende Methodik angewendet werden muss. Der MSLT muss bei Kleinkindern unter Umständen durch eine Langzeittagesableitung ersetzt werden.

3.10.3.4. Provokation von Kataplexien unter Videobeobachtung

Aus der Arbeitsgruppe von Handwerker [Handwerker 2007a] wird berichtet, dass es sich bewährt hat, Kindern einen lustigen Videofilm vorzuspielen (z.B. "Mr. Bean") und sie dabei mit der Videokamera aufzunehmen. Sie sollten dabei gesichert sitzen, damit eine Verletzungsgefahr ausgeschlossen ist, z.B. auf einer Bodenmatte mit gepolsterter Rückenlehne. Systematische Arbeiten zu diesem Thema liegen nicht vor.

3.10.4. Differenzialdiagnose

3.10.4.1. Tagesschläfrigkeit

Neben den auch im Erwachsenenalter geläufigen organischen Ursachen der Tagesschläfrigkeit einschließlich des Schlafapnoe-Syndroms steht bei Kindern und Jugendlichen häufig auch die Differenzialdiagnose eines Aufmerksamkeitsdefizit-Syndroms (ADS) oder Aufmerksamkeitsdefizit-Hyperaktivitäts-Syndroms (ADHS) zur Diskussion. Dies gilt besonders, wenn ein erfolgreicher Therapieversuch mit Stimulanzien (Methylphenidat) die Diagnose auch noch zu stützen scheint. Eine gezielte Anamnese lässt aber normalerweise schon die Abgrenzung zu. Auch der MSLT-Befund ist bei Kindern und Jugendlichen häufig sehr eindeutig. Wenn auch keine spezifischen Zahlen für Kinder und Jugendliche vorliegen, so zeigt doch eine Studie, dass die Häufigkeit von SOREM im MSLT in der Altersgruppe von 5 bis 20 Jahren mit 3,66 von 5 Einzeltests insgesamt etwas höher liegt als bei den älteren Patienten, wobei sich diese Studie nur auf Patienten mit Narkolepsie mit Kataplexien bezieht. Diese Studie fand auch einen Anstieg der mittleren Schlaflatenz als Funktion des Alters; bei den jüngsten Patienten wurden die kürzesten Schlaflatenzen gemessen [Dauvilliers et al. 2004b].

3.10.4.2. Kataplexien

Beim Auftreten von Kataplexien wird sehr häufig der Verdacht auf eine Epilepsie, insbesondere Absencen, geäußert. Auch hier ist die genaue Anamnese wegweisend. Wichtig ist, dass Zeichen des Einschlafens im EEG nicht fälschlicherweise als epilepsietypische Potentiale interpretiert werden. Dies könnte insbesondere deshalb vorkommen, weil die Narkolepsiepatienten natürlich sehr rasch einschlafen und K-Komplexe oder Vertexzacken gerade bei Kindern sehr hohe Amplituden erreichen und damit steile Potentiale vortäuschen können.

3.10.5. Therapie

3.10.5.1. Nicht-medikamentöse Therapie

Die nicht-pharmakologische Therapie hat im Kindes- und Jugendalter einen noch höheren Stellenwert als beim Erwachsenen. Eine adäquate Tagesstrukturierung mit genügend Pausen, in denen auch geschlafen werden kann, gehört zu den wichtigsten Maßnahmen. Dazu ist eine adäquate Aufklärung der Lehrer und der Schulleitung notwendig.

In Bezug auf das Sozialleben, einschließlich des Nachtlebens, wird es bei Jugendlichen sicherlich gelegentlich Konflikte mit den gesundheitlichen Einschränkungen geben. Hier sollten die Eltern zwar auf die Einhaltung von Grenzen achten, aber auch nicht zu restriktiv sein, denn auch ein aktives Sozialleben und das Pflegen von Kontakten gehört zu einer gesunden seelischen Entwicklung.

3.10.5.2. Medikamentöse Therapie

Die Gestaltung der medikamentösen Behandlung unterscheidet sich im Prinzip nicht von der beim Erwachsenen. Allerdings sind die wenigsten der Medikamente, die zum Einsatz kommen können, für Kinder und Jugendliche zugelassen. Lediglich mit Methylphenidat, das bei ADS und ADHS im Kindes- und Jugendalter sehr häufig eingesetzt wird, liegen größere Erfahrungen vor. Für Modafinil wurde eine mäßige Wirksamkeit bei guter Verträglichkeit berichtet [Ivanenko et al. 2003]. Seit Ende 2020 ist Natriumoxybat in der EU für die Behandlung von Kindern und Jugendlichen ab 7 Jahren zugelassen. Bei Kindern mit einem Körpergewicht unter 45 kg muss die Höchstdosis gewichtsabhängig angepasst werden. Mit Natriumoxybat gibt es in der Pädiatrie langjährige Erfahrungen beim parenteralen Einsatz als Narkosemittel (Somsanit®). Über die Verwendung bei Kindern mit Narkolepsie lagen schon vor über zehn Jahren erste positive Berichte vor [Murali und Kotagal 2006; Vendrame 2008]. Die Ergebnisse einer prospektiven, doppelblinden, placebokontrollierten, randomisierten Studie, die an 30 Standorten in fünf Ländern (USA, Finnland, Frankreich, Italien und Niederlande) durchgeführt wurde, stützen die Ergebnisse zur klinischen Wirksamkeit von Natriumoxybat bei der Behandlung von übermäßiger Tagesschläfrigkeit und Kataplexie bei Narkolepsie im Kindes- und Jugendalter [Plazzi et al. 2018]. Die 106 Teilnehmer waren beim Screening zwischen 7 bis 16 Jahre alt, hatten Narkolepsie mit Kataplexie und waren entweder bereits mit Natriumoxybat behandelt worden oder beim Studieneintritt Natriumoxybat-naiv. Das Sicherheitsprofil von Natriumoxybat entsprach dem bei erwachsenen Patienten beobachteten.

Aktuell läuft auch zu Pitolisant eine pädiatrische Studie; eine Studie mit Solriamfetol ist in Planung.

Unter den Antidepressiva zur Behandlung der Kataplexien gibt es für Imipramin größere Erfahrungen im pädiatrischen Bereich, da dieses Medikament zur Behandlung der Enuresis eingesetzt wird.

3.11. Spezielle Lebenssituationen

3.11.1. Schwangerschaft und Stillzeit

Während einer Schwangerschaft und während des Stillens sollte, wenn möglich, auf die Einnahme von Medikamenten zur Behandlung der Narkolepsie verzichtet werden, da für die wenigsten Substanzen ausreichende Erfahrungen vorliegen. Bei einer geplanten Schwangerschaft sollte die Medikation deshalb möglichst vorsorglich und bei Trizyklika ausschleichend abgesetzt werden, um Rebound-Kataplexien oder gar einen Status kataplecticus zu vermeiden. Die Einnahme von Medikamenten während einer noch unbekannten Frühschwangerschaft ist aber kein Grund zur Panik und sollte nicht zu übereilten Überlegungen in Richtung eines Schwangerschaftsabbruchs führen, da das Risiko einer embryonalen Schädigung bei den meisten Medikamenten begrenzt ist. Eine umgehende individuelle Beratung der Schwangeren ist erforderlich.

Bei Patientinnen mit sehr ausgeprägten Kataplexien kann eine Risikoabwägung zwischen der Gefährdung durch Kataplexien und einer möglichen embryonalen Schädigung notwendig werden. Auch hier ist eine individuelle Beratung erforderlich. Wenn möglich, sollten Medikamente zur Kataplexiebehandlung verwendet werden, für die möglichst viele Erfahrungen vorliegen.

Auf das Stillen muss möglicherweise verzichtet werden, wenn die Gabe von Medikamenten nach der Entbindung zwingend erforderlich ist. Aber auch hier sollte eine individuelle Beratung erfolgen, da gerade in Bezug auf die Antidepressiva relativ umfangreiche Erfahrungen vorliegen.

2013 veröffentlichten Maurovich-Horvat et al. Daten einer retrospektiven Kohortenstudie, die in 12 europäischen Ländern durchgeführt wurde. 249 narkoleptische Patientinnen mit (n=216) und ohne Kataplexie (n=33) hatten einen Fragebogen zu Schwangerschaft und Geburt ausgefüllt. Die Kohorte wurde weiter unterteilt in Patientinnen, deren Narkolepsiesymptome vor oder während der Schwangerschaft einsetzten (308 Schwangerschaften), und solche, bei denen die ersten Narkolepsiesymptome nach der Entbindung auftraten (106 Schwangerschaften). Patientinnen mit Narkolepsie während der Schwangerschaft waren während der ersten Schwangerschaft älter ($p < 0,001$) und hatten vor der Schwangerschaft einen höheren Body-Mass-Index (BMI) ($p < 0,01$). Die Gewichtszunahme während der Schwangerschaft war bei narkoleptischen Patientinnen mit Kataplexie höher ($p < 0,01$). Mehr Patienten mit Narkolepsie-Kataplexie während der Schwangerschaft wiesen einen gestörten Glukosestoffwechsel und eine Anämie auf. Drei Patienten hatten während der Entbindung eine Kataplexie. Die Rate der Kaiserschnitte war in der Narkolepsie-Kataplexie-Gruppe höher als in der Narkolepsie-Gruppe ($p < 0,05$). Das mittlere Geburtsgewicht und das Gestationsalter der Neugeborenen lagen im Normbereich und unterschieden sich nicht zwischen den Gruppen [Maurovich-Horvat et al. 2013].

Calvo-Ferrandiz und Peraita-Adrados präsentierten 2018 Daten der ersten Fall-Kontroll-Studie bei Frauen mit Narkolepsie und Kataplexie im Zusammenhang mit Schwangerschaft, Geburt, Geburt und Wochenbett. Diese deuten darauf hin, dass bei den entsprechenden Patientinnen ähnliche Schwangerschaftsergebnisse wie bei Kontrollen vorliegen. Die Prävalenz eines Schwangerschaftsdiabetes war bei Frauen mit Narkolepsie und Kataplexie höher. Die Raten der Entbindungen mittels Kaiserschnitt, Komplikationen während der Entbindung und einer normalen perinatalen Periode bei den Säuglingen waren in beiden Gruppen ähnlich [Calvo-Ferrandiz und Peraita-Adrados 2018].

3.11.2. Narkose

Grundsätzlich ist es wichtig, dass die behandelnden Ärzte (Chirurg und Anästhesist) vor jeglichen, auch kleineren, Eingriffen über das Bestehen einer Narkolepsie informiert werden. Besonders wichtig ist dies bei Patienten mit ausgeprägteren Kataplexien. Hier sollte der Hausarzt oder Neurologe des Patienten ggf. direkt in Kontakt mit dem Chirurgen oder Anästhesisten treten, um das optimale Procedere zu vereinbaren. Wenn möglich, sollte einer Lokalanästhesie oder einer Regionalanästhesie der Vorzug gegeben werden. Auf eine Prämedikation mit länger wirksamen Benzodiazepinen sollte, sowohl bei Lokal- und Regionalanästhesien als auch bei Vollnarkosen, verzichtet werden, da es zu einer überschießenden und über Tage anhaltenden Steigerung der Tagesschläfrigkeit kommen kann.

Die Einnahme von Stimulanzien und Natriumoxybat kann vor einer Operation kurzfristig unterbrochen und unmittelbar postoperativ wieder begonnen werden. Die Einnahme von antikataplektischen Medikamenten (mit Ausnahme von Natriumoxybat) sollte möglichst nicht unterbrochen werden, um nicht einen Status kataplecticus zu provozieren. Die Einnahme dieser Medikamente muss bei einer Vollnarkose mit dem Anästhesisten besprochen werden.

Das Auftreten von Kataplexien während eines Eingriffs in Regional- oder Lokalanästhesie zwingt nicht zum Abbruch dieser Behandlung. Sie kann nach dem Ende der Kataplexie wieder fortgesetzt werden.

Schwierigkeiten kann unter Umständen das Erkennen von Kataplexien und Schlaflähmungen im postoperativen Zustand in Abgrenzung zu einer fortbestehenden Muskelrelaxierung machen. Im Zweifel sollten die relaxierenden Medikamente ausreichend antagonisiert werden. Eine verzögerte

Aufwachphase wird bei Narkolepsiepatienten in der Regel nicht beobachtet, allerdings muss die vermehrte Einschlafneigung postoperativ bei der pflegerischen Versorgung berücksichtigt werden.

Die Selbsthilfegruppe "Narkolepsie-Netzwerk" bietet dazu weitere Informationen an (☞ https://narkolepsie-netzwerk.de/fuer-betroffene/narkose/).

4. Idiopathische Hypersomnie

4.1. Definition

4.1.1. Idiopathische Hypersomnie nach Roth

Der Begriff der idiopathischen Hypersomnie wurde von Bedrich Roth geprägt [Roth 1980]. Er bezeichnet damit eine Störung, für die sich klinisch keine Ursache finden lässt und die durch erhöhte Tagesschläfrigkeit gekennzeichnet ist. Die idiopathische Hypersomnie nach Roth unterscheidet sich von der Narkolepsie durch das Fehlen von Kataplexien und imperativen Einschlafattacken. Tagschlafepisoden sind länger und nicht erholsam. Periodisch verlaufende Hypersomnien, wie das Kleine-Levin-Syndrom, grenzt Roth von vornherein gegenüber der idiopathischen Hypersomnie ab. Wie der Name bereits ausdrückt, werden Störungen, bei denen eine fassbare Ursache der Tagesschläfrigkeit vorliegt, als "symptomatische Hypersomnie" ebenfalls von der idiopathischen Hypersomnie unterschieden.

4.1.2. Formen der idiopathischen Hypersomnie

Roth unterscheidet eine monosymptomatische und eine polysymptomatische idiopathische Hypersomnie [Roth 1976, Roth 1980]. In seinem Patientengut findet er die polysymptomatische Form mit ca. 60 % und die monosymptomatische Form mit 40 %. Die monosymptomatische Form manifestiert sich danach nur in erhöhter Schläfrigkeit am Tage, während die polysymptomatische Form zusätzlich eine Verlängerung des Nachtschlafs und Schlaftrunkenheit beim morgendlichen Erwachen beinhaltet. Die Bedeutung der Schlafapnoe in ihren weniger ausgeprägten Formen wie dem *Upper-Airway-Resistance*-Syndrom [Guilleminault et al. 1993] war zu jener Zeit noch nicht bekannt. Es ist deshalb anzunehmen, dass ein Teil der von Roth in die Kategorie idiopathische Hypersomnie eingeordneten Patienten heute die Diagnose einer schlafbezogenen Atmungsstörung erhalten würde. Die Schlafapnoe wurde damals noch als "Pickwick-Syndrom" bezeichnet, wobei klar war, dass auch schlanke und nicht zyanotische Patienten davon betroffen sein können. Roth führt aus: "*Man kann sicher sagen, dass das Pickwick-Syndrom signifikant weniger häufig vorkommt als z.B. idiopathische Narkolepsie oder idiopathische Hypersomnie*" [Roth 1980]. Diese Einschätzung hat sich mittlerweile dramatisch verändert, weil sich gezeigt hat, dass die Schlafapnoe um ein vielfaches häufiger ist als die Narkolepsie und die idiopathische Hypersomnie zusammengenommen.

Die Erkenntnisse zur Pathophysiologie der Narkolepsie trugen ebenfalls dazu bei, dass die Grenzen zwischen Narkolepsie und idiopathischer Hypersomnie immer wieder neu abgesteckt wurden. In der ICSD von 1991 [American Sleep Disorders Association 1991] wird die idiopathische Hypersomnie als eine einheitliche Erkrankung definiert. Sie wird beschrieben als eine Störung mit vermutlich zentralnervöser Ursache, die mit einer normalen oder verlängerten Hauptschlafperiode und übermäßiger Schläfrigkeit in Form verlängerter Schlafepisoden (1-2 Stunden) mit Non-REM-Schlaf einhergeht.

Bassetti und Aldrich [Bassetti und Aldrich 1997] schlugen auf der Basis ihrer Befunde vor, eine "klassische idiopathische Hypersomnie" mit langen Tagschlafepisoden und nicht obligatorisch verlängerter Gesamtschlafdauer und Schlaftrunkenheit gegenüber einer Narkolepsie ohne Kataplexien und ohne *Sleep-Onset*-REM als Non-REM-Narkolepsie abzugrenzen, die im Wesentlichen durch kurze und erholsame Tagschlafepisoden gekennzeichnet sein sollte. Daneben betonten sie, dass auch Übergangsformen vorkommen.

In der Internationalen Klassifikation der Schlafstörungen wurden bis 2014 zwei eigenständige Formen der idiopathischen Hypersomnie unterschieden, mit und ohne lange Schlafdauer. Die idiopathische Hypersomnie mit langer Schlafdauer war danach von einer langen Schlafdauer über 10 Stunden (typischerweise 12-14 Stunden pro Tag) mit wenigen oder keinen Unterbrechungen gekennzeichnet, wohingegen die Hauptschlafepisode (in der Regel in der Nacht) bei der idiopathischen Hypersomnie ohne lange Schlafdauer normal oder nur leicht verlängert, auf jeden Fall aber weniger als 10 Stunden betrug, wobei der Patient selten oder nie aufwacht. Mit dieser Definition war die Dauer des Schlafes in der ICSD-2 das ausschlaggebende Unterscheidungskriterium zwischen den beiden Formen der idiopathischen Hypersomnie.

Mehrere Fallserien, die Patienten mit idiopathischer Hypersomnie mit und ohne lange Schlafdauer verglichen, kamen letztlich aber zu dem Schluss, dass die Unterscheidung zwischen den beiden Formen nicht hilfreich ist. Von der Schlafdauer abgesehen, unterschieden sich die beiden Gruppen nicht [Anderson et al. 2007; Vernet und Arnulf 2009]. Die diagnostischen Kriterien der idiopathischen Hypersomnie wurden dann auch in der aktuellen Version der Klassifikation, der ICSD-3 von 2014, entsprechend angepasst: Die Unterscheidung "mit langer Schlafdauer" und "ohne lange Schlafdauer" entfällt dort (☞ Tab. 4.1).

Trotti et al. wiesen 2013 auf ein ganz spezielles Problem hin, welches die Schwierigkeiten bei der differentialdiagnostischen Abgrenzung der idiopathischer Hypersomnie zur Narkolepsie Typ 2 verdeutlicht. Die Unterscheidung zwischen beiden beruht ausschließlich auf dem MSLT (Multiple Schlaflatenz-Test). Die diesbezügliche Test-Retest-Zuverlässigkeit wurde den Autoren nach jedoch nie bestimmt. Dazu identifizierten Trotti et al. retrospektiv Patienten mit Narkolepsie Typ 2, idiopathischer Hypersomnie und physiologischer Hypersomnie, bei denen zwei diagnostische Tests mittels MSLT durchgeführt wurden. Der MSLT zeigte bei diesen Patienten eine schlechte Zuverlässigkeit des Test-Retest-Ergebnisses, und die Autoren halten daher alternative Diagnosetools für erforderlich [Trotti et al. 2013].

Bozluolcay et al. wiesen 2015 darauf hin, dass die Unterscheidung zwischen Narkolepsie Typ 2 und idiopathischer Hypersomnie auf der Anzahl der frühen REM-Perioden (Sleep Onset REM Periods, SOREMPs) basiert, die mittels MSLT und nächtlicher Polysomnographie beobachtet wurden [Bozluolcay et al. 2015]. Sie untersuchten den Nutzen von SOREMP bei der Differentialdiagnose von zentralen Hypersomnien und konstatierten, dass SOREMPs in MSLT und Polysomnographie das einzige elektrodiagnostische Merkmal sind, das eine Narkolepsie Typ 2 von der idiopathischen Hypersomnie unterscheidet. Nachdem zunehmend verschiedene Parameter oder kombinierte Kriterien untersucht werden, um die Sensitivität und Spezifität des MSLT zu erhöhen, zeigen die MSLT-

Idiopathische Hypersomnie
A. Der Patient klagt über übermäßige Tagesschläfrigkeit, die beinahe täglich über mindestens 3 Monate auftritt.
B. Der Patient hat eine normale oder eine verlängerte nächtliche Schlafdauer (mehr als 10 Stunden), die durch Anamnese, Aktigraphie oder Schlaftagebücher belegt ist.
C. Durch eine nächtliche Polysomnographie wurden andere Ursachen der Tagesschläfrigkeit ausgeschlossen.
D. Die Polysomnographie zeigt eine kurze Schlaflatenz und eine normale (länger als 6 Stunden, aber weniger als 10 Stunden) oder verlängerte Hauptschlafperiode (mehr als 10 Stunden)
E. Wenn ein MSLT nach einer nächtlichen Polysomnographie durchgeführt wird, findet sich eine mittlere Schlaflatenz von weniger als 8 Minuten, und es werden weniger als 2 SOREMs aufgezeichnet. Die mittlere Schlaflatenz bei der idiopathischen Hypersomnie liegt bei 6,2 ± 3,0 Minuten.   ***Anmerkung:*** *Eine mittlere Schlaflatenz im MSLT von weniger als 8 Minuten kann in bis zu 30 % der Allgemeinbevölkerung gefunden werden. Sowohl die mittlere Einschlaflatenz im MSLT als auch die Interpretation der Symptome des Patienten durch den Arzt, insbesondere in Bezug auf eine klinisch signifikante Schläfrigkeit, sollten bei der Diagnosestellung einer idiopathischen Hypersomnie mit langer Schlafdauer berücksichtigt werden.*
F. Die Hypersomnie kann nicht durch eine andere Schlafstörung, eine körperliche oder psychische Erkrankung, Medikamentengebrauch oder Substanzmissbrauch besser erklärt werden.   ***Anmerkung:*** *Es ist besonders wichtig, dass eine Schädel-Hirn-Verletzung nicht als Ursache der Schläfrigkeit in Frage kommt.*

Tab. 4.1: Diagnostische Kriterien der idiopathischen Hypersomnie nach ICSD-3 [American Academy of Sleep Medicine 2014].

Ergebnisse eine veränderte Instabilität des REM-Schlafs nicht nur bei Patienten mit 2 oder mehr SOREMPs, sondern auch bei Patienten mit einem SOREMP.

Es ist weiterhin davon auszugehen, dass es sich bei dem, was wir heute als "Idiopathische Hypersomnie" bezeichnen, nicht um ein einheitliches Krankheitsbild handelt. Zum Zeitpunkt der Veröffentlichung dieses Buches wird die Frage der Abgrenzung der verschiedenen Krankheitsformen im Bereich von Narkolepsie und idiopathischer Hypersomnie intensiv diskutiert (☞ z.B. [Lammers et al., 2020]). Wahrscheinlich wird es in der Zukunft gelingen, in vielen Fällen von Tagesschläfrigkeit eine Ursache zu identifizieren und diese Patienten damit aus der Gruppe der "idiopathischen" Hypersomnie herauszutrennen.

4.2. Symptome

4.2.1. Tagesschläfrigkeit

Das definierende Leitsymptom der idiopathischen Hypersomnie ist die Tagesschläfrigkeit. Die Intensität der Einschlafneigung wird in der Regel nicht so zwingend erlebt wie bei der Narkolepsie. Dementsprechend passiert es seltener, dass die Patienten in ungewöhnlichen Situationen ungewollt einschlafen [Sturzenegger und Bassetti 2004]. Sie können beispielsweise während der Arbeit wach bleiben, sobald sie aber am Abend nach Hause kommen, müssen sie sich hinlegen und eine oder mehrere Stunden schlafen. Im Gegensatz zur Narkolepsie beschreiben Patienten mit idiopathischer Hypersomnie aber kaum Zeiten am Tag, an denen sie "richtig" wach sind. Der ESS-Score ist trotzdem im Mittel deutlich erhöht, Durchschnittswerte von 15,0 [Vernet und Arnulf 2009], 16,3 [Anderson et al. 2007] oder ca. 17 [Bassetti und Aldrich 1997] werden berichtet, während die Kontrollgruppe mit Narkolepsie bei Anderson einen Wert von 18,6 erreicht. Auch andere Studien kommen zu dem Ergebnis, dass, gemessen mit der ESS, die Tagesschläfrigkeit bei idiopathischer Hypersomnie geringer ausgeprägt ist als bei Narkolepsie. In einer Arbeit aus Japan [Komada et al. 2005] wird für Narkolepsiepatienten ein mittlerer ESS-Score von 16,4 berichtet, bei Patienten mit essentieller Hypersomnie ein Wert von 13,6 und für die gesunde Kontrollgruppe ein Mittelwert von 4,1. Das gleiche Ergebnis findet sich, wenn eine Gruppe von Patienten mit Narkolepsie mit Kataplexien mit einer kombinierten Gruppe von Patienten mit idiopathischer Hypersomnie und Narkolepsie ohne Kataplexien verglichen wird [Dauvilliers et al. 2009]. Zwischen Patienten mit und ohne lange Schlafdauer besteht in Bezug auf den ESS-Score kein Unterschied (15,0 versus 14,9) [Vernet und Arnulf 2009].

4.2.2. Tagschlafepisoden

Der größte Teil der Patienten mit idiopathischer Hypersomnie berichtete über Tagschlafepisoden *(Naps)* von mehr als 60 Minuten Dauer (87 %), während das bei einer Vergleichsgruppe mit Narkolepsie nur bei 13 % der Fall war [Anderson et al. 2007]. Etwa die Hälfte der Patienten empfindet die *Naps* als nicht erfrischend [Vernet und Arnulf 2009, Anderson et al. 2007]. Nach einer Studie von Bassetti [Bassetti und Aldrich 1997] waren die Schlafphasen nur bei 6 von 28 Patienten erholsam und dauerten bei 12 von 28 Patienten oft oder immer mehr als 1 Stunde.

4.2.3. Schlaftrunkenheit, schwere Erweckbarkeit am Morgen

Eine schwere Erweckbarkeit am Morgen gehört zu den diagnostischen Kriterien der Narkolepsie mit langer Schlafdauer. In der Studie von Bassetti und Aldrich [Bassetti und Aldrich 1997] fanden sich Probleme mit dem Aufwachen bei 12 von 28 Patienten.

Der Begriff der Schlaftrunkenheit, der auf den deutschen Psychiater v. Gudden [Gudden 1905] zurückgeht, bezeichnet einen Zustand, der dem eines Betrunkenen ähnelt. Roth beschreibt die Schlaftrunkenheit wie folgt [Roth 1962]: *"Die Patienten wachen langsam auf, und die Fähigkeit zu aktiven Bewegungen kehrt früher zurück als die psychischen Funktionen. Die Kranken stehen auf, kleiden sich an, waschen sich, gehen zur Arbeit; sie führen dies alles automatisch in der gewohnten Reihenfolge ohne psychische Kontrolle aus. Oft unterlaufen ihnen dabei verschiedene Fehler und Irrtümer. Sie sind vor allem in unvorhergesehenen Situationen nicht in der Lage, adäquat zu handeln. Manchmal ist auch die Motilität nicht ganz intakt, und die Patienten schwanken. In manchen Fällen handeln sie unter dem Einfluss überdauernder Traumvorstellungen".*

Bassetti und Aldrich [Bassetti und Aldrich 2000] beschreiben Schlaftrunkenheit als einen Zustand mit unsinniger oder verwaschener Sprache, Gangstörungen und Amnesie. Eine klinische Untersuchung während der Schlaftrunkenheit zeigt danach eine reduzierte Leistung bei psychometrischen Tests, verminderte bis fehlende Reflexe, orthostatische und vestibuläre Störungen [Roth et al. 1981]. Patienten mit Schlaftrunkenheit brauchen meistens mehrere Wecker oder müssen von anderen geweckt werden. Die Zeit, um am Morgen in Gang zu kommen, kann länger als eine Stunde sein.

Schlaftrunkenheit als Symptom fand sich in den verschiedenen Untersuchungen bei 21 % [Bassetti und Aldrich 1997] bis 55 % [Anderson et al. 2007] der Patienten mit idiopathischer Hypersomnie. Dabei ist zu berücksichtigen, dass wahrscheinlich keine völlig identischen Definitionen der Schlaftrunkenheit verwendet wurden. Bei Narkolepsiepatienten fand sich Schlaftrunkenheit nur sehr selten (3 % bei Anderson). Die Häufigkeit der Schlaftrunkenheit unterschied sich zwischen Patienten mit und ohne lange Schlafdauer nicht signifikant [Vernet und Arnulf 2009].

4.2.4. Hypnagoge Halluzinationen und Schlaflähmungen

Hypnagoge Halluzinationen und Schlaflähmungen werden als REM-Schlaf bezogene Symptome traditionell zum Symptomenkomplex der narkoleptischen Tetrade [Yoss und Daly 1960] gezählt. Diese Symptome finden sich aber auch bei Patienten mit idiopathischer Hypersomnie relativ häufig. Vernet gibt eine Häufigkeit für hypnagoge Halluzinationen von 24 % und für Schlafparalysen von 27,6 % an, für die Kontrollgruppe lauten die entsprechenden Werte 8,7 % bzw. 4,3 %. Bassetti und Aldrich [Bassetti und Aldrich 1997] finden Schlafparalysen bei 40 % der Patienten mit idiopathischer Hypersomnie, bei 27-36 % der Patienten mit monosymptomatischer Narkolepsie (Narkolepsie ohne Kataplexien) und bei 49-58 % der Narkolepsiepatienten mit Kataplexien. Die unterschiedlichen Prozentwerte ergeben sich je nachdem, ob Fragebogenwerte oder das klinische Interview zugrunde gelegt werden. Die Unterschiede sind nicht signifikant. Hypnagoge Halluzinationen haben 43 % der idiopathischen Hypersomniepatienten, 14-30 % der Patienten mit monosymptomatischer Narkolepsie und 74-75 % der Patienten mit Narkolepsie mit Kataplexien. Dieser letztere Wert ist signifikant höher als in den beiden anderen Gruppen, die sich nicht signifikant unterscheiden. Roth [Roth 1980] beschreibt diese Symptome bei Patienten mit idiopathischer Hypersomnie nicht, da er solche Patienten definitionsgemäß unter die Narkolepsien einreiht.

Patienten mit und ohne lange Schlafdauer unterscheiden sich in Bezug auf die Häufigkeit von hypnagogen Halluzinationen und Schlaflähmungen nicht [Vernet und Arnulf 2009].

4.2.5. Träume

Lebhafte Träume oder Alpträume sind nicht typische für die idiopathische Hypersomnie. Anderson [Anderson et al. 2007] berichtet, dass in ihrem Kollektiv 81 % der Narkolepsiepatienten über lebhafte Träume berichteten, dagegen nur 25 % der Patienten mit idiopathischer Hypersomnie.

4.2.6. Adipositas

Im Gegensatz zur Narkolepsie gehört ein erhöhtes Körpergewicht bzw. ein erhöhter BMI nicht zum Bild der idiopathischen Hypersomnie. Vernet und Arnulf [Vernet und Arnulf 2009] finden zwar einen höheren BMI bei ihren Patienten ohne lange Schlafdauer (26,1 versus 22,8), diese Gruppe war aber auch im Mittel um 10 Jahre älter, was den Unterschied hinlänglich erklärt. Auch Kok und Kollegen [Kok et al. 2003] fanden bei idiopathischer Hypersomnie im Vergleich zur Narkolepsie einen signifikant geringeren BMI ($25,6 \pm 3,6$ vs. $28,5 \pm 5,4$ kg/m²; p=0,004).

4.3. Befunde

4.3.1. Polysomnographie

In der Polysomnographie mit begrenzter Aufzeichnungsdauer (z.B. 8 Stunden) findet sich in der Regel ein ungestörter Schlaf mit einer hohen Schlafeffizienz (über 90 %). Für die Schlaflatenz werden unterschiedliche Ergebnisse berichtet, Anderson [Anderson 2007] berichtet von einer mittleren Schlaflatenz von 11,5 Minuten bei idiopathischer Hypersomnie gegenüber 10,2 Minuten bei Narkolepsiepatienten. Vernet und Arnulf [Vernet und Arnulf 2009] berichten dagegen von einer mittleren Schlaflatenz von 31,2 Minuten bei ihren idiopathischen Hypersomnie-Patienten und 32 Minuten bei gesunden Kontrollpersonen, wobei sich die Schlaflatenz zwischen Patienten ohne und mit langer Schlafdauer nicht signifikant unterschied. *Sleep-Onset*-REMs im Nachtschlaf werden nicht berichtet. Es gibt eine Tendenz zu späterem Auftreten von Tiefschlaf in der Nacht. Die Zahl der Arousals ist gegenüber einer gesunden Kontrollgruppe vermindert [Vernet und Arnulf 2009].

Da andere Schlafstörungen zu den Ausschlusskriterien für eine idiopathische Hypersomnie gehören, wurden dementsprechend in den Studien auch keine erhöhten Werte für schlafbezogene Atmungsstörungen gefunden. Die Zahlen der periodischen Beinbewegungen pro Stunde Schlaf lag, soweit berichtet, niedrig und unterschied sich nicht zwischen Patienten mit und ohne lange Schlafdauer.

4.3.2. *Ad-libitum*-Schlaf

Bei einer 24-Stunden-Ableitung ohne Begrenzung der Schlafzeit zeigten Patienten mit langer Schlafdauer definitionsgemäß im Mittel eine längere Schlafdauer als solche ohne lange Schlafdauer. Insgesamt schliefen die Patienten mit 579 Minuten signifikant länger als die Kontrollgruppe mit 491 Minuten [Vernet und Arnulf 2009]. Leu-Semenescu et al. betonen, dass eine fortgesetzte Schlafaufzeichnung von mindestens 24 Stunden erforderlich ist, um einen längeren Schlaf (>11 h/24) zu zeigen, da der MSLT manchmal keine übermäßige Schläfrigkeit zeigt [Leu-Semenescu et al. 2017]. Ein Beispiel für das Schlafprofil eines Patienten mit idiopathischer Hypersomnie unter Ad-libitum-Schlafbedingungen zeigt Abb. 4.1.

4.3.3. Multipler Schlaflatenz-Test (MSLT)

Gemäß den diagnostischen Kriterien der ICSD-3 sollte die mittlere Schlaflatenz im MSLT bei Patienten mit idiopathischer Hypersomnie unter 8 Minuten liegen. Dieses Diagnosekriterium wurde jedoch in den vorliegenden Studien nicht durchgehend eingehalten. Entsprechend fanden Vernet und Arnulf bei ihren Patienten mit idiopathischer Hypersomnie eine mittlere Schlaflatenz von 7,8 Minuten, wobei 60,9 % eine Schlaflatenz unter 8 Minuten aufwiesen, 9,4 % eine Schlaflatenz zwischen 8 und 10 Minuten und 29,7 % einen Wert über 10 Minuten. Im Vergleich dazu fand sich in der Kontrollgruppe nur ein Patient mit einer Schlaflatenz unter 8 Minuten, alle anderen lagen über 10 Minuten. In dieser Hinsicht unterschieden sich die Hypersomnie-Patienten ohne und mit langer Schlafdauer: Die mittlere Schlaflatenz war bei den Hypersomnie-Patienten ohne lange Schlafdauer mit 5,6 Minuten erheblich kürzer als bei den Hypersomnie-Patienten mit langer Schlafdauer (9,6 Minuten). Alle Patienten ohne lange Schlafdauer hatten eine mittlere Schlaflatenz unter 8 Minuten. Die Zahl der *Sleep-Onset*-REM-Perioden wird in dieser Studie nicht angegeben, sie habe sich aber zwischen Hypersomnie-Patienten und Kontrollgruppe nicht signifikant unterschieden.

Anderson [Anderson et al. 2007] berichten, dass bei ihren Patienten mit idiopathischer Hypersomnie die Schlaflatenz im MSLT mit einem Mittelwert von 8,3 Minuten doppelt so lang wie bei den Narkolepsiepatienten (4,1 Minuten) war. Sie fanden insgesamt 8 *Sleep-Onset*-REM-Perioden bei insgesamt 308 Einschlafgelegenheiten (Einzeltests im MSLT bei idiopathischer Hypersomnie) und in 173 von 254 Gelegenheiten bei Narkolepsiepatienten.

Bassetti und Aldrich [Bassetti und Aldrich 1997] fanden bei der idiopathischen Hypersomnie eine mittlere Schlaflatenz im MSLT von 4,3 Minuten, der entsprechende Wert für die "monosymptomatische" Narkolepsie (Narkolepsie Typ 2 in der aktuellen Nomenklatur) war 2,8 Minuten und bei Narkolepsie mit Kataplexien 2,2 Minuten. Die Wahrscheinlichkeit für das Auftreten von SO-REMs bei allen Einschlafgelegenheiten, also bei den Einzeltests im MSLT und am Anfang der Nächte mit PSG, lag bei Patienten mit idiopathi-

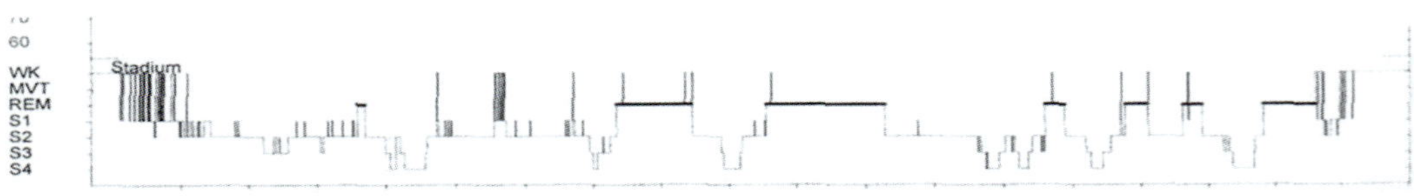

Abb. 4.1: Hypnogramm: Schlafprofil eines Patienten mit Hypersomnie. Es besteht eine Schlafdauer von ca.17 Stunden (23.00 bis 16.00). Der Nachtschlaf ist im Wesentlichen durchgehend, auch in der zweiten Nachthälfte tritt noch Tiefschlaf auf.

scher Hypersomnie bei 4 %. Dagegen zeigten Patienten mit monosymptomatischer Narkolepsie bei 49 % und Patienten mit Narkolepsie mit Kataplexien bei 50 % der Gelegenheiten SOREMs.

In dem Review zum klinischen Gebrauch von MSLT und MWT [Arand et al. 2005] wird ein Mittelwert von 6,2 Minuten ± 3,0 als gewichteter Mittelwert für die mittlere Schlaflatenz im MSLT bei idiopathischer Hypersomnie angegeben und ist damit länger als bei der Narkolepsie, aber kürzer als bei gesunden Kontrollpersonen.

Auf Probleme im Zusammenhang mit dem MSLT bei der differentialdiagnostischen Abgrenzung der idiopathischen Hypersomnie zur Narkolepsie Typ 2 wurde bereits in Kap. 4.1.2. hingewiesen [Trotti et al. 2013].

4.3.4. MWT und Vigilanztests

Sowohl zum MWT als auch zu Vigilanztests liegen bei idiopathischer Hypersomnie keine systematischen Daten vor. Nach unserer klinischen Erfahrung erzielen Patienten mit idiopathischer Hypersomnie im Vigilanztest nach Quatember-Maly sehr unterschiedliche Ergebnisse. Die Bandbreite reicht von einem völlig unauffälligen Befund bis zu einer schwer gestörten Vigilanz, ähnlich den Befunden bei Narkolepsie.

4.3.5. HLA-Assoziation

Wenn die idiopathische Hypersomnie nach den gängigen Kriterien diagnostiziert wird, findet sich der für Narkolepsie typische HLA-Haplotyp DQB1*06:02 nicht häufiger als in der Normalbevölkerung. Die idiopathische Hypersomnie ist also nicht mit dem gleichen genetischen Risikofaktor assoziiert wie die Narkolepsie.

4.3.6. Hypocretin im Liquor

Der Befund eines niedrigen Hypocretin-1-Spiegels im Liquor (unter 110 pg/ml) ist sehr spezifisch für Narkolepsie mit Kataplexien und wird bei anderen Erkrankungen nur sehr selten gesehen [Ripley et al. 2001, Dauvilliers et al. 2003a]. Der Hypocretin-Spiegel ist bei allen Patienten mit idiopathischer Hypersomnie, über die bisher in der Literatur berichtet wurde, normal [Bassetti et al. 2003, Dauvilliers et al. 2003a, Kanbayashi et al. 2002].

4.4. Verlauf und Epidemiologie

4.4.1. Häufigkeit

Wegen der unscharfen und wechselnden Definition der idiopathischen Hypersomnie gibt es nur ungefähre Zahlen zur Häufigkeit. Während Roth [Roth 1980] noch von einem Verhältnis zwischen Narkolepsie und Hypersomnien von 6:4 ausgeht, wird das Verhältnis zwischen idiopathischer Hypersomnie und Narkolepsie in den aktuellen Studien auf etwa 1:10 geschätzt, das entspricht einer Häufigkeit von etwa 2-5 pro 100.000 der Bevölkerung.

4.4.2. Geschlechterverhältnis

Roth [Roth 1980] berichtet von einem leichten Überwiegen der Männer in seiner Population (89 versus 78) bei idiopathischer Hypersomnie. Die in letzter Zeit publizierten Studien zeigen ein wechselndes Geschlechterverhältnis, in der Summe werden 130 männliche und 158 weibliche Patienten mit idiopathischer Hypersomnie berichtet [Bassetti und Aldrich 1997, Anderson et al. 2007, Vernet und Arnulf 2009, Kanbayashi et al. 2002, Kanbayashi 2009, Komada 2005, Dauvilliers et al. 2003a, Bassetti et al. 2003]. Daraus lässt sich noch kein endgültiger Schluss zur Geschlechterverteilung ziehen, ein Überwiegen der Männer, wie bei der Narkolepsie, erscheint jedoch eher unwahrscheinlich.

4.4.3. Altersverteilung

Der häufigste Erkrankungsbeginn liegt offenbar, ähnlich wie bei der Narkolepsie, zwischen dem 10. und 20. Lebensjahr [Anderson et al. 2007], möglicherweise auch etwas später [Bassetti und Aldrich 1997].

4.4.4. Verlauf

Der Beginn der idiopathischen Hypersomnie ist, wie schon in den diagnostischen Kriterien festgestellt, schleichend. Ein fulminanter Beginn lässt eher auf eine symptomatische Hypersomnie schließen. Nachdem sich das Symptombild voll entwickelt hat, bleibt die Krankheit in der Regel langfristig unverändert bestehen. Allerdings werden Fälle von Remissionen mit einer Häufigkeit von etwa 10 %, damit deutlich häufiger als bei Narkolepsie, berichtet [Anderson et al. 2007, Bassetti und Aldrich 1997].

4.5. Pathophysiologie und Ätiologie

Aus der Bezeichnung "idiopathische Hypersomnie" ergibt sich, dass eine eigentliche Ursache dieser Erkrankung nicht bekannt ist. Vieles spricht dafür, dass es sich um eine heterogene Gruppe von Krankheiten mit verschiedenen Ursachen handelt. Es gibt keine Hinweise dafür, dass bezüglich der Ätiologie eine Verwandtschaft zwischen Narkolepsie Typ 1 und idiopathischer Hypersomnie besteht. Eine Störung im Hypocretin-System liegt sehr wahrscheinlich nicht vor. Als Lokalisation für eine mögliche Ursache wird global das Dienzephalon (Zwischenhirn) angenommen, weil sich hier viele wichtige Regulationszentren der Wachheit befinden, einschl. Thalamus und Hypothalamus [Bassetti und Aldrich 2000].

4.5.1. Monoamine

Einen ersten Hinweis auf eine möglicherweise beteiligte Stoffwechselstörung von Transmittern lieferte die Arbeit von Faull [Faull et al. 1983], die sowohl bei Patienten mit Narkolepsie als auch bei Patienten mit idiopathischer Hypersomnie Hinweise für einen erhöhten Dopaminumsatz gefunden hatten. Ähnliche Ergebnisse konnten auch für das noradrenerge System gezeigt werden [Faull et al. 1986].

Seit etwa 15 Jahren ist es möglich, Histamin-Spiegel im Liquor zu messen. Die ersten Daten ergaben Hinweise darauf, dass nicht nur bei der Narkolepsie [Nishino et al. 2009], sondern auch bei idiopathischer Hypersomnie der Histamin-Spiegel im Liquor vermindert ist [Kanbayashi et al. 2009]. Histamin ist ein wichtiger Transmitter im vorderen Schenkel des aszendierenden aktivierenden Systems. Die histaminergen tubero-mamillären Neurone werden vom hypocretinergen System aktiviert. Es schien vorstellbar, dass eine Reduktion der histaminergen Aktivität in diesem Bereich zu einer verminderten Wachheit führt. Während als Ursache dafür bei der Narkolepsie die verminderte Stimulation der entsprechenden Neuronen durch Hypocretin postuliert wurde, war dies bei der idiopathischen Hypersomnie zunächst unklar. Die reduzierte histaminerge Aktivität wurde als eine gemeinsame Eigenschaft der "ZNS-Hypersomnien" oder wenigstens eines Teils dieser Erkrankungen angesehen [Scammell und Mochizuki 2009].

Die Befunde schienen insbesondere im Hinblick auf mögliche pharmakologische Interventionen im Histamin-System, die sich bereits abzeichnen [Lin et al. 2008], sehr interessant. In diesem Zusammenhang muss allerdings vermerkt werden, dass sich die Ergebnisse bei Messungen von Histamin und dessen direkten Metaboliten t-MHA im Liquor in einer Studie von Dauvilliers et al. nicht signifikant zwischen Patienten mit Narkolepsie Typ 1 und 2 und anderen Ursachen zentraler Hypersomnien ohne Hypocretin-1-Mangel unterschieden [Dauvilliers et al. 2012]. Die Autoren bewerten sie daher nicht als nützlich für die Beurteilung der Ätiologie oder des Schweregrads zentral vermittelter Hypersomnien.

4.5.2. Hereditäre Faktoren

Eine familiäre Häufung wird bei der idiopathischen Hypersomnie sehr häufig berichtet. In der Untersuchung von Anderson [Anderson et al. 2007] hatten 34 % der Patienten eine Familienvorgeschichte mit ähnlichen Problemen, und in 8 von 77 Fällen war mehr als ein Familienmitglied betroffen. Materna et al. präsentierten 2018 eigene Studiendaten, die Hinweise auf eine genetische Komponente der idiopathischen Hypersomnie ergaben [Materna et al. 2018] (☞ Abb. 4.2).

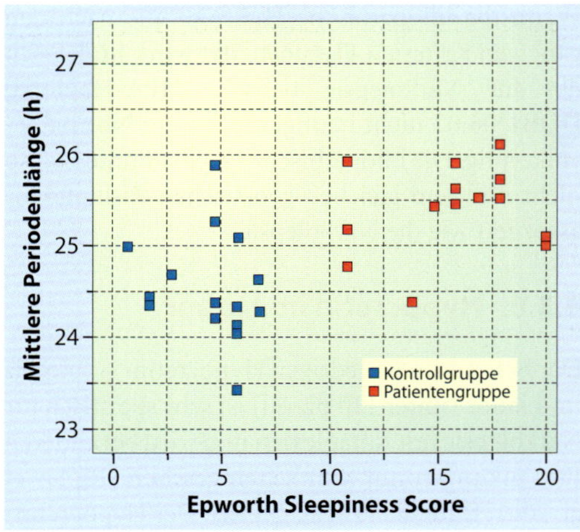

Abb. 4.2: Fibroblastenkulturen von Patienten mit idiopathischer Hypersomnie zeigten im Vergleich zu gesunden Kontrollpersonen eine verlängerte zirkadiane Periodenlänge, Modif. nach Materna et al. 2018.

Fibroblastenkulturen von Patienten mit idiopathischer Hypersomnie zeigten im Vergleich zu gesunden Kontrollpersonen eine verlängerte zirkadiane Periodenlänge, was die Autoren als Hinweis darauf interpretieren, dass Clock-Gene und ihre spezifische Wirkung bei der Modulation des zirkadianen Rhythmus an der Pathophysiologie der idiopathischen Hypersomnie beteiligt sein könnten.

4.6. Therapie

4.6.1. Nicht-medikamentöse Therapie

Im Gegensatz zur Narkolepsie spielt das gezielte Einlegen von Nickerchen in der Behandlung der idiopathischen Hypersomnie normalerweise keine Rolle; im Gegenteil: Da die Tagschlafepisoden in der Regel als nicht erholsam empfunden werden, sollten sie in diesem Fall vermieden werden. Auf die Einhaltung eines regelmäßigen Schlaf-Wach-Rhythmus sollte geachtet werden, ein überlanges Schlafen in den Tag hinein ist zu vermeiden. Es besteht die Gefahr, dass es zu einer zusätzlichen Verschiebung des Schlaf-Wach-Rhythmus kommt, wodurch dann u.U. eine zirkadiane Schlaf-Wach-Rhythmusstörung vorgetäuscht werden kann.

4.6.2. Stimulanzien

In Deutschland ist kein einziges Medikament für die Behandlung der idiopathischen Hypersomnie zugelassen. Es besteht daher keine andere Möglichkeit als eine *Off-label*-Verordnung. Die Studienlage dazu ist widersprüchlich.

Anderson [Anderson et al. 2007] konnten durch Stimulanzien bei 31 von 54 Patienten eine Besserung von mindestens 4 Punkten in der *Epworth Sleepiness Scale* erreichen. Am häufigsten wurde Modafinil eingesetzt, darunter respondierten 24 von 39 Patienten. Die eingesetzten Dosen lagen im Mittel bei 400 mg. Die höchste Dosis war 1.000 mg, also deutlich über der in der Narkolepsiebehandlung empfohlenen Höchstdosis. Als Therapiealternativen wurden in dieser Studie Dexamphetamin und Koffein eingesetzt. Es kommt auch der Einsatz von Methylphenidat, Ephedrin und anderen amphetaminartig wirkenden Stimulanzien in Frage. Der Therapieeffekt und die notwendige Dosierung muss individuell nach Wirkung und Verträglichkeit erprobt werden. Billiard [Billiard 1996] berichtet, dass 75 % der Patienten von Stimulanzien vom Amphetamintyp profitierten. In Einzelfällen kann der zusätzliche Einsatz von Koffein einen Vorteil bringen [Anderson et al. 2007].

Pascoe et al. untersuchten in ihrer Studie unter Einschluss von insgesamt 92 Teilnehmern (Alter 43,8 ± 14,8 Jahre; 66 [71,7%] weiblich) den Zusammenhang sogenannten Patient-Reported Outcomes (PROs) und dem Behandlungsschema bei Patienten mit Narkolepsie Typ 1 und 2 sowie mit idiopathischer Hypersomnie (Natriumoxybat-Monotherapie versus Polytherapie). Zwar wurden bei Anwendung der Pharmakotherapie unabhängig von der Diagnose oder der Art der Behandlung Verbesserungen bei den schlafbezogenen PROs festgestellt, die Verbesserungen waren jedoch für Gruppen mit idiopathischer Hypersomnie nicht signifikant [Pascoe et al. 2019].

Evangelista et al. überprüften in 2018 Daten zur pharmakologischen Behandlung der idiopathischen Hypersomnie aus der dazu veröffentlichten Fachliteratur (Medline, PubMed, Web of Science) sowie der Clinicaltrial.gov-Datenbank von 1997 bis 2017. Die meisten Daten stammten aus Beobachtungsstudien und Fallserien. Die Autoren zitierten zwei randomisierte, placebokontrollierte Doppelblindstudien, in denen Modafinil die exzessive Tagesschläfrigkeit bei der idiopathischen Hypersomnie verbesserte. In zwei weiteren retrospektiven Studien zeigten Pitolisant und Natriumoxybat vielversprechende Ergebnisse. Die Wirksamkeit von $GABA_A$-Rezeptor-Antagonisten auf die exzessive Tagesschläfrigkeit muss weiter geklärt werden. Alle diese Medikamente werden in dieser Indikation off-label verwendet. Die Autoren halten den Einsatz spezifischer klinischer Instrumente und objektiver Tests für erforderlich, um den Schweregrad der exzessiven Tagesschläfrigkeit und das Ansprechen auf Medikamente, aber auch den längeren Schlaf und die Schlafträgheit besser beurteilen zu können und das gesamte Management der Patienten mit idiopathischer Hypersomnie zu optimieren [Evangelista et al. 2018].

Trotti et al. untersuchten in 2016 die Wirksamkeit von Flumazenil, eines $GABA_A$-Rezeptor-Antagonisten, der auch als Antidot bei einer Benzodiazepin-Überdosierung eingesetzt wird, retrospektiv bei 153 Patienten mit zentralen Hypersomnien [Trotti et al. 2016]. Diese waren von 2013 bis 2015 von Ärzten des dortigen Zentrum mit transdermalem und/oder sublingualem Flumazenil behandelt worden (Alter 35,5 ± 14,4 Jahre, 60,1 % Frauen). Trotz vorheriger oder aktueller Behandlung betrugen die mittleren *Epworth Sleepiness Scale*-Werte vor der Flumazenil-Gabe 15,1 (± 4,5). Ein symptomatischer Nutzen wurde von 96 Patienten (62,8 %) festgestellt, wobei der durchschnittliche Wert der Epworth-Skala unter den Respondern 4,7 Punkte (± 4,7) betrug. Von diesen sprachen 59 längerfristig auf Flumazenil an, im Mittel 7,8 Monate (± 6,9 Monate). Unerwünschte Ereignisse waren unter der Flumazenil-Behandlung zwar häufig, führten jedoch meist nicht zum Abbruch der Behandlung. Zu den schwerwiegenden unerwünschten Ereignissen gehörten ein vorübergehender ischämischer Anfall und eine Lupus-Vaskulopathie, die aber beide nicht sicher auf die Verabreichung von Flumazenil zurückzuführen waren. Sublingual und transdermal appliziertes Flumazenil verschaffte damit 39 % der Patienten mit therapierefraktärer Hypersomnie einen anhaltenden klinischen Nutzen. Die Autoren halten weitere, prospektive, kontrollierte Studien mit diesem $GABA_A$-Rezeptor-Antagonisten zur Behandlung von Hypersomnolenz für erforderlich.

Bei Patienten, die besonders Schwierigkeiten beim morgendlichen Erwachen und mit dem Aufstehen haben, kommt eine abendliche Gabe von Stimulanzien in Frage [Roth 1980]. Die Dosis muss dabei so titriert werden, dass der Schlaf nicht zu sehr gestört wird. Als Alternative ist es möglich, dass die Patienten ein Stimulans nach dem ersten Wecken einnehmen und dann noch 30-60 Minuten weiterschlafen. Danach fällt es ihnen dann oft wesentlich leichter, aufzuwachen und aufzustehen.

4.6.3. Natriumoxybat

Das Natriumoxybat wurde zur Behandlung der idiopathischen Hypersomnie bisher nicht systematisch erprobt. Ein versuchsweiser Einsatz (*Off-label*-Verordnung) bei idiopathischer Hypersomnie ist aus theoretischen Gründen zu rechtfertigen, da die vigilanzverbessernde Wirkung von Natriumoxybat möglicherweise als "Rebound-Insomnie" nach dem Abklingen der Wirkung aufzufassen ist. In Einzelfällen hat sich die Gabe von Natriumoxybat bei idiopathischer Hypersomnie positiv ausgewirkt.

Jazz Pharmaceuticals hat im Herbst 2020 von positiven Ergebnissen einer Phase 3-Studie mittels Xywav™ (Calcium-, Magnesium-, Kalium- und Natriumoxybat) bei Erwachsenen mit idiopathischer Hypersomnie berichtet (ClinicalTrials.gov Identifier: NCT03533114).

5. Kleine-Levin-Syndrom

5.1. Grundlagen

Als "rezidivierende Hypersomnie" oder "periodische Hypersomnie" werden Erkrankungen bezeichnet, bei denen über Monate oder Jahre immer wieder Phasen mit ausgeprägter Tagesschläfrigkeit, zumeist verbunden mit weiteren Symptomen, auftreten. Im Intervall zwischen diesen Phasen sind die Patienten völlig beschwerdefrei.

Beim Kleine-Levin-Syndrom müssen mindestens zwei rekurrente Episoden einer ausgeprägten Schläfrigkeit und Schlafdauer auftreten, die jeweils über zwei Tage bis fünf Wochen anhalten und normalerweise mehr als einmal pro Jahr und mindestens alle 18 Monate auftreten. Zwischen diesen Zeiten der Schläfrigkeit sind Wachheit, kognitive Funktionen, Verhalten und Stimmung regelrecht. Während der Episoden muss zudem mindestens eines der in Tab. 5.1 aufgeführten Symptome auftreten [American Academy of Sleep Medicine 2014, Mayer et al. 2015].

Kleine-Levin-Syndrom: Diagnostische Kriterien
• Bei den Patienten müssen mindestens zwei rekurrente Episoden einer ausgeprägten Schläfrigkeit und Schlafdauer auftreten, die jeweils über zwei Tage bis fünf Wochen anhalten und normalerweise mehr als einmal pro Jahr und mindestens alle 18 Monate auftreten • Zwischen den Attacken zeigt der Patient normale Wachheit, kognitive Funktionen und Verhalten • Während der Episoden muss mindestens eines der folgenden Symptome auftreten - kognitive Dysfunktion - veränderte Wahrnehmung (Derealisation) - Essstörung (Anorexie oder Hyperphagie) - enthemmtes Verhalten wie z.B. Hypersexualität • Die Hypersomnie wird nicht durch eine andere Schlafstörung, körperliche oder psychische Erkrankung, Medikamenten- oder Substanzgebrauch besser erklärt

Tab. 5.1: Diagnostische Kriterien des Kleine-Levin-Syndroms nach ICSD-3 [American Academy of Sleep Medicine 2014].

Der Erstbeschreiber des Kleine-Levin-Syndroms war der Frankfurter Psychiater Willi Kleine, der 1925 einen Artikel mit dem Titel "Periodische Schlafsucht" veröffentlichte [Kleine 1925]. Das Vollbild dieser Krankheit zeichnet sich durch die Trias aus Hypersomnie, Hyperphagie und Hypersexualität aus. Früher wurde teilweise zwischen den Patienten mit diesem Vollbild, das nach seinen ersten Beschreibern als Kleine-Levin-Syndrom [Levin 1936] oder auch als Kleine-Levin-Critchley-Syndrom [Critchley 1962] bezeichnet wurde, und den Patienten, die nur an periodischer Hypersomnie ohne die genannten Begleitsymptome litten, unterschieden. Letztere wurden als eigene diagnostische Gruppe angesehen. Aktuelle Studien an großen Fallserien zeigen aber, dass es sich mit größter Wahrscheinlichkeit um eine einzige Krankheitseinheit handelt, bei der die Symptomatik unterschiedlich stark ausgeprägt sein kann [Arnulf et al. 2005; Arnulf et al. 2008].

5.3. Symptome

5.3.1. Verlauf der Episoden

Die Krankheit tritt in Episoden auf, die zwischen 2½ und 80 Tagen dauern, die häufigste Dauer beträgt 10-11 Tage.

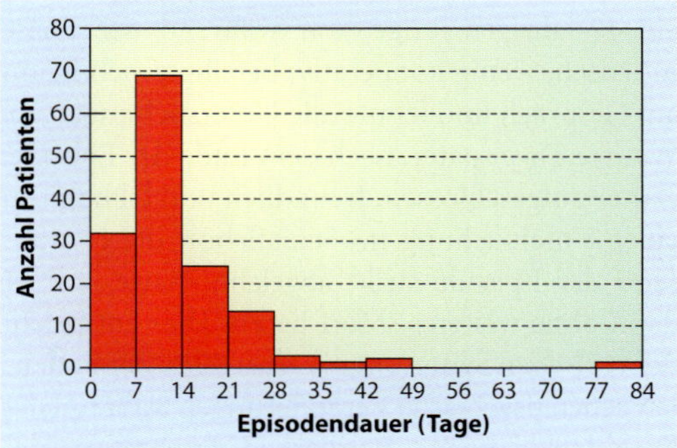

Abb. 5.1: Kleine-Levin-Syndrom: Episodendauer nach einer retrospektiven systematischen Überprüfung von Arnulf et al. 2005 aus insgesamt 334 Artikeln (modif. Darstellung).

Zwischen diesen Episoden sind die Patienten völlig beschwerdefrei. Der Abstand zwischen den Episoden kann zwischen einem halben Monat und 72 Monaten liegen. Sie beginnen ohne irgendwelche

Vorzeichen, in der Regel auch ohne Auslöser und enden ebenso spontan. Als Auslöser werden manchmal Infekt, Fieber, Stress, Alkoholkonsum, Reisen oder Schlafmangel genannt. Insbesondere der ersten Krankheitsepisode geht häufig ein unspezifischer Infekt voraus. Die Symptome klingen am Ende der Episode innerhalb von 1-2 Tagen, oftmals quasi über Nacht, vollständig ab.

5.3.2. Verlängerte Schlafdauer und Tagesschläfrigkeit

Das hervorstechendste Merkmal der Erkrankung ist die massiv verlängerte Schlafdauer während der Krankheitsepisoden. Die Patienten schlafen in dieser Zeit im Mittel 18 Stunden pro Tag. Der Schlaf ist dabei tief und wenig unterbrochen. Die durchschnittliche Schlafdauer pro Tag nimmt während der Episoden nicht ab oder zu. Auch wenn sie nicht schlafen, wirken die Patienten nicht völlig wach, sondern schläfrig und verhangen. 83 % der Patienten geben Symptome einer Schlaftrunkenheit an. Sie erleben sich als kognitiv beeinträchtigt, verlangsamt und sind psychomotorisch ungeschickt. Häufig ist der Schlaf von intensiven Träumen geprägt. Hypnagoge Halluzinationen werden von 42 % der Patienten berichtet, Schlaflähmungen von 14 %.

5.3.3. Psychische Veränderungen

In den Wachphasen sind die Patienten überwiegend psychisch verändert. Einer unserer Patienten, ein 17-jähriger Junge, war während der Phase mürrisch, wenig kooperativ, beteiligte sich kaum am Gespräch und lehnte alle Untersuchungen ab. Wenige Tage später, nach dem Ende der Episode, war er aufgeschlossen, freundlich und lebhaft. Zu einer Untersuchung im Schlaflabor, die er während der Episode strikt abgelehnt hatte, war er dann ohne weiteres sofort bereit. Dies entspricht der typischen Symptomatik. Fast 90 % der Patienten geben psychische Veränderungen während der Episode an, die aus Reizbarkeit, Frustration, depressiver Stimmung und Unruhe bestehen. Die Erinnerung an Vorgänge während der Episode ist meistens eingeschränkt, nur 13 % können sich an alle Dinge während dieser Zeit erinnern. Auch kognitiv und in der Wahrnehmung sind die Patienten beeinträchtigt. Die Sprache ist oft verwaschen, die Konzentrationsfähigkeit gestört, die Fähigkeit zum Lesen oder die Entscheidungsfähigkeit sind beeinträchtigt. Derealisationsgefühle und ein traumartiger Zustand werden häufig berichtet. Die Sinneswahrnehmung ist verändert, Geruch, Geschmack, Sehen und Hören sind beeinträchtigt.

Die psychischen Störungen erfordern besondere Beachtung, da sie zum Teil schwergradig sein und bis hin zum Suizid führen können [Groos et al. 2018].

5.3.4. Essverhalten

Eine Hyperphagie, also das gierige Essen von großen Mengen, oft wahllos, wurde schon in einer der ersten Beschreibungen des Syndroms erwähnt [Levin 1936]. Zwei Drittel aller Patienten zeigen dieses Symptom. Das wahllose Essen ist sehr häufig mit einer erheblichen Gewichtszunahme während der Episoden verbunden. Die mittlere Gewichtszunahme wird mit ca. 5 kg angegeben. Die meisten Patienten bevorzugen süße Speisen, manche essen auch alles, was sie bekommen können. Einer unserer Patienten ernährte sich während der Episoden fast ausschließlich von Marmeladenbroten. Seine Schwester beschrieb den Zustand zusammenfassend so: *"Entweder er schläft, oder er isst Marmeladenbrote"*. Aus der Arbeit von Arnulf [Arnulf et al. 2008] geht erstmals hervor, dass es bei etwa einem Drittel der Patienten auch zu einem verminderten Appetit kommt. Diese verlieren im Durchschnitt während einer Episode etwa 4 kg Körpergewicht.

5.3.5. Hypersexualität

Bei etwa der Hälfte der Patienten, bevorzugt bei Männern, kommt es zu einer sexuellen Enthemmung. Dies drückt sich hauptsächlich in vermehrter Masturbation aus, die z.T. auch im Beisein von anderen stattfindet. Unangemessene sexuelle Avancen gegen andere, wie beispielsweise Pflegepersonal oder sogar Familienmitglieder, sind deutlich seltener.

5.3.6. Weitere Symptome

Fieber wird als Symptom von zwei Dritteln der Patienten angegeben, wobei es unklar ist, wie hoch die Temperaturen tatsächlich sind. Auch Kopfschmerzen, Lichtscheu, Schwitzen und seltener Hitzewallungen und Übelkeit werden berichtet. Außerdem finden sich bei etwa einem Drittel der Patienten Zwangshandlungen [Arnulf et al. 2008].

5.4. Befunde

5.4.1. Befunde während der hypersomnischen Episoden

5.4.1.1. Polysomnographie

Die polysomnographischen Befunde sind uneinheitlich. Wenn die Untersuchungen nur auf 8 Stunden nachts beschränkt waren, fanden viele Autoren einen unauffälligen Befund. Huang und Mitarbeiter [Huang et al. 2008] berichten, dass bei ihren Patienten zu Beginn der hypersomnischen Phasen der Tiefschlafanteil reduziert war und sich in der zweiten Hälfte der Episoden normalisierte, während der REM-Schlafanteil zunächst normal war und in der zweiten Hälfte der Episode weniger wurde. Walther [Walther und Schulz 2009] berichten von einem 16-jährigen Mädchen, dessen längste ununterbrochene Schlafphase 15 Stunden dauerte und eine Schlafeffizienz von 98 % der Schlafperiode zeigte.

An einer Studie, die von März 2010 bis Juli 2014 durchgeführt wurde, nahmen sieben Patienten (5 Männer, Durchschnittsalter 15,6 ± 3,6 Jahre) teil, bei denen ein Kleine-Levin-Syndrom am Zentrum für Schlaf- und Wachstörungen des Huashan-Krankenhauses der Fudan-Universität (Shanghai, China) diagnostiziert wurde [Luo et al. 2016]. Bei ihnen wurden während ihrer Episoden sowohl eine Polysomnographie als auch ein MSLT durchgeführt. Die Anzahl der Episoden lag zwischen 2 und 7, ihre Dauer betrug 4 bis 11 Tage. Die Autoren beobachteten, dass die Schlafarchitektur und das Schlafverhältnis bei den meisten Patienten normal waren. Die Ergebnisse von Polysomnographie und MSLT waren für diese Patienten nicht spezifisch.

5.4.1.2. MSLT

Wenn es gelingt, einen MSLT durchzuführen, zeigt sich überwiegend eine kurze Schlaflatenz. Einige Patienten zeigten 2 *Sleep-Onset*-REM-Perioden bei kurzer Schlaflatenz und erfüllten damit in Bezug auf den MSLT die diagnostischen Kriterien der Narkolepsie.

5.4.1.3. EEG

Bei etwa 70 % der Patienten zeigte sich eine diffuse Verlangsamung der EEG-Grundaktivität, seltener fanden sich Theta- oder Deltawellen, vorwiegend temporal oder temporofrontal. Epilepsietypische Aktivität tritt so gut wie nie auf [Arnulf et al. 2005].

5.4.1.4. Laborbefunde

Die üblichen Laborwerte sind entweder unauffällig oder unspezifisch verändert. Wenn der Testosteron-Spiegel gemessen wurde, war er normal. Auch im Liquor fanden sich keine Auffälligkeiten. Der Hypocretin-1-Spiegel im Liquor war in der Regel unauffällig, bei einzelnen Patienten war er leicht erniedrigt. Nach Wang et al. waren die während einer Episode abgenommenen Hypocretin-Werte um ca. 30 % niedriger im Vergleich zu Messungen in der symptomfreien Zeit [Wang et al. 2016].

5.4.1.5. Bildgebende Verfahren

Die Befunde von Computertomographie und Kernspintomographie des Gehirns waren in allen Fällen normal. Die Hirndurchblutungsmessung mit SPECT zeigte bei 4 Patienten einen unauffälligen Befund und eine reduzierte Hirndurchblutung temporal oder temporofrontal ein- oder beidseitig bei weiteren 5 Patienten (zusammengefasst bei [Arnulf et al. 2005]). Auch wurden Veränderungen im Glukose-Metabolismus in frontotemporalen Regionen und/oder im Thalamus gezeigt [Engström et al. 2018].

5.4.1.6. Sonstige Befunde

Da es sich bei dem Kleine-Levin-Syndrom um eine seltene und zunächst sehr rätselhafte Erkrankung handelt, werden die Patienten normalerweise intensiv internistisch, neurologisch und oft auch psychiatrisch untersucht. Im allgemein-körperlichen Befund und in der neurologischen Untersuchung zeigen sich, von einer allgemeinen Verlangsamung und den Zeichen der Schläfrigkeit abgesehen, unauffällige Befunde, auch die sonstigen Untersuchungen wie EKG, Blutdruckmessung u.ä. sind unauffällig. Der psychiatrische Befund zeigt die beschriebenen Auffälligkeiten, andere Symptome finden sich nicht.

5.4.2. Befunde im Intervall

Die Untersuchungsbefunde im Intervall zwischen den hypersomnischen Episoden sind, kurz gesagt, durchweg unauffällig. Allerdings ist der durchschnittliche *Body-Mass*-Index bei Kleine-Levin-Patienten im Vergleich zu einer Kontrollgruppe mit 26,1 kg/m² im Durchschnitt etwa 3 kg/m² höher [Arnulf et al. 2008]. Die Erhöhung des Leptin-Spiegels und des C-reaktiven Proteins, die sich ebenfalls finden, sind wahrscheinlich eine Folge des höheren BMI, ebenso die erhöhte Wahrscheinlichkeit von Schnarchen und beobachteten Apnoen. Ob der höhere BMI nur auf das vermehrte essen während der Krankheitsphasen zurückzuführen ist, oder ob noch andere Faktoren eine Rolle spielen, ist nicht bekannt.

5.5. Epidemiologie und Verlauf

5.5.1. Häufigkeit

Systematische Untersuchungen zur Häufigkeit des Kleine-Levin-Syndroms gibt es nicht. Offensichtlich ist die Krankheit jedoch sehr selten, bisher wurden in der Literatur insgesamt ca. 300 Fälle berichtet, davon 100 neue Fälle in der jüngsten Arbeit von Arnulf [Arnulf et al. 2008]. Im Regensburger Patientengut fanden sich im Laufe von 20 Jahren 3 Fälle von Kleine-Levin-Syndrom, davon wurden 2 aus der Kinder- und Jugendpsychiatrischen Klinik überwiesen.

5.5.2. Alter und Geschlecht

Das Kleine-Levin-Syndrom betrifft vor allem junge Männer. Etwa drei Viertel der Patienten sind männlich, das durchschnittliche Erkrankungsalter liegt bei 16 Jahren, mit einer Spanne zwischen 6 und 59 Jahren. Mädchen scheinen im Schnitt etwa 3 Jahre später zu erkranken als Jungen (mittleres Erkrankungsalter 18,5 Jahre).

5.5.3. Verlauf

Der Beginn der Erkrankung ist in der Regel völlig überraschend. Bereits die erste Krankheitsepisode zeigt normalerweise die volle Ausprägung der Symptomatik. Rückblickend berichten etwa 90 % der Patienten ein Ereignis, das zeitlich mit dem Beginn der Erkrankung assoziiert war, überwiegend Infektionen. Bei Arnulf [Arnulf et al. 2008] waren dies 72 %, davon 25 % mit erkältungsartigen Symptomen mit Fieber. Für die weiteren Episoden wird nur selten ein Auslöser berichtet. Die Episoden, die im Median etwa 10 Tage dauern, wiederholen sich im Abstand von 2 Wochen bis zu 72 Monaten. Die Erkrankung endet in der Regel spontan nach einigen Jahren. Die kürzeste Krankheitsdauer wird mit einem halben Jahr angegeben, die längste bisher beobachtete Dauer war 41 Jahre. Die durchschnittliche Krankheitsdauer wurde in der Metaanalyse von Arnulf et al. [2005] mit 10 Jahren angegeben, in der aktuellen Sammlung von neuen Fällen dagegen mit 13,6 Jahren, wobei die Krankheitsdauer bei Männern länger war als bei Frauen und bei Patienten mit Hypersexualität länger als bei solchen ohne dieses Symptom [Arnulf et al. 2008]. Möglicherweise sind in diesen Untersuchungen aber Patienten mit einem ungünstigen Krankheitsverlauf überrepräsentiert, da die Erkrankung bei Patienten mit nur wenigen Episoden unter Umständen nicht korrekt diagnostiziert wird.

5.6. Ätiologie und Pathophysiologie

Die Pathophysiologie und Ätiologie der Erkrankung sind weitgehend unklar. Welche Rolle der häufig berichtete zeitliche Zusammenhang der ersten Erkrankungsphase mit verschiedenen Auslösern, insbesondere fieberhaften Infekten (☞ Kap. 5.3.1. und 5.5.3.) spielt, ist noch völlig unklar.

5.6.1. Neuropathologische Befunde

In 4 Fällen, bei denen die Patienten offensichtlich während einer Erkrankungsphase verstorben waren, wurde eine Obduktion durchgeführt. Dabei fand sich in einem Fall eine lymphozytäre Infiltration in Hypothalamus, Amygdala und in den Temporallappen. In zwei anderen Fällen fanden sich entzündliche Reaktionen in anderer Lokalisation, und in einem Fall wurde eine Verkleinerung des Locus coeruleus und eine verminderte Pigmentation der Substantia nigra berichtet (Übersicht bei [Arnulf et al. 2005]).

5.6.2. Zirkadiane Rhythmik und endokrine Funktionen

Eine Störung zirkadianer Funktionen oder Hinweise für eine hypothalamische Fehlfunktion fanden sich nicht. Bei 5 Patienten wurde über 24 Stunden 2-stündlich Wachstumshormon (hGH), Melatonin, TSH, Cortisol und (nur bei Frauen) FSH im symptomatischen und im asymptomatischen Intervall gemessen [Mayer et al. 1998]. Damit konnten die Befunde von Gadoth et al. [1987] nicht bestätigt werden, die Hinweise auf eine hypothalamische Funktionsstörung gefunden hatten.

5.6.3. Hereditäre Faktoren und Ethnizität

Eine familiäre Häufung des Kleine-Levin-Syndroms wurde bis 2008 nur in 5 Familien beschrieben, davon in einer Familie aus Saudi Arabien, in der 6 von 12 Familienmitgliedern betroffen waren [BaHammam et al. 2008]. In der Fallserie von Arnulf et al. [2008] fanden sich 5 von 108 Patienten mit einer positiven Familiengeschichte unter den Angehörigen 1. Grades, wesentlich mehr als bei der Seltenheit dieses Krankheitsbildes zufällig zu erwarten wäre. Ein weiterer neuer Befund dieser Untersuchung war, dass Patienten mit jüdischer Ethnizität überdurchschnittlich häufig betroffen waren. Zum einen fanden sich unter den weltweit rekrutierten Patienten überdurchschnittlich viele aus Israel, aber auch innerhalb der Patienten aus den USA waren die jüdisch-stämmigen Patienten überdurchschnittlich häufig vertreten.

Das gehäufte Auftreten des HLA-Typs DQB1* 02:01, das in einer Arbeit von Dauvilliers et al. [2002] gefunden worden war, konnte in der größeren Untersuchung von Arnulf et al. [2008] nicht bestätigt werden. Dies spricht gegen die Annahme einer Autoimmunerkrankung als Ursache für das Kleine-Levin-Syndrom.

Aktuell wurde mit LMOD3 eine Genmutation (heterozygote Missense-Variante) beim Kleine-Levin-Syndrom identifiziert. Aufgrund dieser Erkenntnisse erscheint es denkbar, dass diese Erkrankung (auch) eine neuronale Entwicklungsstörung darstellt [Al Shareef et al. 2018].

5.7. Therapie

Zur Behandlung des Kleine-Levin-Syndroms gibt es keine einzige kontrollierte Studie [Oliveira et al. 2009]. Die Gabe von Stimulanzien während der Episoden ist wenig erfolgreich, möglicherweise ist in einigen Fällen Amantadin hilfreich. Neuroleptika bringen keine Besserung, das war auch in einem von uns beobachteten Fall unter Haloperidol so. Auch Antidepressiva zeigten nur in wenigen Fällen eine leichte Wirkung.

Da das Kleine-Levin-Syndrom ähnlich wie bipolare affektive Psychosen eine in Phasen verlaufende Erkrankung ist, wurden wiederholt Medikamente eingesetzt, die auch in der Phasenprophylaxe von affektiven Störungen benutzt werden. Es gibt einige Berichte über den Einsatz von Lithium, Valproinsäure und Carbamazepin. Muratori et al. berichteten zum Beispiel 2002 über den erfolgreichen Einsatz von Lithium bei einem 17-Jährigen [Muratori et al. 2002]. Den Kasuistiken über Therapieerfolge mit diesen Substanzen steht die Einschätzung aus der Fallserie von Arnulf 2008 gegenüber. Von ihren Patienten, bei denen Lithium oder Valproat eingesetzt wurden, berichteten ca. 75 % von einer fehlenden Wirkung, etwa 20 % von einem Teilerfolg und nur ca. 6-7 % von einer erheblichen Besserung. Möglicherweise handelt es sich hier wiederum um eine "Negativauswahl", andererseits kann es sich bei den berichteten Erfolgen der Therapie in Wirklichkeit auch um eine spontane Besserung gehandelt haben. Die Gabe von Benzodiazepinen und anderen Antiepileptika sowie von Vitaminen war bei den Patienten von Arnulf durchweg erfolglos.

Über deutlich bessere Ergebnisse berichteten dagegen Leu-Semenescu et al. [2015]. In einer prospektiven kontrollierten Studie mit 130 Patienten mit Kleine-Levin-Syndrom verglichen sie die Gabe von Lithiumkarbonat (n=71; 40 Kinder, mediane Dosis 1.000 mg/d) mit Valproat (n=5), einem Kontrazeptivum (n=5) oder gar keiner Therapie (n=49). Sie konstatierten unter der Lithiumtherapie einen signifikanten Rückgang der mittleren (-8±20 vs 2±13 Tage) und der längsten (-18±35 vs -5±13 Tage) Episodendauer, der Arbeitsunfähigkeit (-37±65 vs -10±38 Tage) und der jährlichen Häufigkeit von Episoden (-2,6±2,9 vs 1,3±2,78) gegenüber den Patienten ohne Therapie.

Kürzlich wurde in einer Studie an 26 Patienten über einen positiven Effekt von i.v.-Methylprednisolon berichtet [Léotard et al. 2018].

5.8. Differenzialdiagnose

5.8.1. Erste Episode

Während der ersten Episode ist die Differenzialdiagnose sehr breit. Zu denken ist an einen generalisierten viralen Infekt; auch eine Enzephalitis oder eine cerebrale Affektion anderer Ursache, insbesondere im Bereich des Hirnstamms, kommt in Frage. Schlafmangel ist ebenso eine wichtige Differenzialdiagnose. Auch eine akut beginnende Hypersomnie anderer Ursache ist möglich, wie etwa eine Narkolepsie, die selten einen fulminanten Beginn haben kann. Ferner muss an akut beginnende affektive und psychotische Störungen gedacht werden sowie an Intoxikationen oder Stoffwechselentgleisungen. Auch Hirntumoren, die zu akutem Hirndruck führen, sowie cerebrale Insulte können eine ähnliche Symptomatik hervorrufen.

5.8.2. Weitere Episoden

Bei rezidivierenden Episoden engt sich die Differenzialdiagnose etwas ein. Auch hier stellt Schlafmangel eine wichtige Differenzialdiagnose dar. In Frage kommen ferner rezidivierende Insulte wie beim MELAS-Syndrom, Tumoren des 3. Ventrikels, die eine intermittierende Verlegung des Liquorabflusses verursachen, und phasisch verlaufende psychiatrische Erkrankungen. Hier ist besonders an atypische Depressionen und schizoaffektive Psychosen zu denken.

6. Andere Hypersomnien mit zentralem Ursprung

Im Folgenden werden die weiteren Störungen näher dargestellt, die in der ICSD-3 im Kapitel 3. "Hypersomnien mit zentralem Ursprung" ("*Central disorders of hypersomnolence*") eingeordnet werden [American Academy of Sleep Medicine 2014]. Diese umfassen

- Hypersomnie durch eine körperliche Erkrankung (*Hypersomnia due to a medical disorder*)
- Hypersomnie durch Medikamenten- oder Substanzgebrauch (*Hypersomnia due to a medication or substance*)
- Hypersomnie im Zusammenhang mit psychiatrischen Erkrankungen (*Hypersomnia associated with a psychiatric disorder*)
- Schlafmangelsyndrom (*Insufficient sleep syndrome*)

Wie bereits im ICSD-2 müssen diese Störungsbilder seit mindestens drei Monaten bestehen und gehen ebenfalls mit einem täglich auftretenden Schlafbedürfnis oder Einschlafen einher. Sofern ein MSLT durchgeführt wird, liegt die mittlere Einschlaflatenz bei maximal acht Minuten und es darf maximal ein SOREM beobachtet werden [American Academy of Sleep Medicine 2014, Mayer et al. 2015].

Obwohl in der ICSD-3 nicht erwähnt, wäre auch hierbei zu fordern, dass ein ggf. auftretender SOREM in der vorausgehenden Polysomnographie mit zu berücksichtigen ist. Bei allen Diagnosen dieser Gruppe muss die Störung direkt auf die jeweils zugrunde liegende Erkrankung zurück zu führen sei, darf also z.B. nicht bereits vorher bestanden haben. Sofern die Kriterien einer Narkolepsie erreicht werden, ist eine Narkolepsie Typ 1 oder Typ 2 bei z.B. körperlicher Erkrankung zu klassifizieren [Mayer et al. 2015].

6.1. Hypersomnie durch eine körperliche Erkrankung

Das primäre diagnostische Kriterium ist, wie bei den meisten anderen Formen der Hypersomnie auch, eine erhöhte Tagesschläfrigkeit über mehr als 3 Monate. Das zweite ist, dass eine organische Erkrankung besteht, die plausibel als Ursache der Schläfrigkeit angesehen werden kann. Wenn sie zusätzlich mit Kataplexien verbunden sind oder im MSLT die Kriterien der Narkolepsie erfüllt werden, sind diese Fälle als symptomatische Narkolepsie einzuordnen. Eine symptomatische idiopathische Hypersomnie gibt es logischerweise nicht.

Die residuale Tagesschläfrigkeit bei behandelter Schlafapnoe stellt eine Unterform der Hypersomnie durch eine körperliche Erkrankung dar. Bei dieser Form kann die mittlere Einschlaflatenz im MSLT mehr als acht Minuten betragen. Für Hypersomnien nach Schädel-Hirn-Trauma ist zu beachten, dass die Hypocretin-Neurone betroffen sein können und auch die Prävalenz einer schlafbezogenen Atmungsstörung hoch ist, so dass auf jeden Fall das Vorliegen anderer Schlafstörungen geprüft werden muss [American Academy of Sleep

Originalformulierung	Deutsche Übersetzung
Hypersomnia due to Parkinson disease	Hypersomnie durch Morbus Parkinson
Posttraumatic Hypersomnia	Posttraumatische Hypersomnie
Genetic disorders associated with primary central nervous system somnolence	Genetische bedingte Störungen mit ZNS-Hypersomnie
Hypersomnia secondary to brain tumors, infections, or other central nervous system lesions	Hypersomnie durch Hirntumoren, Infektionen oder andere ZNS-Läsionen
Hypersomnia secondary to endocrine disorder	Hypersomnie durch endokrine Störung
Hypersomnia secondary to metabolic encephalopathy	Hypersomnie durch metabolische Enzephalopathie
Residual hypersomnia in patients with adequately treated OSA	Residuale Hypersomnie bei Patienten mit adäquat behandelter obstruktiver Schlafapnoe

Tab. 6.1: Klinische und pathologische Subtypen der Hypersomnie durch eine körperliche Erkrankung in der ICSD-3 [American Academy of Sleep Medicine 2014].

Medicine 2014, Mayer et al. 2015]. Die in der ICSD-3 aufgeführten klinischen und pathologischen Subtypen sind in Tab. 6.1 dargestellt.

6.1.1. Zerebrale Erkrankungen

ZNS-Schädigungen verschiedenster Art wie Tumoren, Insulte oder Entzündungen können eine Hypersomnie auslösen. Eine ausgeprägte Tagesschläfrigkeit kann beispielsweise bei Hirnstammerkrankungen, aber auch bei hypothalamischen und thalamischen Störungen auftreten. Bei Patienten mit Tagesschläfrigkeit nach einem cerebralen Insult sollte auf jeden Fall auch ein Schlafapnoe-Syndrom ausgeschlossen werden, da diese Störung sehr häufig ist und die Behandlung einer Schlafapnoe sehr wahrscheinlich das Risiko für einen Re-Insult erheblich senkt [Marin et al. 2005]. Bei periodischen Hypersomnien sollte an die Möglichkeit einer intermittierenden Verlegung der Liquorwege, z.B. durch einen Tumor oder eine Zyste, gedacht werden.

6.1.1.1. Multiple Sklerose (Encephalomyelitis disseminata)

Müdigkeit, auch als Fatigue bezeichnet, im Sinne von Mattigkeit, Erschöpfbarkeit, aber auch Schläfrigkeit gehören zu den häufigsten Symptomen der Multiplen Sklerose. Dies kann entweder sekundär durch Schlafstörungen, Infekte oder Depression verursacht werden, oder primär durch den Krankheitsprozess. Diese primären Mechanismen sind noch wenig bekannt. Eine direkte Schädigung von Zentren, die an der Schlaf-Wach-Regulation beteiligt sind, ist angesichts der Häufigkeit dieses Phänomens eher unwahrscheinlich. Wenn alle behandelbaren Ursachen wie Schlafapnoe und PLMD (☞ Kap. 7.1.2.3.), aber auch psychologische Faktoren ausgeschlossen oder so gut wie möglich behandelt wurden und die Müdigkeit trotzdem als Symptom bestehen bleibt, kommt eine symptomatische Therapie mit Stimulanzien in Frage. Hierzu gibt es erste kontrollierte Studien [Lange et al. 2009; Rammohan und Lynn 2005; Kraft und Bowen 2005]. Als Alternative kann auch noch an Amantadin gedacht werden [Rosenberg und Shafor 2005].

Die Zahl der Daten wächst, die auf eine Beteiligung des Immunsystems an der Narkolepsie hindeuten, aber das gleichzeitige Auftreten von Narkolepsie und anderen Autoimmunerkrankungen einschließlich Multipler Sklerose ist selten. Kallweit et al. differenzierten anhand einer Untersuchung an insgesamt 26 solcher Patienten einen symptomatischen Typ mit Läsionen im Hypothalamus von einem koexistierenden Typ ohne Hypothalamusläsionen [Kallweit et al. 2018]. Bemerkenswert war, dass bei vier Patienten ein positiver Effekt von Steroiden, Immunglobulinen oder Natalizumab auf die Narkolepsiesymptome beobachtet werden konnte.

6.1.1.2. Schädel-Hirn-Trauma

Vorübergehende oder auch länger anhaltende Tagesschläfrigkeit betrifft sehr viele Patienten mit Schädel-Hirn-Trauma. Die pathophysiologischen Zusammenhänge sind hier noch weitgehend unklar. Vor der Einleitung einer rein symptomatischen Therapie lohnt es sich auf jeden Fall, eine intensive Abklärung möglicher Ursachen der Schläfrigkeit auch mit einer Schlaflaboruntersuchung voranzutreiben. Eine Untersuchung aus 2007 [Castriotta et al. 2007] hat gezeigt, dass sich bei fast 50 % aller Patienten mit Schädel-Hirn-Trauma in der Polysomnographie auffällige Befunde ergaben, darunter obstruktive Schlafapnoe, periodische Beinbewegungen im Schlaf und sogar Fälle von Narkolepsie. Baumann et al. konstatierten 2009 auf Basis eigener Untersuchungen, dass die Anzahl der Hypocretin-Neuronen bei Patienten mit schwerem Schädel-Hirn-Trauma signifikant verringert ist und sehen dies als eine mögliche Ursache der chronischen Schläfrigkeit bei den Betroffenen [Baumann et al. 2009]. Noain et al. stellten in ihren Versuchen an Ratten fest, dass eine geschlossene, diffuse, traumatische Hirnverletzung einen Monat nach dem Trauma einen erhöhten Schlafbedarf verursachte und der Schlaf der Versuchstiere auch tiefer wurde. Als histologisches Korrelat fand sich eine verringerte Anzahl von immunreaktiven Histamin-Zellen im Nucleus tuberomammillaris, was möglicherweise mit einer erhöhten neuroinflammativen Reaktion zusammenhängt. Monoaminerge und hypocretinerge Neurotransmittersysteme im Hypothalamus sowie im rostralen Hirnstamm waren jedoch nicht betroffen. Diese Ergebnisse legen nach Meinung der Autoren nahe, dass ihr Modell für traumatische Hirnverletzungen bei Ratten die posttraumatischen Schlaf-Wach-Störungen des Menschen und die damit verbundenen histopathologischen Befunde sehr genau widerspiegelt [Noain et al. 2018].

6.1.1.3. Parkinson-Erkrankung

Bei Parkinson-Patienten ist Tagesschläfrigkeit ein sehr häufiges Problem. In vielen Fällen bestehen auch Schlafstörungen. Die Ursachen hierfür sind vielfältig. Bei Parkinson-Patienten kommen gehäuft schlafbezogene Atmungsstörungen vor, auch periodische Beinbewegungen mit Schlaffragmentierung finden sich häufig, ebenso wie Schlafstörungen durch REM-Schlaf-Verhaltensstörung (RBD). Ferner kann die eingeschränkte Beweglichkeit, besonders bei relativer Unterdosierung der dopaminergen Medikation in der Nacht, Schlafstörungen verursachen. Darüber hinaus können auch die dopaminergen Medikamente Schläfrigkeit bis hin zu Schlafattacken verursachen [Frucht et al. 1999]. Als letzter, aber wichtiger Punkt ist noch die Auswirkung der Krankheit selbst auf die Schläfrigkeit in Betracht zu ziehen. Immerhin sind bei der Erkrankung wesentliche Transmittersysteme betroffen, die auch in der Schlaf-Wach-Regulation eine wichtige Rolle spielen. In Fällen von relevanter Schläfrigkeit sollte beim Parkinson-Syndrom auf jeden Fall eine Optimierung der Medikation auch für die Nacht angestrebt und die Problematik durch eine Schlaflaboruntersuchung abgeklärt werden. Bei Parkinson-Patienten, bei denen eine Schlafapnoe und eine Depression polysomnographisch ausgeschlossen worden war und bei denen Schlafstörungen und Tagesschläfrigkeit bestand, konnte durch eine Behandlung mit Natriumoxybat eine deutliche Besserung der Tagesschläfrigkeit (ESS von 15,6 auf 9,0) und der Schlafqualität (PSQI von 10,9 auf 6,6) erzielt werden [Ondo et al. 2008].

Ähnlich wie im Abschnitt zuvor zum Schädel-Hirn-Trauma gibt es mittlerweile auch bei Parkinson-Patienten Hinweise auf eine Verringerung der Anzahl der Hypocretin-Neuronen [Fronczek et al. 2008] bzw. auf Veränderungen im histaminergen System in der Substantia nigra sowie im Striatum [Shan et al. 2012], was bei den Betroffenen ebenfalls ursächlich für eine chronischen Schläfrigkeit in Frage kommen kann.

6.1.1.4. Chronisches Müdigkeitssyndrom (CFS)

Das chronische Müdigkeitssyndrom oder *"Chronic Fatigue Syndrome"*, auch als chronisches Erschöpfungssyndrom bezeichnet, ist eine Störung, bei der als Hauptsymptom eine ausgeprägte Erschöpfung, nicht aber unbedingt eine Schläfrigkeit besteht. Ob es sich hier um eine zerebrale Erkrankung, eine allgemein-körperliche Krankheit, z.B. auf der Basis eines chronischen Infekts, oder um eine psychiatrisch begründete Erkrankung handelt, ist umstritten. Es besteht eine enge Beziehung zum Fibromyalgiesyndrom, bei dem die Schmerzsymptomatik mehr im Vordergrund steht, aber ebenfalls sehr häufig eine Müdigkeit oder Erschöpfung gefunden wird. Die Einordnung unter die "Hypersomnien durch körperliche Erkrankung" ist deshalb sicher nicht unumstritten. Die Fibromyalgie wurde in der ICSD-2 im Anhang A ("Schlafstörungen assoziiert mit anderweitig klassifizierten Erkrankungen") aufgeführt. Das CFS stellt eine Differenzialdiagnose der "nichtorganischen Hypersomnie" (☞ Kap. 6.4.) dar.

Bevor die Diagnose eines CFS gestellt wird, sollte neben den vielen Untersuchungen, die in diesem Rahmen ohnehin durchgeführt werden, obligat auch eine eingehende polysomnographische Untersuchung stattfinden. Dabei müssen subtile Formen der Schlafapnoe und periodische Beinbewegungen im Schlaf als mögliche Ursachen einer okkulten Schlafstörung ausgeschlossen werden. Unter Umständen finden sich auch auffällige Befunde im Sinne einer erhöhten Alphaintrusion in den Schlaf (Alpha-Delta-Schlaf, K-Alpha-Schlaf oder tonisches Alpha-EEG im Schlaf), wie sie auch bei Fibromyalgie häufiger berichtet werden. Eine ausführliche Übersicht zu dieser Erkrankung findet sich in dem Buch von M. Dahmen in dieser Reihe [Dahmen 2006].

6.1.2. Körperliche Erkrankungen

Eine Vielzahl von körperlichen Erkrankungen kann Müdigkeit oder Schläfrigkeit als Symptom mit sich bringen. Sämtliche entzündlichen und fieberhaften Erkrankungen können über die Vermittlung durch die Immunmediatoren unmittelbar zu Schläfrigkeit führen. Differenzialdiagnostisch relevant wird dies vor allem dann, wenn die zugrunde liegende Erkrankung nicht ohne weiteres erkennbar ist. Auch Erkrankungen, die eine

Stoffwechselstörung mit sich bringen, können gehäuft zu Schläfrigkeit führen, z.B. Lebererkrankungen oder Nierenerkrankungen. In beiden Fällen können die Ursachen für die induzierte Tagesschläfrigkeit vielfältig sein, das reicht von toxischen Stoffwechselprodukten bei der Urämie oder beim Leberversagen bis zur Auslösung von Restless Legs bei Dialysepatienten. Bei chronischer Hepatitis ist Tagesmüdigkeit sehr häufig, ohne dass die zugrunde liegenden Pathomechanismen bisher aufgeklärt werden konnten. Bei neuromuskulären Erkrankungen führt häufig eine nächtliche Atemstörung zur Tagesschläfrigkeit. Bei Herzinsuffizienz und Tagesschläfrigkeit ist am ehesten an zentrale Atemregulationsstörungen (Cheyne-Stokes-Atmung) zu denken. Es wurde uns aber auch ein Fall berichtet, bei dem eine nächtliche bradykarde Rhythmusstörung zu einer ausgeprägten Tagesschläfrigkeit führte, die durch eine Schrittmacherimplantation prompt behoben werden konnte (Tracik, persönliche Mitteilung).

Anämien können sich auf schlafmedizinischem Gebiet nicht nur als Ursache für Restless-Legs-Symptome bemerkbar machen, sondern auch durch eine erhöhte Erschöpfbarkeit und Tagesmüdigkeit. Auch Tumoren bringen sehr häufig Müdigkeit und Schläfrigkeit mit sich. Dies wird bei bekannten Tumorerkrankungen weitgehend als selbstverständlich hingenommen. In Einzelfällen kann aber auch die Schläfrigkeit das erste und einzige Symptom einer Tumorerkrankung sein. Dies war der Fall bei einer Patientin mit vorbestehendem Restless-Legs-Syndrom, bei der unter laufender Behandlung plötzlich Einschlafattacken aufgetreten waren. Unter dem Verdacht, dass es sich um eine Nebenwirkung der RLS-Medikation handeln könnte, erfolge die Untersuchung im Schlaflabor. Aufgrund einer ausgeprägten nächtlichen Tachykardie und Tachypnoe wurde die Patientin weiter zur internistischen Untersuchung überwiesen, wo sich ein bislang asymptomatisches Pankreas-Karzinom in relativ weit fortgeschrittenem Zustand fand.

Weitere internistische Ursachen einer Tagesschläfrigkeit können hormonelle Störungen jeglicher Art sein, insbesondere Hypothyreosen und Störung im Cortisolhaushalt. Testosteronmangel wird häufig als Ursache für Tagesmüdigkeit angeschuldigt, ohne dass dies durch Studien belegt wäre. Die uns bekannten Therapieerfolge durch Testosteronbehandlung bei Patienten mit Tagesschläfrigkeit waren auch denkbar gering.

Eine umfassende und gründliche somatische Anamnese und körperliche Untersuchung gehören wegen der großen Vielfalt von möglichen internistischen Ursachen von Tagesschläfrigkeit unbedingt in das Untersuchungsprogramm bei Hypersomnien. Dabei sollte auch großer Wert darauf gelegt werden, vom Patienten berichtete Fremdbefunde im Originaltext beizuziehen, um Missverständnisse zu vermeiden und mögliche Lücken in der Diagnostik nicht zu übersehen.

6.2. Hypersomnie durch Medikamenten- oder Substanzgebrauch

Die Hypersomnie durch eine Medikation oder Substanz bezieht sich sowohl auf den Medikations- bzw. Substanzgebrauch oder -missbrauch (z.B. sedierende Medikation, Alkohol, Drogen mit Missbrauchspotential) als auch auf das Absetzen von Stimulanzien (z.B. Amphetamine, Koffein usw.) [American Academy of Sleep Medicine 2014, Mayer et al. 2015]. Eine Vielzahl von Medikamenten kann direkt oder über eine induzierte Schlafstörung indirekt zu Tagesschläfrigkeit führen. Zunächst sind das natürlich alle Medikamente, die als Hypnotika eingesetzt werden, insbesondere die Benzodiazepine und Benzodiazepin-Rezeptor-Agonisten. Auch die Histamin-H_1-Rezeptor-Antagonisten haben stark sedierende Eigenschaften, sofern sie ZNS-gängig sind, wie das Diphenhydramin und das Doxylamin. H_1-Antagonisten der 2. und 3. Generation, die zur Behandlung von Allergien eingesetzt werden, haben deutlich weniger sedierende Eigenschaften. Ganz generell haben auch sehr viele Psychopharmaka sedierende Eigenschaften, die individuell sehr unterschiedlich ausgeprägt sein können. Insgesamt ist die Zahl der Medikamente, die Müdigkeit oder Schläfrigkeit als Nebenwirkung haben können, sehr groß. Diese Nebenwirkung tritt oft nur bei einem kleinen Teil der Patienten auf, so dass sie selbst Ärzten, die das Medikament öfter verwenden, nicht geläufig ist. Deshalb sollte bei jedem Fall von unklarer Tagesmüdigkeit eine vollständige und umfassende Medikamentenanamnese erhoben und bei jedem Medikament überprüft werden, ob es möglicherweise als Ursache für die Müdigkeit in Frage kommt.

Signatur	Substanzname	Anmerkungen
A 5	Acetylsalicylsäure	Somnolenz bei langfristiger oder chronischer Anwendung
A 10	Aciclovir	
A 12	Acitretin	Pseudotumor cerebri
A 30	Allopurinol	
A 47	Amantadin	Schlafstörungen, motorische und psychische Unruhe
A 72	Amiodaron	
A 73	Amlodipin	
A 85	Analgetika, zentral wirksame	
A 95	ACE-Hemmer	
A 104	Antihistaminika	
A 120	L-Asparaginase	Zerebrale Dysfunktionen mit EEG-Veränderungen (Vigilanzstörungen)
A 130	Azithromycin	

Tab. 6.2: Auszug aus der "Roten Liste"; als Beispiel sind alle Signaturen mit dem Anfangsbuchstaben "A" aufgelistet, bei denen Müdigkeit, Schläfrigkeit oder Somnolenz als mögliche Nebenwirkung genannt ist.

Neben den Medikamenten können auch viele Drogen und Genussmittel Schläfrigkeit auslösen. Bei Opiaten ist neben der durch die Droge direkt verursachten Schläfrigkeit auch noch daran zu denken, dass diese Substanzen sowohl beim bestimmungsgemäßen Gebrauch als auch beim Missbrauch und als Substitutionsmittel ein zentrales Schlafapnoe-Syndrom auslösen können. Auch Schläfrigkeit als Absetzeffekt von Stimulanzien ist hier einzuordnen.

Bei unklarer, u.U. rezidivierender Schläfrigkeit ohne erkennbare Ursache, sollte auch an heimlichen Drogenkonsum gedacht und eine entsprechende Screening-Untersuchung im Urin veranlasst werden.

6.3. Hypersomnie im Zusammenhang mit psychiatrischen Erkrankungen

In der ICSD-2 lautete die volle Bezeichnung dieser Störung vormals "Hypersomnie, nicht verursacht durch Substanzgebrauch oder bekannte physiologische Umstände"; als Synonyme wurden unter anderem Schlaf-Hypochondrie, Pseudohypersomnie und Pseudonarkolepsie genannt. Die Schläfrigkeit muss dabei gleichzeitig mit der psychischen Störung bestehen [American Academy of Sleep Medicine 2005, Mayer et al. 2015]. Die Klagen der Patienten bestehen in verlängertem Nachtschlaf, Tagesschläfrigkeit oder zahlreichen kurzen Schlafepisoden während des Tages. Eine organische Ursache findet sich nicht, auch die Kriterien einer anderen Form der Hypersomnie werden nicht erfüllt. Die Patienten sind ganz auf ihre schlafbezogenen Beschwerden fixiert. Psychiatrische Symptome werden erst im Rahmen einer längeren psychiatrischen Exploration oder bei einer psychometrischen Testung erkennbar. Die zugrunde liegenden psychischen Erkrankungen können affektive Störungen, Konversionsstörungen und undifferenzierte somatoforme Störungen sein, seltener schizoaffektive Störungen, Anpassungsstörungen und Persönlichkeitsstörungen.

In der Polysomnographie zeigt sich meistens eine lange Zeit im Bett mit einem fragmentierten Schlaf. Im MSLT findet sich ein unauffälliger Befund. Vigilanztests können unauffällig sein, aber auch ein unrealistisch schlechtes Ergebnis zeigen, wenn der Patient seine ausgeprägte Beeinträchtigung demonstrieren will. Bei einer 24-Stunden-Ableitung, bei der es dem Probanden freisteht, wann er sich ins Bett legen will, verbringen diese Patienten sowohl am Tage als auch nachts viel Zeit im Bett. Manchmal liegen sie dann mehrere Stunden ruhig, mit geschlossenen Augen im Bett und scheinen nach dem visuellen Eindruck zu schlafen, während das EEG kontinuierlich Alpha-Aktivität zeigt.

6.3.1. Atypische und saisonale Depression

Bei atypischen und bei saisonalen Depressionen tritt häufig eine Hypersomnie auf. Im Normalfall wird diese hypersomnische Symptomatik als Teil der Grundkrankheit angesehen. Die Diagnose einer Nichtorganischen Hypersomnie ist nur gerechtfertigt, wenn die Hypersomnie so weit im Vordergrund der Beschwerden steht, dass es schwer wird, die dahinter stehende Depression zu erkennen.

6.3.2. Somatoforme Störungen

Das gemeinsame Kennzeichen von somatoformen Störungen ist, dass körperliche Symptome bestehen, die aber durch eine unter Umständen bestehende tatsächliche körperliche Erkrankung nicht hinreichend erklärt werden können. Es bestehen psychische Ursachen, aber die Symptome stehen nicht unter der direkten willentlichen Kontrolle der Betroffenen. Typisch für die somatoformen Störungen ist es, dass eine Vielzahl von körperlichen Beschwerden verschiedenster Art besteht. Das sind sehr häufig Schmerzen, aber auch Beschwerden von Müdigkeit oder Tagesschläfrigkeit können vorkommen. Grundsätzlich kann jedes Symptom einer körperlichen Krankheit bei einer somatoformen Störung auftauchen, somit ist diese Differenzialdiagnose immer in Betracht zu ziehen, wenn eine vielfältige körperliche Symptomatik besteht. Wenn die nicht durch körperliche Ursachen begründete Tagesschläfrigkeit ganz im Vordergrund steht, ist sie im Sinne der ICD-10 am besten unter der Rubrik "Sonstige somatoforme Störungen" (ICD-10: F 45.8) einzuordnen, während in der ICSD-3 die Diagnose einer Hypersomnie im Zusammenhang mit einer psychischen Erkrankung zu stellen ist.

6.3.3. Dissoziative Störung

Dissoziative Störungen oder Konversionsstörungen stehen in enger Verbindung mit traumatisierenden Ereignissen, unlösbaren oder unerträglichen Konflikten oder gestörten Beziehungen. Dies können akute Ereignisse oder auch länger bestehende schwere Konfliktsituationen sein. Wenn der Beginn mit einem akuten traumatisierenden Lebensereignis verbunden ist, neigen die dissoziativen Störungen zur Remission nach einigen Wochen oder Monaten. Zum Konzept der Konversionsstörungen gehört es, dass definitiv kein Hinweis auf eine bekannte somatische oder neurologische Krankheit vorliegt. Dissoziative Bewegungsstörungen (ICD-10: F 44.4) können Kataplexien imitieren, besonders wenn Patienten solche Krankheitsbilder bereits anderweitig kennen gelernt haben. Ein dissoziativer Stupor (ICD-10: F 44.2) kann sich wie eine "Schlafattacke" äußern. Häufig erscheinen die Patienten in diesen Zuständen, im Gegensatz zu echten Schlafattacken im Rahmen einer Narkolepsie, praktisch nicht weckbar und reagieren häufig selbst auf stärkere Schmerzreize überhaupt nicht. Die Differenzierung gelingt durch die Aufzeichnung eines EEGs oder einer Polysomnographie, die in diesem Zustand keine Anzeichen von schlaftypischer Aktivität zeigen.

6.3.4. Neurasthenie

Die Neurasthenie gehört zu den unscharf definierten Störungen, bei denen sich keine körperliche Ursache finden lässt. Neben der Form, bei der das Schwergewicht auf körperlicher Schwäche und Erschöpfung nach geringer Anstrengung liegt und die Beziehungen zum Fibromyalgie-Syndrom hat, gibt es eine zweite Form, bei der das Hauptcharakteristikum vermehrte Müdigkeit nach geistiger Anstrengung mit Konzentrationsschwächen ist. Bei diesen Störungen können Ein- und Durchschlafstörungen auftreten, es kann aber auch Hypersomnie im Vordergrund stehen. Eine objektivierbare erhöhte Einschlafneigung findet sich nicht, eine verminderte Leistung bei Daueraufmerksamkeits- und Vigilanztests kann dagegen vorliegen. Eine Abgrenzung der Neurasthenie (ICD-10: F 48.0) zum chronischen Müdigkeitssyndrom ist schwierig bis unmöglich, und die Einordnung hängt oft mehr vom Fachgebiet des behandelnden Arztes als von der tatsächlichen Symptomatik ab. Wenn die Störung nach einem Virusinfekt beginnt, sollte als Alternativhypothese auch an ein postvirales Ermüdungssyndrom (ICD-10: G 93.3) gedacht werden. Diese Störung sollte allerdings normalerweise innerhalb von 6 Monaten nach einem als Ursache in Frage kommenden Infekt abgeklungen sein.

6.4. Schlafmangelsyndrom

6.4.1. Klinik

Das Schlafmangelsyndrom (*Insufficient sleep syndrome*) wird in der ICSD-3 den Hypersomnien mit zentraler Ursache zugeordnet [American Academy of Sleep Medicine 2014]. In der ICSD-2 wurde die Störung als verhaltensinduziertes Schlafmangelsyndrom *(Behaviorally Induced Insufficient*

Sleep Syndrome, BIISS) bezeichnet [American Academy of Sleep Medicine 2005]. Das Kennzeichen der Erkrankung ist eine willentliche, aber nicht absichtliche chronische Schlafdeprivation. Bei dieser Störung bestehen keine Ein- oder Durchschlafstörung und keine wesentlichen psychopathologischen Auffälligkeiten. Auch körperlich sollten keine ursächlichen Störungen bestehen, wenn diese Diagnose gestellt wird (☞ Tab. 6.2).

Dass Schlafmangel zu Müdigkeit und Schläfrigkeit führt, ist allgemein bekannt. Normalerweise ist Menschen, die zu wenig schlafen, dieser Zusammenhang und auch ihr Schlafdefizit bewusst. Dennoch ergeben sich immer wieder Situationen, in denen Patienten unbewusst in einen Zustand des Schlafmangels geraten und nicht selbst erkennen, dass keine andere Erkrankung, sondern nur die ungenügende Schlafdauer die Ursache ihrer Schläfrigkeit ist. Patienten, die den Schlafmangel als Ursache ihrer Schläfrigkeit selbst erkennen, sollten nicht in diese diagnostische Kategorie eingeordnet werden.

Der Schlafmangel lässt sich durch detaillierte Anamnese oder durch das Führen eines Schlafprotokolls, bei unzuverlässigen Angaben besser durch eine Aktigraphie über mindestens 2 Wochen, belegen.

6.4.2. Ätiologie und Pathophysiologie

Schichtarbeit ohne dadurch ausgelöste Schlafstörungen, aber mit erheblich eingeschränkter Schlafdauer, oder eine Doppelbelastung wie bei berufstätigen Müttern oder Nebenerwerbslandwirten können das Auftreten begünstigen. Die Häufigkeit des Schlafmangelsyndroms in der Bevölkerung wird auf 1-4 % geschätzt, genauere Angaben sind wegen der aufwendigen differenzialdiagnostischen Abgrenzung und der unscharfen Definition nicht möglich [Ohayon 2008]. Auch in der Adoleszenz kommt die Störung gehäuft vor. In dieser Altersgruppe ist der Schlafbedarf individuell sehr unterschiedlich; die Veränderung hin zum Schlafverhalten des Erwachsenen kann zu unterschiedlichen Zeitpunkten in der Entwicklung erfolgen. Wenn noch ein relativ hoher Schlafbedarf besteht, die Schlafdauer aber aus sozialen Gründen verkürzt wird, oder wenn sich der Jugendliche an Älteren oder Gleichaltrigen orientiert, die einen deutlich kürzeren Schlafbedarf haben, kann sich ein Schlafmangelsyndrom entwickeln. Bevorzugt tritt das Schlafmangelsyndrom auch bei Menschen auf, die einen individuell hohen Schlafbedarf von über 8 Stunden haben. Wenn sie sich an der "gesellschaftlichen Norm" von ca. 7½-8 Stunden Schlaf orientieren, baut sich leicht ein Schlafdefizit auf. Auch

Schlafmangelsyndrom (Insufficient Sleep Syndrome)
A. Der Patient leidet an unwiderstehlichem Schlafdrang oder ungewolltem Einschlafen am Tag, bzw. bei präpubertären Kindern an schläfrigkeitsbedingten Verhaltensauffälligkeiten
B. Die Schlafdauer des Patienten, die durch Eigen- oder Fremdanamnese, ein Schlafprotokoll oder Aktigraphie[1] bestimmt wird, ist normalerweise kürzer als nach den altersangepassten Normdaten zu erwarten wäre[2].
C. Die verkürzte Schlafdauer besteht mindestens 3 Monate lang beinahe täglich.
D. Der Patient begrenzt seine Schlafdauer durch Hilfsmittel wie einen Wecker oder er lässt sich durch eine andere Person wecken. Wenn solche Maßnahmen nicht eingesetzt werden, etwa am Wochenende oder im Urlaub, schläft der Patient im Allgemeinen länger als sonst.
E. Eine Verlängerung der Schlafdauer führt zu einer Beseitigung der Schläfrigkeitssymptome.
F. Die Symptome können nicht durch eine andere unbehandelte Schlafstörung, den Einfluss von Medikamenten oder Substanzen oder körperliche, neurologische oder psychische Erkrankungen besser erklärt werden.
Anmerkungen:
[1] *Wenn Zweifel an der Validität der anamnestischen Angaben oder des Schlafprotokolls bestehen, sollte eine Aktigraphie durchgeführt werden, möglichst über mindestens zwei Wochen.*
[2] *Bei Patienten mit langer Schlafdauer kann die übliche Schlafperiode im Vergleich zu den altersadaptierten Normwerten normal sein. Trotzdem kann diese Schlafdauer für diese Gruppe ungenügend sein.*

Tab. 6.3: Diagnostische Kriterien des Schlafmangelsyndroms nach ICSD-3 [American Academy of Sleep Medicine 2014].

bei Personen, die es gewohnt sind, spät zu Bett zu gehen und dafür relativ lange auszuschlafen, kann es zu einem chronischen Schlafmangel kommen, wenn aus beruflichen oder familiären Gründen der Aufstehzeitpunkt vorverlegt werden muss und/ oder der Ausgleich des Schlafdefizits am Wochenende nicht mehr möglich ist. Eine Überlappung mit einer milden Form einer anderen Schlafstörung, die den Schlaf fragmentiert, wie bei einem leichten Schlafapnoe-Syndrom oder bei periodischen Beinbewegungen im Schlaf, kann auftreten, da in diesen Fällen dann bei gleichbleibender Schlafdauer der Schlaf weniger effizient wird und damit nicht mehr ausreicht.

6.4.3. Diagnosesicherung und Therapie

Die Therapie besteht in der Aufklärung des Patienten und der Verlängerung der täglichen Schlafdauer. Die Schlafdauer sollte für mindestens drei Wochen um 90 Minuten täglich verlängert werden. Durch das Führen eines Schlafprotokolls oder eine Aktigraphie über diesen Zeitraum wird das Einhalten der längeren Schlafdauer verhaltenstherapeutisch unterstützt. Die Diagnose kann als gesichert angesehen werden, wenn eine längere Schlafdauer eine deutliche Verminderung der Tagesmüdigkeit mit sich bringt. Die Folgen des Schlafmangelsyndroms sollten nicht bagatellisiert werden, da das Unfallrisiko ebenso wie bei Patienten mit Tagesschläfrigkeit aus anderen Ursachen erhöht ist [Komada et al. 2008].

Eine Verwechslung mit Narkolepsie ist möglich, weil ein MSLT mit einer kurzen Schlaflatenz unter 8 Minuten und mit 2 *Sleep-Onset*-REM-Perioden auch als Folge eines akuten oder chronischen Schlafmangels auftreten kann.

7. Differenzialdiagnose der Tagesschläfrigkeit bzw. Hypersomnie

7.1. Ursachen hypersomnischer Syndrome

Der Grad der Wachheit fluktuiert in Abhängigkeit von vielen Faktoren und kann sich kurzfristig stark verändern (☞ Kap. 2.2.2.). Hypersomnische Syndrome mit Krankheitswert sind durch Tagesschläfrigkeit oder Müdigkeit gekennzeichnet, die über längere Zeit kontinuierlich oder immer wieder auftritt und das Befinden, die Alltagsfunktionen oder die Lebensqualität insgesamt relevant beeinträchtigt. Die Differenzialdiagnostik dieser Beschwerden muss alle möglichen Ursachen berücksichtigen, die zu einer anhaltenden hypersomnischen Symptomatik führen können. Im Folgenden werden die häufigsten Ursachen von Hypersomnie dargestellt, die nicht in den anderen Kapiteln dieses Buches näher behandelt wurden.

7.1.1. Ungenügende Schlafdauer

Akuter oder chronischer Schlafmangel führt zu Tagesschläfrigkeit und kompensatorisch zu vermehrtem Schlaf, wenn die Gelegenheit dazu gegeben wird. Diese Erkenntnis scheint zunächst einmal trivial. Dennoch ergeben sich immer wieder Situationen, in denen Patienten unbewusst in einen Zustand des Schlafmangels geraten und nicht selbst erkennen, dass keine andere Erkrankung, sondern nur die ungenügende Schlafdauer die Ursache ihrer Schläfrigkeit ist. In anderen Fällen erkennen die Patienten zwar den Schlafmangel als Ursache, sind aber aus bestimmten Gründen nicht in der Lage, die Schlafdauer zu verlängern. Im Extremfall entwickelt sich ein chronisches Schlafmangelsyndrom (☞ Kap. 6.4.).

7.1.1.2. Schichtarbeit

Bei Schichtarbeit kommt es in sehr vielen Fällen zu einem Schlafdefizit, da sich das zirkadiane System nicht schnell genug an die wechselnden Schichtzeiten anpassen kann. Besonders ungünstig sind rückwärts rotierende Schichtfolgen (also die Folge Spätschicht – Frühschicht – Nachtschicht). Auch Schichtfolgen mit extrem kurzen Erholungsphasen zwischen den einzelnen Schichten, die teilweise bei der Polizei üblich sind, sind ungünstig. Ebenso sind Schichtpläne mit einer sehr unregelmäßigen, nicht planbaren Schichtfolge problematisch, wie sie beispielsweise bei der Bahn anzutreffen sind. Die durch die Schichtarbeit bedingten Schlafstörungen und die Tagesschläfrigkeit werden unter dem Begriff des "Schichtarbeitersyndroms" zusammengefasst.

7.1.1.3. Insomnie

Bei Patienten mit Insomnie besteht in der Regel eine verkürzte Schlafdauer aufgrund der Ein- und Durchschlafstörungen. Bei diesen Patienten kommt es aber eben gerade nicht zu einem hypersomnischen Syndrom, da dies ja durch eine vermehrte Schläfrigkeit und/oder eine verlängerte Schlafdauer gekennzeichnet ist. Die Insomniepatienten sind vielmehr erschöpft und müde, können aber aufgrund ihrer Erkrankung nicht länger schlafen, obwohl sie die Gelegenheit dazu hätten. Bei ihnen besteht eine anhaltende Übererregtheit (Hyperarousal), die sich tags wie nachts auswirkt und dafür verantwortlich ist, dass diese Patienten sich zwar erschöpft fühlen, aber beispielsweise bei Vigilanztests in der Regel nicht nur keine Defizite, sondern eine eher überdurchschnittliche Leistung zeigen.

7.1.1.4. Zirkadiane Schlaf-Wach-Rhythmus-Störungen

Bei primären zirkadianen Schlaf-Wach-Rhythmus-Störungen kann es zu einem chronischen Schlafdefizit kommen, wenn der Patient aus beruflichen oder sozialen Gründen gezwungen ist, wach zu bleiben, obwohl sein Rhythmus "Schlaf" vorgibt. Während der sozial vorgegebenen Schlafzeit können diese Patienten dann oft nicht oder nur wenig schlafen. Unter diesen Störungen ist das Syndrom der verzögerten Schlafphase das häufigste [Morgenthaler 2007].

7.1.2. Fragmentierter Schlaf

Bis zu 20 kurze Aufwachreaktionen (Arousals) pro Stunde gehören zum Bild des physiologischen Schlafs [Bonnet und Arand 2007]. Wenn diese Arousals aber aus irgendwelchen Gründen deutlich vermehrt auftreten oder längere Schlafunterbrechungen induziert werden, verliert der Schlaf an Erholungswert und es tritt Müdigkeit auf. Die individuelle Empfindlichkeit gegenüber solchen Schlafunterbrechungen ist sehr unterschiedlich. Deshalb kann es vorkommen, dass Patienten mit einem stark fragmentierten Schlaf, z.B. bei einer ausgeprägten Schlafapnoe, subjektiv und objektiv keinerlei Anzeichen von Schläfrigkeit zeigen, während Patienten trotz einer Zahl von Arousals, die noch in den Normbereich fällt, über eine ausgeprägte Tagesmüdigkeit klagen. Das Typische der meisten Störungen mit fragmentiertem Schlaf ist, dass die Schlafunterbrechungen so kurz sind, dass sie vom Schläfer selbst in der Regel nicht wahrgenommen werden. Dadurch entsteht der Eindruck von Müdigkeit trotz subjektiv relativ guten Schlafes.

7.1.2.1. Obstruktives Schlafapnoe-Syndrom

Der Prototyp einer schlaffragmentierenden Erkrankung ist das obstruktive Schlafapnoe-Syndrom. Aufgrund einer Erschlaffung der Rachenmuskulatur kommt es im Schlaf zu einer vollständigen (Apnoe) oder teilweisen (Hypopnoe) Verlegung der oberen Atemwege, während die Atembewegungen weitergehen. Die daraus resultierende Dyspnoe führt zu einer Arousalreaktion, die mit einem Anstieg des Muskeltonus verbunden ist und die Atemwege wieder öffnet. Die Dauer eines solchen Atemereignisses beträgt meistens ca. 30 Sekunden, kann aber auch erheblich länger sein. Zumeist kommt es durch das Arousal nicht zu einem vollständigen Erwachen, so dass der Patient das Ereignis selbst nicht bemerkt und der Zyklus der Apnoe oder Hypopnoe erneut beginnen kann. Bereits ab einer Häufigkeit von 5 Atemereignissen pro Stunde Schlaf kann eine relevante Tagesschläfrigkeit als Folge auftreten, unabhängig von der Dauer der Apnoen und dem damit verbundenen Abfall der Sauerstoffsättigung.

7.1.2.2. Zentrale Schlafapnoe

Bei den zentralen Schlafapnoe-Syndromen kommt es als Folge von Atmungsregulationsstörungen zu Serien von Atempausen. Anders als bei der obstruktiven Schlafapnoe finden in den Atempausen keine frustranen Atembewegungen statt. Die Atmung kann langsam oder abrupt wieder einsetzen. Das Ende der Apnoen muss deshalb auch nicht unbedingt mit einem Arousal verbunden sein. Deshalb führt diese Störung nicht in allen Fällen zu einer Fragmentierung des Schlafes und damit zu Tagesschläfrigkeit.

7.1.2.3. Periodische Gliedmaßenbewegungen im Schlaf

Periodische Arm- oder Beinbewegungen im Schlaf (*Periodic Limb Movements in Sleep*, PLMS) sind Serien von unwillkürlichen Bewegungen, die aus dem Schlaf heraus auftreten. Die einzelne Bewegung dauert zwischen 0,5 und 5 Sekunden, der Abstand zwischen den Bewegungen beträgt 5 bis 90 Sekunden. Das Ausmaß der Bewegungen ist sehr variabel. Es reicht von einer Muskeltonuserhöhung des M. tibialis anterior ohne sichtbaren Bewegungseffekt bis zu einem ruckartigen Hochreißen des Beines, das den ganzen Körper in Bewegung bringt. Starke Bewegungen sind immer mit Arousals verbunden, aber auch sehr subtile PLMS können zu Arousals führen, die den Schlaf stören, ohne dass es dem Patienten bewusst wird, ähnlich wie bei der Schlafapnoe.

PLMS treten häufig bei Patienten mit Restless-Legs-Syndrom (RLS) auf. Sie können aber auch ohne subjektive RLS-Symptomatik vorkommen und die Ursache für eine Hypersomnie darstellen. Diese Konstellation wird als *Periodic Limb Movement Disorder* (PLMD) bezeichnet. Bei vielen Patienten mit PLMS, die spontan nicht über RLS klagen, können bei genauer Nachexploration allerdings doch die charakteristischen Symptome eines RLS erfragt werden, wenn auch in geringer Ausprägung.

Die Behandlung einer PLMD erfolgt nach den gleichen Prinzipien wie beim RLS.

7.1.2.4. Bruxismus

Eine weitere, wenig beachtete Ursache für eine Schlaffragmentierung kann Bruxismus (Zähneknirschen) sein. Eine sorgfältige Anamnese und ggf. Fremdanamnese kann diese Störung meistens aufdecken. Der Bruxismus kann auch in der Polysomnographie mit Videoaufzeichnung erkannt werden. Dass ein Bruxismus tatsächlich die Ursache einer Tagesschläfrigkeit war und nicht nur ein zufälliger Nebenbefund, kann durch einen erfolgreichen Behandlungsversuch mit einer Aufbissschiene nachgewiesen werden.

7.1.2.5. Nächtlicher gastroösophagealer Reflux

Ein nächtlicher gastroösophagealer Reflux, der gehäuft in Verbindung mit obstruktiver Schlafapnoe auftritt, aber auch isoliert vorkommt, kann ebenfalls zu vermehrten Schlafunterbrechungen und damit Tagesschläfrigkeit führen. Die subjektive Symptomatik am Tage kann relativ gering sein und sich z.B. auf häufiges Sodbrennen beschränken. Soweit die Beschwerden nachts zum Aufwachen führen, klagen die Patienten über teilweise recht uncharakteristische Beschwerden, wie retrosternales Brennen, Husten oder bitteren/sauren Geschmack im Mund. Wenn der Reflux vor allem nachts auftritt, kann der gastroskopische Befund am Tage relativ unauffällig sein. In solchen Fällen ist eine 24-Stunden-Ösophagus-pH-Messung angezeigt, um die nächtlichen Refluxereignisse zu dokumentieren. Diese Untersuchung wird idealerweise mit einer Polysomnographie kombiniert.

7.1.2.6. Andere körperliche Erkrankungen

Bei vielen anderen körperlichen Krankheiten, die mit Schmerzen, Juckreiz, nächtlicher Atemnot oder Husten verbunden sind, ist dem Patienten die Ursache der Schlafstörung und damit der Tagesschläfrigkeit in der Regel klar. Die Differenzialdiagnose sollte daher unproblematisch sein. Der Kern der Behandlung liegt in einer ausreichenden Symptomunterdrückung in der Nacht. Der Versuch, bei Schmerzpatienten den Schmerzmittelverbrauch durch eine Absenkung der Dosis in der Nacht zu reduzieren, ist eher kontraproduktiv, da die entstehenden Schlafstörungen die Schmerzempfindung sogar erhöhen können.

7.1.3. Medikamentöse und toxische Einflüsse

Tagesschläfrigkeit oder Müdigkeit kann als Nebenwirkung von vielen Medikamenten, Drogen oder anderen Substanzen auftreten (☞ Kap. 6.2.). Eine umfassende Medikamentenanamnese ist deshalb erforderlich. Dabei ist auch an parenteral verabreichte Medikamente, auch an solche mit Depot-Wirkung zu denken. Gelegentlich werden auch heute noch Depot-Neuroleptika den Patienten als "Aufbauspritzen" verabreicht. Manche Benzodiazepine weisen eine sehr lange Halbwertszeit von mehreren Tagen auf, so dass es zu einer langsamen Kumulation kommen kann. In höherem Alter verringert sich bei manchen Substanzen die Abbaugeschwindigkeit, so dass nach jahrelangem Konsum der gleichen Dosis eine Kumulation auftritt und Tagesschläfrigkeit verursacht.

7.1.4. Körperliche Erkrankungen

Die Bandbreite der körperlichen Erkrankungen, die auch ohne vermehrte Schlafunterbrechungen zu Müdigkeit und Schläfrigkeit führen können, ist sehr groß. Die wichtigsten in Frage kommenden Erkrankungen sind im Kap. 6.1. "Hypersomnie durch eine körperliche Erkrankung" aufgeführt.

7.1.5. Psychische Erkrankungen

Schlafstörungen sind bei psychischen Erkrankungen eher die Regel als die Ausnahme. Dabei handelt es sich zumeist um Ein- und Durchschlafstörungen, bei Depressionen ist das frühmorgendliche Erwachen charakteristisch. Müdigkeit und Tagesschläfrigkeit ist weniger oft zu finden. Sehr viel häufiger sind Apathie und Antriebslosigkeit, die sich bei Depressionen und Psychosen sehr häufig finden. Die Abgrenzung ist aber durch eine sorgfältige Betrachtung der Psychopathologie in der Regel ohne weiteres möglich. Allerdings sollte hier im Zweifelsfall der Sachverstand des Psychiaters zu Rate gezogen werden.

Schläfrigkeit als Symptom findet sich vor allem bei atypischen Depressionen, besonders bei saisonalen affektiven Erkrankungen. Darunter ist insbesondere die Winterdepression zu verstehen, die mit relativ großer Regelmäßigkeit in der lichtarmen Jahreszeit auftritt und im Gegensatz zur typischen Depression eher von Müdigkeit und vermehrtem Appetit gekennzeichnet ist, bei im übrigen deutlich depressiver Stimmung, Antriebsverminderung und Anhedonie. Nur wenn die Hypersomnie ganz im Vordergrund steht, sollte eine "Nichtorganische Hypersomnie" (☞ Kap. 6.4.) diagnostiziert werden.

Bei Patienten mit Suchterkrankungen wird gelegentlich Tagesschläfrigkeit beobachtet. Eine mögliche Ursache dafür kann eine begleitende Hepatitis sein. Eine schlafmedizinische Differenzialdiagnostik kann durchaus angezeigt sein, da vorbestehende periodische Beinbewegungen im Schlaf oder Restless-Legs-Syndrome bei Opiatabusus vorübergehend maskiert worden sein können und beim Absetzen der Drogen verstärkt wieder auftreten können. Bei Alkoholentzug und auch bei längerfristig abstinenten alkoholabhängigen Patienten stellt eher die Insomnie das führende Problem dar, selten eine Hypersomnie. In letzterem Falle wäre eher an andere Ursachen, wie etwa schlafbezogene Atmungsstörungen zu denken.

Somatoforme Störungen und dissoziative Störungen können das Bild von Hypersomnien verschiedener Art imitieren. An diese Ursachen sollte immer gedacht werden, wenn eine deutliche Diskrepanz zwischen den objektiven Befunden und den subjektiven Beschwerden bestehen.

7.2. Differenzialdiagnostisches Vorgehen bei Tagesschläfrigkeit

7.2.1. Anamnese

Eine ausführliche Anamnese ist der Kern jeder schlafmedizinischen Diagnostik. Orientiert am Algorithmus der Leitlinie "Nicht erholsamer Schlaf/Schlafstörungen" der DGSM [Deutsche Gesellschaft für Schlafforschung und Schlafmedizin 2009] können die häufigsten Ursachen der Tagesschläfrigkeit abgefragt werden. In den meisten Fällen kann danach bereits eine stichhaltige Verdachtsdiagnose gestellt und eine gezielte weitere Diagnostik eingeleitet werden, falls überhaupt noch erforderlich. Entscheidend ist es dabei, ausreichend Zeit einzuplanen. Eine umfassende schlafmedizinische Anamnese kann durchaus 45-60 Minuten in Anspruch nehmen. Falls erforderlich, muss dieser Zeitrahmen auf mehrere Vorstellungstermine aufgeteilt werden. Ob im Rahmen der Anamneseerhebung Fragebögen, wie etwa das "Landecker Inventar zur Erfassung von Schlafstörungen" [Schürmann et al. 2001] eingesetzt werden, ist eine Frage des persönlichen Stils. Nach unserer Erfahrung lässt sich eine wesentliche Zeitersparnis dadurch nicht erzielen, da die Fragebögen im Detail durchgegangen und kritische Punkte mit den Patienten einzeln hinterfragt werden müssen. Dies ist insbesondere bei weniger geläufigen Symptomen wie der Kataplexie notwendig, da hier die meisten Fragebögen zwar sehr sensitiv, aber wenig spezifisch sind und Missverständnisse unbedingt vermieden werden müssen.

Zum Schlaf-Wach-Verhalten ist die Angabe von möglichst konkreten Zeiten erforderlich. Es sollten die üblichen Zeitpunkte oder Zeiten für Zu-Bett-Gehen, Einschlafen, nächtliches Erwachen und Wachliegen, Aufwachen und Aufstehen sowie Tagschlaf differenziert für Arbeitstage, Wochenende und Urlaub erfasst werden. Wenn es nicht gelingt, einigermaßen klare und verlässliche Angaben zu gewinnen, ist eine prospektive Aufzeichnung mit einem Schlafprotokoll erforderlich.

Die somatische und die psychiatrische Vorgeschichte sollten im Hinblick auf die Hypersomnien durch körperliche und psychische Erkrankungen umfassend geklärt werden.

Die Symptome der häufigsten Ursachen für Tagesschläfrigkeit und gestörten Schlaf müssen bei jeder Anamneseerhebung explizit abgefragt werden, da manche Patienten diese Symptome nicht mit ihrer Tagesschläfrigkeit in Verbindung bringen und deshalb nicht spontan erzählen. Dazu gehört neben den obligatorischen Fragen nach Schnarchen und Atempausen auch die Frage nach Symptomen eines Restless-Legs-Syndroms. Auch die wichtigsten Symptome einer Depression, wie traurige Verstimmtheit, grundlose Angst, vermehrtes Weinen oder Freudlosigkeit und Interesseverlust sollten Bestandteil der Anamnese sein.

Wenn durch die Eigenanamnese die Diagnose noch nicht klar ist, sollte eine Fremdanamnese durch den Partner des Patienten oder die Eltern erhoben werden. Auch sollten eventuelle Vorbefunde beigezogen werden, um unnötige Doppeluntersuchungen zu vermeiden.

7.2.2. Körperliche Untersuchung

An die Anamneseerhebung schließt sich eine Ganzkörperuntersuchung an, die auch einen neurologischen Status umfassen sollte. Wenn der Verdacht auf schlafbezogene Atmungsstörungen besteht, ist besonderes Augenmerk auf die kardiopulmonalen Verhältnisse zu legen, aber auch die Nasendurchgängigkeit muss geprüft und der Rachenbefund erhoben werden. Ein enger Rachen und eine dicke, gerötete Uvula können schon wegweisend sein [Geisler 2020].

7.2.3. Klinisch-chemisches Labor

Bei den meisten schlafbezogenen Erkrankungen finden sich keine auffälligen Laborbefunde. Der Umfang der Untersuchungen sollte sich an den Ergebnissen der körperlichen Untersuchung orientieren und bei bestehenden Verdachtsmomenten diese weiter abklären. Neben den üblichen Werten wie Blutbild, Leber- und Nierenwerte und Langzeit-Blutzucker (HbA_{1c}) können ergänzend sinnvoll sein: CRP, Ferritin (insbesondere bei Verdacht auf Restless-Legs-Syndrom), TSH und ein Drogen-Screening im Urin [Geisler 2020].

7.2.4. Schlafprotokoll

Sowohl bei insomnischen als auch hypersomnischen Beschwerden ist es sinnvoll, den Patienten prospektiv über mindestens 2 Wochen ein Schlafprotokoll führen zu lassen (☞ Kap. 2.3.1.2.). Die Durchführung einer Aktigraphie als ergänzende Maßnahme kann der nächste diagnostische Schritt sein, wenn sich Zweifel an der Validität der Angaben im Schlafprotokoll ergeben. Vor der Diagnose einer idiopathischen Hypersomnie (in Abgrenzung zum Schlafmangelsyndrom) ist die aktigraphische Untersuchung obligatorisch.

7.2.5. Kardiorespiratorische Polygraphie ("Apnoe-Screening")

Die kardiorespiratorische Polygraphie ("Apnoe-Screening") ist nach den Richtlinien des Gemeinsamen Bundesausschusses (G-BA) für gesetzlich Versicherte in Deutschland als nächste diagnostische Stufe bindend vorgesehen, wenn klinisch der Verdacht auf eine schlafbezogene Atmungsstörung besteht. Bei eindeutigem Ergebnis ist diese Untersuchung wegweisend. Wichtig ist aber zu beachten, dass falsch-negative und falsch-positive Ergebnisse nicht selten sind. Die Verlässlichkeit dieser Untersuchung ist erheblich von der Qualität des verwendeten Gerätes, der Durchführung und der Auswertung abhängig. Die von manchen Geräten durchgeführten automatischen Analysen können unter Umständen grob irreführende Ergebnisse liefern. Wenn die Untersuchung nicht selbst durchgeführt wurde, kann es sehr hilfreich sein, einen möglichst detaillierten graphischen Ausdruck der Aufzeichnung zu bewerten. Die quantitative Auswertung im Sinne von Apnoe-Indizes o.ä. ist aus den genannten Gründen weniger verlässlich.

7.2.6. Vigilanztests und Daueraufmerksamkeitstests

Vigilanztests und Daueraufmerksamkeitstests sollten Bestandteil jeder schlafmedizinischen Diagnostik bei hypersomnischen Beschwerden sein, nicht nur bei speziellen Patientengruppen wie etwa Berufskraftfahrern. Die Feststellung eines Ausgangsniveaus ist die Voraussetzung zur späteren Beurteilung eines möglichen Therapieerfolgs. Auch ist die subjektive Bewertung der Beeinträchtigung durch Tagesschläfrigkeit sehr unterschiedlich und hängt vom Ausgangsniveau, dem Anspruch des Patienten an sich selbst und auch davon ab, wie schnell sich die Störung entwickelt hat. Gerade bei Hypersomnien, die sich langsam und schleichend entwickeln, hat sich der Patient möglicherweise an das eingeschränkte Funktionsniveau bereits so angepasst, dass er seine Schläfrigkeit kaum noch selbst bemerkt und nach erfolgreicher Therapie überrascht ist, um wie viel besser es ihm jetzt geht.

7.2.7. Schlaflabordiagnostik

Die Untersuchung im Schlaflabor mit der kardiorespiratorischen Polysomnographie ist der letzte und zumeist aufwendigste Schritt in der schlafmedizinischen Diagnostik. Bei Narkolepsie und idiopathischer Hypersomnie ist sie aber zum Ausschluss anderer schlafbezogener Erkrankungen und zur Objektivierung der Diagnose unverzichtbar. Der Aufwand ist, gemessen an den zumeist lebenslangen Konsequenzen der entsprechenden Diagnosen, minimal. Auch bei anderen Hypersomnien ist sie zum sicheren Ausschluss anderer Ursachen in der Regel erforderlich. Da die erste Nacht im Schlaflabor aus vielen Gründen untypisch sein kann, sollte jede polysomnographische Diagnostik von vornherein für mindestens zwei aufeinanderfolgende Nächte geplant werden. Bei der Fragestellung hinsichtlich einer idiopathischen Hypersomnie oder gegebenenfalls auch bei der Narkolepsie sollte eine 24-h-Polysomnographie oder zumindest eine PSG mit "Schlaf ad libitum" erfolgen.

8. Rechtliche Aspekte

Die grundsätzlichen rechtlichen Grundlagen für die Beurteilung von Narkolepsie, idiopathischer Hypersomnie und anderen Störungen mit erhöhter Tagesschläfrigkeit sind im Wesentlichen die gleichen. Wenn bei einzelnen Rechtsnormen auf die Narkolepsie Bezug genommen wird, die anderen hypersomnischen Störungen aber nicht erwähnt werden, sollte die Beurteilung analog den Richtlinien für die Narkolepsie vorgenommen werden, mit Berücksichtigung eventuell vorhandener individueller Unterschiede. Sofern sich im Folgenden Besonderheiten für die Narkolepsie aufgrund der Kataplexien ergeben, wird gesondert darauf hingewiesen.

8.1. Schule

Schüler mit Hypersomnie sind in allen Fächern wesentlich beeinträchtigt, ungewolltes Einschlafen und Konzentrationsstörungen während des Unterrichts sind sehr häufig. Dies kann nicht dadurch ausgeglichen werden, dass die Leistungsanforderungen für die Patienten gesenkt werden, aber es können geeignete Regelungen getroffen werden, um ihnen eine faire Chance zu geben, die geforderten Leistungen zu erreichen. Hierbei kann es sich um das zur Verfügung stellen von Skripten über den Unterrichtsstoff handeln, in gezielten Fällen auch Förderunterricht. Die Einräumung von erweiterten Bearbeitungszeiten, besonders bei längeren Prüfungen, ist eine sehr hilfreiche Maßnahme. Dabei sollte die Möglichkeit eingeräumt werden, die Prüfung, wenn nötig, für ein kurzes Nickerchen zu unterbrechen. Für manche Schüler kann es sinnvoll sein, schriftliche Prüfungen durch mündliche Prüfungen zu ersetzen, weil es in einer Gesprächssituation leichter fällt, die Konzentration aufrecht zu halten. Der zu gewährende Nachteilsausgleich sollte in einem ärztlichen Attest möglichst konkret beschrieben werden, z.B. als Verlängerung der Prüfungszeit um einen bestimmten Prozentwert.

Da die Schulgesetzgebung Ländersache ist, gelten im Detail unterschiedliche Rechtsvorschriften. Im Kern enthalten sie aber alle ähnliche Regelungen, die Abweichungen von den generellen Vorschriften zu Gunsten behinderter Schüler ermöglichen. Nach einer Entscheidung des Bundesverfassungsgerichts vom 8. Oktober 1997 zum Artikel 3, Abs. 3, Satz 2 des Grundgesetzes ("*Niemand darf wegen seiner Behinderung benachteiligt werden*") wird ausgesagt, dass eine verfassungsrechtlich unzulässige Benachteiligung schon bereits bei einem Ausschluss von Entfaltungs- und Betätigungsmöglichkeiten durch die staatlichen Stellen gegeben ist, wenn dieser Ausschluss nicht durch eine auf die Behinderung bezogene Förderungsmaßnahme hinlänglich kompensiert wird. In dem Urteil heißt es unter anderem dann: "*Mit Rücksicht darauf ist der Staat ... grundsätzlich gehalten, für behinderte Kinder und Jugendliche schulische Einrichtungen bereit zu halten, die auch ihnen eine sachgerechte schulische Erziehung und Bildung und Ausbildung ermöglichen*" [Steiner et al. 1999].

Für Hypersomnie-Patienten kann das im Einzelfall neben längeren Prüfungszeiten auch bedeuten, dass ein Raum für Ruhepausen zur Verfügung gestellt wird. Eine Information der Schulleitung und der Klassenlehrer über die Erkrankung ist natürlich notwendig.

Im Studium kann eine Befreiung von der Präsenzpflicht bei Vorlesungen sinnvoll sein, auch eine längere Bearbeitungsfrist für Hausarbeiten kommt in Betracht. Für Studenten steht neben den lokalen Behindertenbeauftragten auch die Informations- und Beratungsstelle Studium und Behinderung des Deutschen Studentenwerks zur Hilfe bereit. Dort können weitergehende Informationen abgerufen werden.

8.2. Beruf

Sofern der Patient nicht schwerbehindert ist oder einem Schwerbehinderten gleichgestellt ist, gelten für ihn die gleichen Rechte und Pflichten wie für alle anderen Arbeitnehmer. Ein Anspruch auf unterstützende Maßnahmen, wie etwa zusätzliche Pausen, besteht dann nicht. Solche Regelungen können allenfalls einvernehmlich mit dem Arbeitgeber getroffen werden. Die Einschaltung des Behindertenbeauftragten kann aber sinnvoll sein, auch wenn keine Schwerbehinderung vorliegt. Andererseits ist auch die Tatsache der Erkrankung an sich kein Kündigungsgrund, wenn keine Leistungsdefizite oder erhöhte, wiederholte Fehlzeiten auftreten. Problematisch kann die Situation allerdings bei Fahr-, Steuerungs- und Überwachungstätigkeiten werden. Solche Tätigkeiten können beim Vorliegen einer Hypersomnie in der Regel nicht mehr ohne besondere Gefahren ausgeübt werden. In diesem Falle ist es wohl unumgänglich, auch den Arbeitgeber über die Erkrankung zu informieren. Das rechtzeitige Beantragen eines Schwerbehindertenausweises kann in einer solchen Situation eine gewisse Absicherung, wenn auch keinen vollständigen Schutz, vor Verlust des Arbeitsplatzes bieten.

8.2.1. Schwerbehindertengesetz

Der Schutz durch das Schwerbehindertengesetz besteht im Beruf zunächst einmal darin, dass ein Anspruch auf eine angemessene Beschäftigung besteht. Der Schwerbehinderte soll eine Tätigkeit erhalten, in der er seine Fähigkeiten und Kenntnisse voll verwerten kann. Dies könnte z.B. für einen Berufskraftfahrer bedeuten, dass er vom Fahrdienst in die Dispositionsabteilung versetzt, aber nicht zum Wagenwaschen abkommandiert wird. Bei der Förderung für das berufliche Fortkommen ist er bevorzugt zu berücksichtigen.

Ein weiterer Aspekt ist die Gestaltung des Arbeitsplatzes. Dies bezieht sich zunächst einmal auf die technischen Arbeitshilfen, ist aber nicht ausschließlich darauf beschränkt. Zu der Gestaltung des Arbeitsplatzes können auch die Einräumung von zusätzlichen Pausen und die Möglichkeit zum Rückzug in einen Ruheraum mit Liege gehören. Im Gegenzug gibt es dafür für den Arbeitgeber Förderungsmöglichkeiten durch Arbeitsamt und Versorgungsamt.

Ein weiterer in der Praxis sehr wesentlicher Aspekt des Schwerbehindertengesetzes ist der Kündigungsschutz. Grundsätzlich sind auch Schwerbehinderte nicht vor Kündigung geschützt. Die Tatsache der Schwerbehinderung gehört aber zu den bei der Kündigung zu berücksichtigenden Faktoren bei der sozialen Auswahl. Außerdem ist das Kündigungsverfahren komplizierter, weil der Arbeitgeber die Zustimmung zur Kündigung bei der Hauptfürsorgestelle für Behinderte einholen muss. Dies und die damit verbundenen Klagemöglichkeiten erschweren das Kündigungsverfahren deutlich, machen eine Kündigung aber nicht unmöglich. Die Schutzwirkung aus dem Schwerbehindertengesetz greift bereits ab dem Zeitpunkt der Antragsstellung.

8.2.2. Berufliche Rehabilitation und Umschulung

Wenn der bisherige Beruf aufgrund der Erkrankung nicht mehr ausgeübt werden kann oder kaum Chancen bestehen, in diesem Beruf einen Arbeitsplatz zu finden, können berufliche Rehabilitationsmaßnahmen und Umschulungen hilfreich sein. Für diese Leistungen ist in der Regel die Arbeitsagentur zuständig. Es empfiehlt sich, möglichst rechtzeitig mit der Arbeitsagentur Kontakt aufzunehmen, da die Einleitung entsprechender Maßnahmen natürlich Zeit benötigt. Für die Inanspruchnahme von Leistungen der Arbeitsagentur für Behinderte muss nicht zwingend ein Schwerbehindertenausweis vorliegen.

8.3. Führerschein

Das Führen von Kraftfahrzeugen stellt hohe Anforderungen an die Konzentration auf das Verkehrsgeschehen, also die selektive Aufmerksamkeit, das Aufrechterhalten der Konzentration bei langen monotonen Fahrten, also an die Vigilanz und Daueraufmerksamkeit, sowie das Erfassen von komplexen Situationen mit der richtigen Reaktion, also die geteilte Aufmerksamkeit. Damit sind schon beinahe umfassend die Bereiche beschrieben, die bei Patienten mit Hypersomnie besonders stark beeinträchtigt sind. Auf der anderen Seite ist das Autofahren häufig eine gesellschaftliche Notwendigkeit. An vielen Orten ist die Erschließung mit öffentlichen Verkehrsmitteln so ungünstig, dass ohne das eigene Auto der Arbeitsplatz kaum erreicht werden kann. Selbst kleinere Besorgungen werden für eine Familie ohne Auto zum Problem, und Mütter wissen ein Lied davon zu singen, wie häufig ihre Tätigkeit als Chauffeur gefragt ist. Nicht ohne Grund wird ein lebenslanges Fahrverbot selbst bei schwersten Verkehrsverstößen mit Todesfolge nur ganz ausnahmsweise ausgesprochen. Deshalb ist die Frage nach der Fahreignung bei Patienten mit Hypersomnie sehr bedeutsam und sollte wegen der enormen sozialen Konsequenzen sehr sorgfältig abgewogen werden.

Den rechtlichen Rahmen für die Beurteilung liefert die Fahrerlaubnisverordnung (FeV), die in den letzten Jahren bezüglich der Erkrankungen mit Tagesschläfrigkeit wesentlich verändert wurde.

Nach § 11 (Eignung) der FeV müssen Bewerber um eine Fahrerlaubnis die hierfür notwendigen körperlichen und geistigen Anforderungen erfüllen. Wenn später Tatsachen bekannt werden, die Bedenken gegen die Eignung begründen, können auch Auflagen oder Beschränkungen angeordnet werden. In der Anlage 4 zur FeV sind Erkrankungen und Mängel aufgeführt, die die Eignung oder bedingte Eignung zum Führen von Kraftfahrzeugen ausschließen.

Im § 14 der FeV wird die "*Klärung von Eignungszweifeln im Hinblick auf Betäubungsmittel und Arzneimittel*" geregelt. Danach ist vor Entscheidungen über die Erteilung oder die Verlängerung der Fahrerlaubnis oder die Anordnung von Beschränkungen oder Auflagen ein ärztliches Gutachten beizubringen, "*wenn ... die Einnahme von Betäubungsmitteln im Sinne des Betäubungsmittelgesetzes ... vorliegt*". Hier wird leider nicht zwischen sedierenden "Betäubungsmitteln" im engeren Sinne und Stimulanzien, die ja teilweise ebenfalls dem Betäubungsmittelgesetz unterliegen, unterschieden.

Für die Vorbereitung ihrer Entscheidung holt die Führerscheinbehörde normalerweise ein Gutachten ein, wobei für Hypersomnien wohl am ehesten ein Facharzt mit der zusätzlichen Weiterbildung Schlafmedizin oder ein Somnologe (DGSM) mit verkehrsmedizinischer Qualifikation der geeignete Experte sein dürfte (§ 11, Abs. 2, Satz 3 der FeV).

Die Anlage 4 der FeV listet Bewertungen für "häufiger vorkommende Erkrankungen und Mängel auf, die die Eignung zum Führen von Kraftfahrzeugen längere Zeit beeinträchtigen oder aufheben können". Im Absatz 3 wird festgestellt: "*Die nachstehend vorgenommenen Bewertungen gelten für den Regelfall. Kompensationen durch besondere menschliche Veranlagung, durch Gewöhnung, durch besondere Einstellung oder durch besondere Verhaltenssteuerungen und -umstellungen sind möglich. Ergeben sich im Einzelfall in dieser Hinsicht Zweifel, kann eine medizinisch-psychologische Begutachtung angezeigt sein*". Dieser Absatz ist sehr wichtig, da er dem Gutachter die Möglichkeit einräumt, in jedem Einzelfall von den vorgegebenen Bewertungen abzuweichen, wenn dies durch die genannten Umstände begründet werden kann. Dies erhöht zwar unter Umständen den Aufwand für den Gutachter, ermöglicht es aber, dem Patienten besser gerecht zu werden, ohne den notwendigen Schutz für die Allgemeinheit zu vernachlässigen.

Die Fahrerlaubnisverordnung unterscheidet bei den Anforderungen zwischen den Führerscheinen der Gruppe 1 (Klassen A, A1, A2, B, BE, AM, L, T) und den Führerscheinen der Gruppe 2 (Klassen C, C1, CE, C1E, D, D1, DE, D1E, FzF). Für die zweite Gruppe werden teilweise höhere Anforderungen gestellt. Für die konkrete Beurteilung im Einzelfall ist der Gutachter gehalten, sich an den Begutachtungsleitlinien zur Kraftfahreignung, herausgegeben von der Bundesanstalt für Straßenwesen, zu orientieren (https://bast.opus.hbz-nrw.de/frontdoor/index/index/docId/2330).

Für Patienten mit Hypersomnie ist zunächst der Punkt 11.2. – Schlafstörungen der Anlage 4 der FeV wichtig. Unter 11.2.1. wird aufgeführt: "*Messbare auffällige Tagesschläfrigkeit*". Hier wird für beide Führerscheingruppen keine Eignung ausgewiesen. Unter 11.2.2. wird "*Nach Behandlung*" aufgeführt. Die Eignung oder bedingte Eignung wird bejaht, "*wenn keine messbare auffällige Tagesschläfrigkeit mehr vorliegt*". Die ärztliche Begutachtung und regelmäßige ärztliche Kontrollen werden als Auflagen bei bedingter Eignung genannt. Wie die Messung der auffälligen Tagesschläfrigkeit erfolgen soll, wird in der Anlage nicht ausgeführt.

Ein weiterer wichtiger Punkt ist 9. "*Betäubungsmittel, andere psychoaktiv wirkende Stoffe und Arzneimittel*". Unter 9.1. "*Einnahme von Betäubungsmitteln im Sinne des Betäubungsmittelgesetzes (ausgenommen Cannabis)*" wird für beide Führerscheingruppen die Eignung oder bedingte Eignung uneingeschränkt mit "*nein*" bezeichnet. Da dies bei der verordneten, sachgerechten Einnahme von Stimulanzien oder Natriumoxybat nicht sachgerecht wäre, kann wahrscheinlich davon ausgegangen werden, dass in diesem Fall der Unterpunkt 9.6. greift "*Dauerbehandlung mit Arzneimitteln*". Bei 9.6.1. "*Vergiftung*" wird die Eignung verneint, ebenso unter 9.6.2. "*Beeinträchtigung der Leistungsfähigkeit zum Führen von Kraftfahrzeugen unter das erforderliche Maß*". Diese beiden Punkte sind sicherlich auch unstrittig. Im Zweifelsfall ist es Aufgabe des Gutachters darzulegen, ob nicht gerade erst durch die Einnahme der "Betäubungsmittel" die Eignung zum Autofahren hergestellt wird.

Der dritte schlafmedizinisch relevante Punkt betrifft im Wesentlichen nur die Narkolepsie. In Bezug auf die Kataplexien ist sie wie Anfallsleiden zu beurteilen, die unter 6.6. aufgeführt werden. Dort wird für beide Führerscheingruppen zu "*Eignung oder bedingte Eignung*" angegeben: "*ausnahmsweise ja, wenn kein wesentliches Risiko von Anfallsrezidiven mehr besteht*". Bei der Führerscheingruppe 1 wird der Satz weitergeführt "*z.B. 1 Jahr anfallsfrei*", bei der Gruppe 2 "*z.B. 5 Jahre anfallsfrei ohne Therapie*". Damit gelten für die Gruppe 2 wesentlich schärfere Anforderungen.

Für die konkrete Beurteilung im Einzelfall kommt es ganz wesentlich auch auf die Kompensationsmöglichkeiten des Patienten an. In Bezug auf die Hypersomnien sind vor allem die besonderen Verhaltenssteuerungen und Umstellungen wichtig, eine verantwortliche Einstellung ist eine Grundvoraussetzung. Diese besondere Verhaltenssteuerung und Umstellung kann bedeuten, dass die Patienten nur dann mit dem Auto fahren, wenn sie sich ausreichend wach fühlen, sich durch Nickerchen und Stimulanzieneinnahme auf die Fahrt vorbereiten und vor allem die Fahrt bereits bei den leichtesten Anzeichen von Schläfrigkeit unterbrechen. Die entscheidende Voraussetzung dafür, das eigene Verhalten so zu steuern, ist es, dass das Herannahen von Schläfrigkeit zuverlässig erkannt wird. Patienten, die plötzlich einschlafen, ohne vorher irgendwelche Warnzeichen zu erkennen, dürfen auf keinen Fall am motorisierten Verkehr teilnehmen, selbst als Radfahrer und Fußgänger stellen sie ein erhebliches Risiko für sich selbst und andere dar. Auf der anderen Seite können sogar Patienten, die mehrmals am Tag gegen ihren Willen einschlafen, Zeiten haben, in denen sie ohne weiteres kürzere Fahrstrecken bewältigen können. Hier ist es die Aufgabe des Gutachters, sich anhand der Anamnese (frühere Unfälle?), der Fremdanamnese (Ehepartner) und der Bewertung der eigenen Leistung in Vigilanz- oder Daueraufmerksamkeitstests von der Zuverlässigkeit der Selbsteinschätzung des Patienten zu überzeugen und die notwendigen Auflagen zu formulieren.

Bezüglich der Kataplexien ist der Beurteilungsspielraum deutlich eingeschränkt. Bei der Begutachtung sollte zu Gunsten der Patienten berücksichtigt werden, dass die genannten Zeiten keine kategorische Forderung sind, sondern eben Beispiele, wie das Risiko für Anfallsrezidive beurteilt werden kann. Bezüglich der Gruppe 1 kann von dem Kriterium der "*1 Jahr anfallsfrei*" möglicherweise abgewichen werden, wenn der Behandlungserfolg bereits früher eindeutig nachgewiesen werden kann. Bezüglich der Gruppe 2 sind die Anforderungen sehr viel höher. Ob das Kriterium "*5 Jahre anfallsfrei ohne Therapie*", das sich aus der Begutachtung der Epilepsie herleitet, im Fall der Narkolepsie tatsächlich sinnvoll ist, muss vom Gutachter beurteilt werden. Das Führen von Lkw, insbesondere als Berufskraftfahrer, dürfte für Narkolepsiepatienten mit Kataplexien allerdings ohnehin nur in ganz seltenen Fällen mit geringer Krankheitsintensität in Frage kommen. Für beide Gruppen gilt, dass "*Nachuntersuchungen*" vorgesehen werden sollten, z.B. in Abständen von 1, 2 und 4 Jahren.

8.4. Schwerbehindertengesetz

Das Schwerbehindertengesetz (SGB IX) hat das Ziel, Nachteile durch Behinderungen auszugleichen. Für die Feststellung von Behinderungen sind die Versorgungsämter (bzw. "Amt für Familie und Versorgung") zuständig. Das Ausmaß der Behinderung wird als "Grad der Behinderung" mit einem Prozentwert von 0-100 in 10er-Schritten festgelegt (Grad der Behinderung, GdB). Bei der Feststellung des GdB kommt es, im Gegensatz zum Versorgungsrecht, nicht auf die Ursachen an. Der korrespondierende Begriff zum GdB im Versorgungsrecht ist der "Grad der Schädigungsfolgen" (GdS). GdB und GdS werden gleichartig bewertet, der Unterschied ist, dass sich der GdS auf die Schädigungsursache bezieht und der GdB ursachenunabhängig ist. Die Grundlage dazu ist die Versorgungsmedizin-Verordnung mit den Versorgungsmedizinischen Grundsätzen, die vom Bundesministerium für Arbeit und Soziales herausgegeben wird. Sie legt in der Anlage zum §2 für viele Krankheiten explizit fest, nach welchen Kriterien der GdB-/GdS-Grad zu beurteilen ist. Die Verordnung kann in ihrer jeweils aktuellen Form von der Homepage des Bundesministeriums für Arbeit und Soziales als kostenloser Download bezogen werden (http://www.gesetze-im-internet.de/versmedv/index.html). Über den GdB entscheidet das Versorgungsamt selbst, es zieht aber ärztliche Gutachter und vorliegende ärztliche Unterlagen zu Rate. Die Gutachter sind gehalten, sich an den Versorgungsmedizinischen Grundsätzen zu orientieren.

Für die Narkolepsie in in der GdS-Tabelle Punkt 3.2 im Allgemeinen ein GdS von 50-80 vorgesehen. Da idiopathische Hypersomnie und andere primäre Hypersomnien in den Versorgungsmedizinischen Grundsätzen nicht aufgeführt sind, muss die Bewertung analog zur Narkolepsie erfolgen. Für die Schlafapnoe sind eigene Bewertungssätze festgelegt (GdS-Tabelle Punkt 8.7).

Ab einem GdB von 50 gilt der Patient als "schwerbehindert". Mit einem GdB von 30 oder40 kann er auf Antrag einem Schwerbehinderten gleichgestellt werden. Es wird dann ein Schwerbehindertenausweis ausgestellt.

Neben dem erweiterten Kündigungsschutz gewährt das Schwerbehindertenrecht auch weitere Vorteile in Abhängigkeit vom GdB. Neben Steuerfreibeträgen ist für Schwerbehinderte beispielsweise zusätzlicher Urlaub von 5 Tagen pro Jahr und die Möglichkeit, früher in Rente zu gehen, vorgesehen. Andere Punkte umfassen die Befreiung von der Radio- und Fernsehgebühr und die Ausstellung eines Behindertenparkausweises bei Feststellung von außergewöhnlicher Gehbehinderung.

8.5. Rentenrecht (Erwerbsunfähigkeit und Berufsunfähigkeit)

Früher wurde zwischen Erwerbsunfähigkeit, d.h. der Unfähigkeit, irgendeiner Erwerbstätigkeit nachzugehen, und der Berufsunfähigkeit, d.h. der Fähigkeit, im erlernten Beruf zu arbeiten, unterschieden. Für alle, die nach dem 01.01.1961 geboren sind, ist die Berufsunfähigkeitsrente aus der gesetzlichen Rentenversicherung abgeschafft. Es wird nur noch unterschieden zwischen voller und halber Erwerbsminderungsrente.

Eine volle Erwerbsminderung nach § 43, Abs. 2 SGB VI ist gegeben, wenn das Leistungsvermögen krankheitsbedingt so stark reduziert ist, dass der Patient *"unter den üblichen Bedingungen des allgemeinen Arbeitsmarktes"* nicht in der Lage ist, mindestens 3 Stunden täglich zu arbeiten, unabhängig vom gegenwärtigen Beruf. Eine Rente wegen teilweiser Erwerbsminderung nach § 43, Abs. 1 SGB VI wird gewährt, wenn der Patient *"wegen Krankheit oder Behinderung auf nicht absehbare Zeit zwar 3, jedoch nicht mindestens 6 Stunden täglich unter den üblichen Bedingungen des allgemeinen Arbeitsmarktes"* arbeiten kann. Die Höhe dieser Rente beträgt die Hälfte der vollen Erwerbsminderungsrente. Für gesetzlich Rentenversicherte, die vor dem 02.01.1961 geboren sind und die früher einen Anspruch auf Berufsunfähigkeitsrente gehabt hätten, erhalten jetzt die halbe Erwerbsminderungsrente, wenn die Voraussetzungen für eine volle Erwerbsminderungsrente nicht gegeben sind, d.h. sie also in einem anderen als dem bisherigen Beruf noch erwerbsfähig wären. Die Feststellung der Erwerbsminderung ist rechtlich gesehen völlig unabhängig von der Einstufung des GdB nach dem Schwerbehindertengesetz. Ein Patient kann also selbst bei einem GdB von 100 durchaus als voll erwerbsfähig eingeschätzt werden.

Unberührt von der Regelung in der gesetzlichen Rentenversicherung bleibt die Beurteilung in Bezug auf private Berufsunfähigkeitsrenten. Hier kann als Faustregel gelten, dass Patienten mit Narkolepsie und idiopathischer Hypersomnie in Bezug auf alle Tätigkeiten, die der Gruppe G 25 der Berufsgenossenschaft (Fahr-, Steuer- und Überwachungstätigkeiten) zugeordnet werden, berufsunfähig sind. Bei anderen Tätigkeiten muss das Berufsprofil im Einzelnen betrachtet werden.

9. Literatur

Adda C, Lefevre B, Reimao R: Narcolepsy and depression. Arq Neuropsiquiatr 55: 423-426, 1997

Agnew HW, Jr., Webb WB, Williams RL: The first night effect: an EEG study of sleep. Psychophysiology 2: 263-266, 1966

Akerstedt T, Gillberg M: Subjective and objective sleepiness in the active individual. Int J Neurosci 52: 29-37, 1990

Akerstedt T, Kecklund G, Ingre M, Lekander M, Axelsson J: Sleep homeostasis during repeated sleep restriction and recovery: support from EEG dynamics. Sleep 32: 217-222, 2009

Akins BE, Miranda E, Lacy JM, Logan BK: A multi-drug intoxication fatality involving Xyrem (GHB). J Forensic Sci 54: 495-496, 2009

Al Shareef SM, Basit S, Li S, Pfister C, Pradervand S, Lecendreux M, Mayer G, Dauvilliers Y, Salpietro V, Houlden H, BaHammam AS,11, Tafti M: Kleine-Levin syndrome is associated with LMOD3 variants. J Sleep Res: e12718, 2018

American Academy of Sleep Medicine: ICSD-2 - International Classification of Sleep Disorders, 2nd ed.: Diagnostic and Coding Manual. Westchester, Illinois, American Academy of Sleep Medicine, 2005

American Academy of Sleep Medicine: The International Classification of Sleep Disorders, 3rd Edition (ICSD-3), Darien, IL: American Academy of Sleep Medicine, 2014

American Psychiatric Association: Diagnostic and Statistical Manual of Mental Disorders DSM-IV TR (4th edition Text Revision). Washington, DC, American Psychiatric Association, 2000

American Sleep Disorders Association: ICSD - The International Classification of Sleep Disorders: Diagnostic and Coding Manual. Rochester, MN, American Sleep Disorders Association, 1991

Amrhein C, Schulz H: Selbstberichte nach dem Wecken aus dem Schlaf - ein Beitrag zur Wahrnehmung des Schlafes. Somnologie 4: 61-67, 2000

Anderson KN, Pilsworth S, Sharples LD, Smith IE, Shneerson JM: Idiopathic hypersomnia: a study of 77 cases. Sleep 30: 1274-1281, 2007

Andreas-Zietz A, Keller E, Scholz S, Albert ED, Roth B, Nevsimalova S, Sonka K, Docekal P, Ivaskova E, Schulz H, Geisler P: DR2-negative narcolepsy. Lancet 2: 684-685, 1986

Andretic R, Franken P, Tafti M: Genetics of sleep. Annu Rev Genet 42: 361-388, 2008

Antelmi, E, Pizza, F, Franceschini, C, Ferri, R, Plazzi, G: REM sleep behavior disorder in narcolepsy: A secondary form or an intrinsic feature? Sleep Med Rev., 50, 101254, 2020

App WE, Boatwright GW, Ostrander SE, Unruh MM, Winslow DH: Disorder of excessive daytime somnolence: a case series of 1,000 patients. J Ky Med Assoc 88: 393-396, 1990

Aran A, Lin L, Nevsimalova S, Plazzi G, Hong SC, Weiner K, Zeitzer J, Mignot E: Elevated anti-streptococcal antibodies in patients with recent narcolepsy onset. Sleep 32: 979-983, 2009

Arand D, Bonnet M, Hurwitz T, Mitler M, Rosa R, Sangal R: The clinical use of the MSLT and MWT. Sleep 28: 123-144, 2005

Arendt J, Skene DJ: Melatonin as a chronobiotic. Sleep Med Rev 9: 25-39, 2005

Arnulf I, Lin L, Gadoth N, File J, Lecendreux M, Franco P, Zeitzer J, Lo B, Faraco JH, Mignot E: Kleine-Levin syndrome: a systematic study of 108 patients. Ann Neurol 63: 482-493, 2008

Arnulf I, Lin L, Zhang J, Russell IJ, Ripley B, Einen M, Nevsimalova S, Bassetti C, Bourgin P, Nishino S, Mignot E: CSF versus serum leptin in narcolepsy: is there an effect of hypocretin deficiency? Sleep 29: 1017-1024, 2006

Arnulf I, Zeitzer JM, File J, Farber N, Mignot E: Kleine-Levin syndrome: a systematic review of 186 cases in the literature. Brain 128: 2763-2776, 2005

Aserinsky E, Kleitman N: Regularly occurring periods of eye motility, and concomitant phenomena, during sleep. Science 118: 273-274, 1953

BaHammam A: Periodic leg movements in narcolepsy patients: impact on sleep architecture. Acta Neurol Scand 115: 351-355, 2007

BaHammam AS, GadElRab MO, Owais SM, Alswat K, Hamam KD: Clinical characteristics and HLA typing of a family with Kleine-Levin syndrome. Sleep Med 9: 575-578, 2008

Baier PC, Weinhold SL, Huth V, Gottwald B, Ferstl R, Hinze-Selch D: Olfactory dysfunction in patients with narcolepsy with cataplexy is restored by intranasal Orexin A (Hypocretin-1). Brain 131: 2734-2741, 2008

Baltes W: Lebensmittelchemie. (6. Aufl.) Berlin, Heidelberg, New York: Springer 2007

Barateau L, Liblau R, Peyron C, Dauvilliers Y: Narcolepsy type 1 as an autoimmune disorder: Evidence, and implications for pharmacological treatment. CNS Drugs 31: 821-834, 2017

Barbier AJ, Bradbury MJ: Histaminergic control of sleep-wake cycles: recent therapeutic advances for sleep and wake disorders. CNS Neurol Disord Drug Targets 6: 31-43, 2007

Basheer R, Strecker RE, Thakkar MM, McCarley RW: Adenosine and sleep-wake regulation. Prog Neurobiol 73: 379-396, 2004

Bassetti CL: Selective hypocretin (orexin) neuronal loss and multiple signaling deficiencies. Neurology 65: 1152-1153, 2005

Bassetti C, Aldrich MS: Idiopathic hypersomnia. A series of 42 patients. Brain 120 (Pt 8): 1423-1435, 1997

Bassetti CL, Baumann CR, Dauvilliers Y, Croyal M, Robert P, Schwartz JC: Cerebrospinal fluid histamine levels are decreased in patients with narcolepsy and excessive daytime sleepiness of other origin. J Sleep Res 19: 620-3, 2010

Bassetti C, Gugger M, Bischof M, Mathis J, Sturzenegger C, Werth E, Radanov B, Ripley B, Nishino S, Mignot E: The narcoleptic borderland: a multimodal diagnostic approach including cerebrospinal fluid levels of hypocretin-1 (orexin A). Sleep Med 4: 7-12, 2003

Bassetti CL, Aldrich MS: Narcolepsy, idiopathic hypersomnia, and periodic hypersomnias. In: *Culebras A* (Ed): Sleep Disorders and Neurological Disease. New York: Marcel Dekker, 2000: 323-354

Bassetti CLA, Adamantidis A, Burdakov D, Han F, Gay S, Kallweit U, Khatami R, Koning F, Kornum BR, Lammers GJ, Liblau RS, Luppi PH, Mayer G, Pollmächer T, Sakurai T, Sallusto F, Scammell TE, Tafti M, Dauvilliers Y: Narcolepsy - clinical spectrum, aetiopathophysiology, diagnosis and treatment. Nat Rev Neurol 15: 519-539, 2019

Baumann CR, Bassetti CL: Hypocretins (orexins): clinical impact of the discovery of a neurotransmitter. Sleep Med Rev 9: 253-268, 2005

Baumann CR, Bassetti CL, Valko PO, Haybaeck J, Keller M, Clark E, Stocker R, Tolnay M, Scammell TE: Loss of hypocretin (orexin) neurons with traumatic brain injury. Ann Neurol 66: 555-559, 2009

Bennett LS, Stradling JR, Davies RJ: A behavioural test to assess daytime sleepiness in obstructive sleep apnoea. J Sleep Res 6: 142-145, 1997

Berger H: Über das Elektroenkephalogramm des Menschen. Arch Psychiat Nervenkr 87: 527-570, 1929

Berger H: Über das Elektroenkephalogramm des Menschen. J Psychol Neurol 40: 160-179, 1930

Berner R, Bialek R, Forster J, Giani G, Hahn A, Handwerker G, Kries R, Nowak-Göttl U, Reinalter S, Schmitt HJ, Thyen U, Vester U: Erhebungseinheit für seltene pädiatrische Erkrankungen in Deutschland (ESPED): Jahresbericht 2002. Monatsschr Kinderheilkunde 152: 77-79, 2009

Berry RB, Quan SF, Abreu AR et al. for the American Academy of Sleep Medicine: The AASM manual for the scoring of sleep and associated events: Rules, terminology and technical specifications. Version 2.6. Darien, IL: American Academy of Sleep Medicine, 2020

Besset A, Tafti M, Nobile L, Billiard M: Homeostasis and narcolepsy. Sleep 17: S29-S34, 1994

Billiard M: Idiopathic hypersomnia. Neurol Clin 14: 573-582, 1996

Bixler EO, Kales A, Vela-Bueno A, Drozdiak RA, Jacoby JA, Manfredi RL: Narcolepsy/cataplexy. III: Nocturnal sleep and wakefulness patterns. Int J Neurosci 29: 305-316, 1986

Black J, Pardi D, Hornfeldt CS, Inhaber N: The nightly administration of sodium oxybate results in significant reduction in the nocturnal sleep disruption of patients with narcolepsy. Sleep Med 10: 829-835, 2009

Bloch KE, Schoch OD, Zhang JN, Russi EW: German version of the Epworth sleepiness scale. Respiration 66: 440-447, 1999

Boivin DB, Montplaisir J, Lambert C: Effects of bromocriptine in human narcolepsy. Clin Neuropharmacol 16: 120-126, 1993

Bonakis A, Howard RS, Ebrahim IO, Merritt S, Williams A: REM sleep behaviour disorder (RBD) and its associations in young patients. Sleep Med 10: 641-645, 2009

Bonnet MH, Arand DL: EEG arousal norms by age. J Clin Sleep Med 3: 271-274, 2007

Borbely AA: A two process model of sleep regulation. Hum Neurobiol 1: 195-204, 1982

Borbely AA, Achermann P: Concepts and models of sleep regulation: an overview. J Sleep Res 1: 63-79, 1992

Bozluolcay M, Nalbantoglu M, Benbir Senel G, Karadeniz D: What Does One Sleep-Onset REM Period—During Either Nocturnal Polysomnography or Multiple Sleep Latency Test—Mean in Differential Diagnosis of Central Hypersomnias? J Clin Neurophysiol 32: 364-8, 2015

Brenneis C, Brandauer E, Frauscher B, Schocke M, Trieb T, Poewe W, Högl B: Voxel-based morphometry in narcolepsy. Sleep Med 6: 531-536, 2005

Broughton R, Ghanem Q: The impact of compound narcolepsy on the life of the patient. In: *Guilleminault C, Dement W, Passouant P* (Eds): Narcolepsy. New York: Spectrum Publications, 1976: 201-220

Broughton R, Ghanem Q, Hishikawa Y, Sugita Y, Nevsimalova S, Roth B: Life effects of narcolepsy in 180 patients from North America, Asia and Europe compared to matched controls. Can J Neurol Sci 8: 299-304, 1981

Broughton R, Mamelak M: The treatment of narcolepsy-cataplexy with nocturnal gamma-hydroxybutyrate. Can J Neurol Sci 6: 1-6, 1979

Broughton RJ, Guberman A, Roberts J: Comparison of the psychosocial effects of epilepsy and narcolepsy/cataplexy: a controlled study. Epilepsia 25: 423-433, 1984

Broughton R, Valley V, Aguirre M, Roberts J, Suwalski W, Dunham W: Excessive daytime sleepiness and the pathophysiology of narcolepsy-cataplexy: a laboratory perspective. Sleep 9: 205-15, 1986

Broughton WA, Broughton RJ: Psychosocial impact of narcolepsy. Sleep 17: S45-S49, 1994

Bruck D: The impact of narcolepsy on psychological health and role behaviours: negative effects and comparisons with other illness groups. Sleep Med 2: 437-446, 2001

Bruck D, Armstrong S, Coleman G: Sleepiness after glucose in narcolepsy. J Sleep Res 3: 171-179, 1994

Brunner DP, Dijk DJ, Tobler I, Borbely AA: Effect of partial sleep deprivation on sleep stages and EEG power spectra: evidence for non-REM and REM sleep homeostasis. Electroencephalogr Clin Neurophysiol 75: 492-499, 1990

Burgess CR, Scammell TE: Narcolepsy: neural mechanisms of sleepiness and cataplexy. J Neurosci 32: 12305-12311, 2012

Cajochen C, Chellappa S, Schmidt C: What keeps us awake? The role of clocks and hourglasses, light, and melatonin. Int Rev Neurobiol 93: 57-90, 2010

Calvo-Ferrandiz E, Peraita-Adrados R: Narcolepsy with cataplexy and pregnancy: a case-control study. J Sleep Res 27: 268-272, 2018

Carskadon MA, Dement WC, Mitler MM, Roth T, Westbrook PR, Keenan S: Guidelines for the multiple sleep latency test (MSLT): a standard measure of sleepiness. Sleep 9: 519-24, 1986

Castriotta RJ, Wilde MC, Lai JM, Atanasov S, Masel BE, Kuna ST: Prevalence and consequences of sleep disorders in traumatic brain injury. J Clin Sleep Med 3: 349-356, 2007

Chemelli RM, Willie JT, Sinton CM, Elmquist JK, Scammell T, Lee C, Richardson JA, Williams SC, Xiong Y, Kisanuki Y, Fitch TE, Nakazato M, Hammer RE, Saper CB, Yanagisawa M: Narcolepsy in orexin knockout mice: molecular genetics of sleep regulation. Cell 98: 437-451, 1999

Chervin RD, Aldrich MS: Sleep onset REM periods during multiple sleep latency tests in patients evaluated for sleep apnea. Am J Respir Crit Care Med 161: 426-431, 2000

Cirelli C: The genetic and molecular regulation of sleep: from fruit flies to humans. Nat Rev Neurosci 10: 549-560, 2009

Confavreux C, Gebuhrer L, Betuel H, Freidel C, Bastuji H, Aimard G, Devic M, Jouvet M: HLA-DR2 negative narcolepsy. J Neurol Neurosurg Psychiatry 50: 635-636, 1987

Critchley M: Periodic hypersomnia and megaphagia in adolescent males. Brain 85: 627-656, 1962

Crönlein T, Geisler P, Mueller U, Hajak G, Zulley J: A pilot study on the effect of progressive muscle relaxation on frequency of sleepwalking and nightmare. Sleep and Biological Rhythms 5: A178, 2007

Dahmen N: Diagnostik, Differenzialdiagnostik und Therapie der Tagesschläfrigkeit. Bremen: Uni-Med, 2006

Dahmen N, Becht J, Engel A, Thommes M, Tonn P: Prevalence of eating disorders and eating attacks in narcolepsy. Neuropsychiatr Dis Treat 4: 257-261, 2008

Dahmen N, Bierbrauer J, Kasten M: Increased prevalence of obesity in narcoleptic patients and relatives. Eur Arch Psychiatry Clin Neurosci 251: 85-89, 2001

Dahmen N, Kasten M: REM-associated hallucinations and sleep paralysis are dependent on body posture. J Neurol 248: 423-424, 2001

Dahmen N, Kasten M, Wieczorek S, Gencik M, Epplen JT, Ullrich B: Increased frequency of migraine in narcoleptic patients: a confirmatory study. Cephalalgia 23: 14-19, 2003

Dalal MA, Schuld A, Haack M, Uhr M, Geisler P, Eisensehr I, Noachtar S, Pollmächer T: Normal plasma levels of orexin A (hypocretin-1) in narcoleptic patients. Neurology 56: 1749-1751, 2001

Danker-Hopfe H, Schäfer M, Dorn H, Anderer P, Saletu B, Gruber G, Zeitlhofer J, Kunz D, Barbanoj MJ, Himanen SL, Kemp B, Penzel T, Röschke J, Dorffner G: Percentile reference charts for selected sleep parameters for 20- to 80-year-old healthy subjects from the SIESTA database. Somnologie 9: 3-14, 2005

Dauvilliers Y, Abril B, Mas E, Michel F, Tafti M: Normalization of hypocretin-1 in narcolepsy after intravenous immunoglobulin treatment. Neurology 73: 1333-4, 2009

Dauvilliers Y, Arnulf I, Szakacs Z, Leu-Semenescu S, Lecomte I, Scart-Gres C, Lecomte JM, Schwartz JC, HARMONY III study group: Long-term use of pitolisant to treat patients with narcolepsy: Harmony III Study. Sleep, zsz174, 2019

Dauvilliers Y, Bassetti C, Lammers GJ, Arnulf I, Mayer G, Rodenbeck A, Lehert P, Ding CL, Lecomte JM, Schwartz JC; HARMONY I study group: Pitolisant versus placebo or modafinil in patients with narcolepsy: a double-blind, randomised trial. Lancet Neurol 12: 1068-1075, 2013

Dauvilliers Y, Baumann CR, Carlander B, Bischof M, Blatter T, Lecendreux M, Maly F, Besset A, Touchon J, Billiard M, Tafti M, Bassetti CL: CSF hypocretin-1 levels in narcolepsy, Kleine-Levin syndrome, and other hypersomnias and neurological conditions. J Neurol Neurosurg Psychiatry 74: 1667-1673, 2003a

Dauvilliers Y, Bazin M, Ondze B, Bera O, Bazin M, Besset A, Billiard M: Severity of narcolepsy among French of different ethnic origins (south of France and Martinique). Sleep 25: 50-55, 2002

Dauvilliers Y, Carlander B, Molinari N, Desautels A, Okun M, Tafti M, Montplaisir J, Mignot E, Billiard M: Month of birth as a risk factor for narcolepsy. Sleep 26: 663-665, 2003b

Dauvilliers Y, Carlander B, Rivier F, Touchon J, Tafti M: Successful management of cataplexy with intravenous immunoglobulins at narcolepsy onset. Ann Neurol 56: 905-908, 2004a

Dauvilliers Y, Delallée N, Jaussent I, Scholz S, Bayard S, Croyal M, Schwartz JC, Robert P: Normal cerebrospinal fluid histamine and tele-methylhistamine levels in hypersomnia conditions. Sleep 35(10): 1359-66. 2012

Dauvilliers Y, Gosselin A, Paquet J, Touchon J, Billiard M, Montplaisir J: Effect of age on MSLT results in patients with narcolepsy-cataplexy. Neurology 62: 46-50, 2004b

Dauvilliers Y, Maret S, Bassetti C, Carlander B, Billiard M, Touchon J, Tafti M: A monozygotic twin pair discordant for narcolepsy and CSF hypocretin-1. Neurology 62: 2137-2138, 2004

Dauvilliers Y, Montplaisir J, Molinari N, Carlander B, Ondze B, Besset A, Billiard M: Age at onset of narcolepsy in two large populations of patients in France and Quebec. Neurology 57: 2029-2033, 2001

Dauvilliers Y, Montplaisir J, Cochen V, Desautels A, Einen M, Lin L, Kawashima M, Bayard S, Monaca C, Tiberge M, Filipini D, Tripathy A, Nguyen BH, Kotagal S, Mignot E: Post-H1N1 narcolepsy-cataplexy. Sleep 33: 1428-1430, 2010

Dauvilliers Y, Paquereau J, Bastuji H, Drouot X, Weil JS, Viot-Blanc V: Psychological health in central hypersomnias: the French Harmony study. J Neurol Neurosurg Psychiatry 80: 636-641, 2009

Dauvilliers Y, Pennestri MH, Petit D, ng-Vu T, Lavigne G, Montplaisir J: Periodic leg movements during sleep and wakefulness in narcolepsy. J Sleep Res 16: 333-339, 2007

De Lecea L, Kilduff TS, Peyron C, Gao X, Foye PE, Danielson PE, Fukuhara C, Battenberg EL, Gautvik VT, Bartlett FS, Frankel WN, van den Pol AN, Bloom FE, Gautvik KM, Sutcliffe JG: The hypocretins: hypothalamus-specific peptides with neuroexcitatory activity. Proc Natl Acad Sci USA 95: 322-327, 1998

Deutsche Gesellschaft für Schlafforschung und Schlafmedizin (DGSM): S3-Leitline: Nichterholsamer Schlaf/ Schlafstörungen. Somnologie 13: 4-160, 2009

Dijk DJ, Archer SN: PERIOD3, circadian phenotypes, and sleep homeostasis. Sleep Med Rev 14: 151-60, 2010.

Dinges DF, Powell JW: Microcomputer analyses of performance on a portable, simple visual RT task during sustained operations. Behavior Research Methods, Instruments & Computers 17: 652-655, 1985

DMKG Study Group: Migraine and idiopathic narcolepsy – a case-control study. Cephalalgia 23: 786-789, 2003

Dodel R, Peter H, Spottke A, Noelker C, Althaus A, Siebert U, Walbert T, Kesper K, Becker HF, Mayer G: Health-related quality of life in patients with narcolepsy. Sleep Med 8: 733-741, 2007

Dodel R, Peter H, Walbert T, Spottke A, Noelker C, Berger K, Siebert U, Oertel WH, Kesper K, Becker HF, Mayer G: The socioeconomic impact of narcolepsy. Sleep 27: 1123-1128, 2004

Doghramji K, Mitler MM, Sangal RB, Shapiro C, Taylor S, Walsleben J, Belisle C, Erman MK, Hayduk R, Hosn R, O'Malley EB, Sangal JM, Schutte SL, Youakim JM: A normative study of the maintenance of wakefulness test (MWT). Electroencephalogr Clin Neurophysiol 103: 554-562, 1997

Douglass AB, Harris L, Pazderka F: Monozygotic twins concordant for the narcoleptic syndrome. Neurology 39: 140-141, 1989

Draganski B, Geisler P, Hajak G, Schuierer G, Bogdahn U, Winkler J, May A: Hypothalamic gray matter changes in narcoleptic patients. Nat Med 8: 1186-1188, 2002

Droogleever Fortuyn HA, Fronczek R, Smitshoek M, Overeem S, Lappenschaar M, Kalkman J, Renier W, Buitelaar J, Lammers GJ, Bleijenberg G: Severe fatigue in narcolepsy with cataplexy. J Sleep Res 21: 163-9, 2012

Economo C von: Der Schlaf als Lokalisationsproblem. In: *Sarason D* (Hrsg.): Der Schlaf. München: Lehmann, 1929

Endo T, Roth C, Landolt HP, Werth E, Aeschbach D, Achermann P, Borbely AA: Selective REM sleep deprivation in humans: effects on sleep and sleep EEG. Am J Physiol 274: R1186-R1194, 1998

Engström M, Latini F, Landtblom AM: Neuroimaging in the Kleine-Levin Syndrome. Curr Neurol Neurosci Rep 18: 58, 2018

Evangelista E, Lopez R, Dauvilliers Y: Update on treatment for idiopathic hypersomnia. Expert Opin Investig Drugs 27: 187-192, 2018

Faull KF, Guilleminault C, Berger PA, Barchas JD: Cerebrospinal fluid monoamine metabolites in narcolepsy and hypersomnia. Ann Neurol 13: 258-263, 1983

Faull KF, Thiemann S, King RJ, Guilleminault C: Monoamine interactions in narcolepsy and hypersomnia: a preliminary report. Sleep 9: 246-249, 1986

Ferri R, Zucconi M, Manconi M, Bruni O, Ferini-Strambi L, Vandi S, Montagna P, Mignot E, Plazzi G: Different periodicity and time structure of leg movements during sleep in narcolepsy/cataplexy and restless legs syndrome. Sleep 29: 1587-1594, 2006

Folkerts M, Rosenthal L, Roehrs T, Krstevska S, Murlidhar A, Zorick F, Wittig R, Roth T: The reliability of the diagnostic features in patients with narcolepsy. Biol Psychiatry 40: 208-214, 1996

Fort P, Bassetti CL, Luppi PH: Alternating vigilance states: new insights regarding neuronal networks and mechanisms. Eur J Neurosci 29: 1741-1753, 2009

Fortuyn HA, Swinkels S, Buitelaar J, Renier WO, Furer JW, Rijnders CA, Hodiamont PP, Overeem S: High prevalence of eating disorders in narcolepsy with cataplexy: a case-control study. Sleep 31: 335-341, 2008

Franco P, Dauvilliers Y, Inocente CO, Guyon A, Villanueva C, Raverot V, Plancoulaine S, Lin JS: Impaired histaminergic neurotransmission in children with narcolepsy type 1. CNS Neurosci Ther 25: 386-395, 2019

Fronczek R, Middelkoop HA, van Dijk JG, Lammers GJ: Focusing on vigilance instead of sleepiness in the assessment of narcolepsy: high sensitivity of the Sustained Attention to Response Task (SART). Sleep 29: 187-91, 2006

Fronczek R, Overeem S, Lee SY, Hegeman IM, van PJ, van Duinen SG, Lammers GJ, Swaab DF: Hypocretin (orexin) loss and sleep disturbances in Parkinson's Disease. Brain 131: e88, 2008

Frucht S, Rogers JD, Greene PE, Gordon MF, Fahn S: Falling asleep at the wheel: motor vehicle mishaps in persons taking pramipexole and ropinirole. Neurology 52: 1908-1910, 1999

Gadoth N, Dickerman Z, Bechar M, Laron Z, Lavie P: Episodic hormone secretion during sleep in Kleine-Levin syndrome: evidence for hypothalamic dysfunction. Brain Dev 9: 309-315, 1987

Geisler P: Anamnese und nichtapparative Untersuchungen, pp. 69-75 ; in: Handbuch Schlafmedizin, *Pollmächer T, Wetter TC, Bassetti CLA, Högl B, Randerath W, Wiater A (Hrsg.)*; Elsevier, München, 2020

Geisler P, Meier-Ewert K, Matsubayshi K: Rapid eye movements, muscle twitches and sawtooth waves in the sleep of narcoleptic patients and controls. Electroencephalogr Clin Neurophysiol 67: 499-507, 1987

Geisler P, Tracik F, Crönlein T, Fulda S, Wichniak A, Popp R, Zulley J, Hajak G: The influence of age and sex on sleep latency in the MSLT-30 – a normative study. Sleep 29: 687-692, 2006

Gelardi JM, Brown JW: Hereditary cataplexy. J Neurol Neurosurg Psychiatry 30: 455-457, 1967

Gélineau J: De la narcolepsie. Gaz Hop (Paris) 53: 626-628, 1880

Gerloff C, Bassetti C, Eisensehr I, Högl B, Mayer G, Pollmächer T: Narkolepsie. In: *Diener H, Putzki N* (Hrsg.): Leitlinien für die Diagnostik und Therapie in der Neurologie. Stuttgart: Georg Thieme Verlag, 2008: 654

Goulart LI, Pedrazolli M, Martori AH, Eckeli A, Sander HH: Narcolepsy with cataplexy in monozygotic twins. Sleep Sci 7: 62-64, 2014

Groos E, Chaumereuil C, Flamand M, Brion A, Bourdin H, Slimani V, Lecendreux M, Arnulf I: Emerging psychiatric disorders in Kleine-Levin syndrome. J Sleep Res 27: e12690, 2018

Gudden H: Die physiologische und pathologische Schlaftrunkenheit. Arch Psychiat Nervenkr 40: 989-1015, 1905

Guilleminault C, Dement WC, Passouant P: Narcolepsy. New York: Spectrum, 1976

Guilleminault C, Grumet C: HLA-DR2 and narcolepsy: not all narcoleptic-cataplectic patients are DR2. Hum Immunol 17: 1-2, 1986

Guilleminault C, Pelayo R: Narcolepsy in prepubertal children. Ann Neurol 43: 135-142, 1998

Guilleminault C, Stoohs R, Clerk A, Cetel M, Maistros P: A cause of excessive daytime sleepiness. The upper airway resistance syndrome. Chest 104: 781-787, 1993

Hajak G, Geisler P: Orchestrating sleep-wake functions in the brain. Nat Med 9: 170-171, 2003

Hallmayer J, Faraco J, Lin L et al.: Narcolepsy is strongly associated with the T-cell receptor alpha locus. Nat Genet 41: 708-711, 2009

Han F, Lin L, Warby SC, Faraco J, Li J, Dong SX, An P, Zhao L, Wang LH, Li QY, Yan H, Gao ZC, Yuan Y, Strohl KP, Mignot E: Narcolepsy onset is seasonal and increased following the 2009 H1N1 pandemic in China. Ann Neurol 70: 410-417, 2011

Handwerker G: Epworth Sleepiness Scale für Kinder. In: *Schulz H, Geisler P, Rodenbeck A* (Hrsg.): Kompendium Schlafmedizin für Ausbildung, Klinik und Praxis. Landsberg/Lech: ecomed, 2002: Kap. III-2.3.7.

Handwerker G: Narkolepsie im Kindes- und Jugendalter. Monatsschr Kinderheilkunde 153: 153, 2005

Handwerker G: Besonderheiten der Narkolepsie bei Kindern und Jugendlichen. In: *Mayer G, Pollmächer T* (Hrsg.): Narkolepsie - Neue Chancen in Diagnostik & Therapie. Stuttgart: Thieme, 2007a: 35-46

Handwerker G: Narkolepsie. Monatsschrift Kinderheilkunde 155: 624-629, 2007b

Hartse KM, Zorick FJ, Sicklesteel JM, Roth T: Isolated cataplexy: a familial study. Henry Ford Hosp Med J 36: 24-27, 1988

Hauri P, Olmstead E: What is the moment of sleep onset for insomniacs? Sleep 6: 10-15, 1983

Havaligi N, Matadeen-Ali C, Khurana DS, Marks H, Kothare SV: Treatment of drop attacks in Coffin-Lowry syndrome with the use of sodium oxybate. Pediatr Neurol 37: 373-374, 2007

Hecht M, Lin L, Kushida CA, Umetsu DT, Taheri S, Einen M, Mignot E: Report of a case of immunosuppression with prednisone in an 8-year-old boy with an acute onset of hypocretin-deficiency narcolepsy. Sleep 26: 809-810, 2003

Heier MS, Evsiukova T, Wilson J, Abdelnoor M, Hublin C, Ervik S: Prevalence of narcolepsy with cataplexy in Norway. Acta Neurol Scand 2009

Henneberg R: Ueber genuine Narkolepsie. Neurol Zbl 30: 282-290, 1916

Henry GK, Satz P, Heilbronner RL: Evidence of a perceptual-encoding deficit in narcolepsy? Sleep 16: 123-127, 1993

Herman JH, Erman M, Boys R, Peiser L, Taylor ME, Roffwarg HP: Evidence for a directional correspondence between eye movements and dream imagery in REM sleep. Sleep 7: 52-63, 1984

Hess WR: Das Schlafsyndrom als Folge diencephaler Reizung. Helv Physiol Pharmacol Acta 2: 305-344, 1944

Hoddes E, Dement WC, Zarcone V: The development and use of the Stanford Sleepiness Scale (SSS). Psychophysiology 10: 431-436, 1972

Honda Y: Census of narcolepsy, cataplexy and sleep life among teen-agers in Fujisawa City. Sleep Res 8: 191, 1979

Honda Y, Juji T, Matsuki K, Naohara T, Satake M, Inoko H, Someya T, Harada S, Doi Y: HLA-DR2 and Dw2 in narcolepsy and in other disorders of excessive somnolence without cataplexy. Sleep 9: 133-142, 1986

Hood B, Bruck D: Metamemory in narcolepsy. J Sleep Res 6: 205-210, 1997

Horne JA, Ostberg O: A self-assessment questionnaire to determine morningness-eveningness in human circadian rhythms. Int J Chronobiol 4: 97-110, 1976

Huang YS, Lin YH, Guilleminault C: Polysomnography in Kleine-Levin syndrome. Neurology 70: 795-801, 2008

Huang ZL, Qu WM, Eguchi N, Chen JF, Schwarzschild MA, Fredholm BB, Urade Y, Hayaishi O: Adenosine A2A, but not A1, receptors mediate the arousal effect of caffeine. Nat Neurosci 8: 858-859, 2005

Huang ZL, Urade Y, Hayaishi O: The role of adenosine in the regulation of sleep. Curr Top Med Chem 11: 1047-57, 2011

Hublin C, Partinen M, Heinonen EH, Puukka P, Salmi T: Selegiline in the treatment of narcolepsy. Neurology 44: 2095-2101, 1994

Iber C, Ancoli-Israel S, Chesson A, Quan S, für die American Academy of Sleep Medicine: Das AASM-Manual zum Scoring von Schlaf und assoziierten Ereignissen: Regeln, Terminologie und technische Spezifikationen. Berlin: Steinkopff, 2007a

Iber C, Ancoli-Israel S, Chesson A, Quan SF, for the American Academy of Sleep Medicine: The AASM Manual for the Scoring of Sleep and Associated Events: Rules, Terminology and Technical Specifications, 1st ed. Westchester, Ill.: American Academy of Sleep Medicine, 2007b

Irukayama-Tomobe Y, Ogawa Y, Tominaga H, Ishikawa Y, Hosokawa N, Ambai S, Kawabe Y, Uchida S, Nakajima R, Saitoh T, Kanda T, Vogt K, Sakurai T, Nagase H, Yanagisawa M: Nonpeptide orexin type-2 receptor agonist ameliorates narcolepsy-cataplexy symptoms in mouse models. Proc Natl Acad Sci U S A 114: 5731-5736, 2017

Ivanenko A, Tauman R, Gozal D: Modafinil in the treatment of excessive daytime sleepiness in children. Sleep Med 4: 579-582, 2003

Izawa S, Chowdhury S, Miyazaki T, Mukai Y, Ono D, Inoue R, Ohmura Y, Mizoguchi H, Kimura K, Yoshioka M, Terao A, Kilduff TS, Yamanaka A: REM sleep-active MCH neurons are involved in forgetting hippocampus-dependent memories. Science 365: 1308-1313, 2019

Izzi F, Placidi F, Marciani MG, Zannino S, Torelli F, Corte F, Pisani LR, Romigi A: Effective treatment of narcolepsy-cataplexy with duloxetine: a report of three cases. Sleep Med 10: 153-154, 2009

Jakob R: ICD-11: Aktueller Stand der Revision und weitere Entwicklung. Fortschr Neurol Psychiatr 86: 149, 2018

Jara C, Popp R, Zulley J, Geisler P: Depressive Symptome bei Narkolepsiepatienten mit und ohne Kataplexie. Somnologie 11 (Suppl. 1): 63, 2007

Jennum PJ, Kornum BR, Issa NM, Gammeltoft S, Tommerup N, Morling N, Tumer Z, Knudsen S: Monozygotic twins discordant for narcolepsy type 1 and multiple sclerosis. Neurol Neuroimmunol Neuroinflamm 3: e249, 2016

Jessen NA, Munk AS, Lundgaard I, Nedergaard M: The Glymphatic System: A Beginner's Guide. Neurochem Res 40: 2583-2599, 2015

John J, Thannickal TC, McGregor R, Ramanathan L, Ohtsu H, Nishino S, Sakai N, Yamanaka A, Stone C, Cornford M, Siegel JM: Greatly increased numbers of histamine cells in human narcolepsy with cataplexy. Ann Neurol 74: 786-93, 2013

Johns MW: A new method for measuring daytime sleepiness: the Epworth sleepiness scale. Sleep 14: 540-545, 1991

Juji T, Satake M, Honda Y, Doi Y: HLA antigens in Japanese patients with narcolepsy. All the patients were DR2 positive. Tissue Antigens 24: 316-319, 1984

Kallweit U, Bassetti CL: Pharmacological management of narcolepsy with and without cataplexy. Expert Opin Pharmacother 18: 809-817, 2017

Kallweit U, Bassetti CLA, Oberholzer M, Fronczek R, Béguin M, Strub M, Lammers GJ: Coexisting narcolepsy (with and without cataplexy) and multiple sclerosis : Six new cases and a literature review. J Neurol 265: 2071-2078, 2018

Kanbayashi T, Abe M, Hishikawa Y, Shimizu T, Nishino S: Symptomatic narcolepsy with cataplexy and without cataplexy or hypersomnia, with and without hypocretin (orexin) deficiency. In: *Bassetti CL, Billiard M, Mignot E* (Eds): Narcolepsy and Hypersomnia. New York, London: Informa Healthcare, 2007: 307-334

Kanbayashi T, Inoue Y, Chiba S, Aizawa R, Saito Y, Tsukamoto H, Fujii Y, Nishino S, Shimizu T: CSF hypocretin-1 (orexin-A) concentrations in narcolepsy with and without cataplexy and idiopathic hypersomnia. J Sleep Res 11: 91-93, 2002

Kanbayashi T, Kodama T, Kondo H, Satoh S, Inoue Y, Chiba S, Shimizu T, Nishino S: CSF histamine contents in narcolepsy, idiopathic hypersomnia and obstructive sleep apnea syndrome. Sleep 32: 181-187, 2009

Karacan I: Erectile dysfunction in narcoleptic patients. Sleep 9: 227-231, 1986

Kaufmann C, Schuld A, Pollmächer T, Auer DP: Reduced cortical gray matter in narcolepsy: preliminary findings with voxel-based morphometry. Neurology 58: 1852-1855, 2002

Kessler S, Guilleminault C, Dement W: A family study of 50 REM narcoleptics. Acta Neurol Scand 50: 503-512, 1974

Khatami R, Maret S, Werth E, Retey J, Schmid D, Maly F, Tafti M, Bassetti CL: Monozygotic twins concordant for narcolepsy-cataplexy without any detectable abnormality in the hypocretin (orexin) pathway. Lancet 363: 1199-1200, 2004

Kim SJ, Lyoo IK, Lee YS, Lee JY, Yoon SJ, Kim JE, Kim JH, Hong SJ, Jeong DU: Gray matter deficits in young adults with narcolepsy. Acta Neurol Scand 119: 61-67, 2009

Kleine W: Periodische Schlafsucht. Monatsschrift für Psychiatrie und Neurologie 57: 285-320, 1925

Kohlschütter E: Messungen der Festigkeit des Schlafes. Z Rat Med 17: 209-253, 1863

Kok SW, Overeem S, Visscher TL, Lammers GJ, Seidell JC, Pijl H, Meinders AE: Hypocretin deficiency in narcoleptic humans is associated with abdominal obesity. Obes Res 11: 1147-1154, 2003

Komada Y, Inoue Y, Hayashida K, Nakajima T, Honda M, Takahashi K: Clinical significance and correlates of behaviorally induced insufficient sleep syndrome. Sleep Med 9: 851-856, 2008

Komada Y, Inoue Y, Mukai J, Shirakawa S, Takahashi K, Honda Y: Difference in the characteristics of subjective and objective sleepiness between narcolepsy and essential hypersomnia. Psychiatry Clin Neurosci 59: 194-199, 2005

Kornum BR, Jennum P: The case for narcolepsy as an autoimmune disease. Expert Rev Clin Immunol 16: 231-233, 2020

Kraemer S, Halank M, Maaser T, Danker-Hopfe H: Psychophonie zur Beeinflussung der Tagesmüdigkeit bei Narkolepsie. Somnologie 3: 21-25, 1999

Kraft GH, Bowen J: Modafinil for fatigue in MS: a randomized placebo-controlled double-blind study. Neurology 65: 1995-1997, 2005

Krakow B, Johnston L, Melendrez D, Hollifield M, Warner TD, Chavez-Kennedy D, Herlan MJ: An open-label trial of evidence-based cognitive behavior therapy for nightmares and insomnia in crime victims with PTSD. Am J Psychiatry 158: 2043-2047, 2001

Lammers GJ: Are headache and narcolepsy associated? Cephalalgia 23: 775, 2003

Lammers GJ et al.: Sodium oxybate is an effective and safe treatment for narcolepsy (letter). Sleep Med: doi: 10.1016/j.sleep.2009.08.003, 2009

Langdon N, Welsh KI, van Dam M, Vaughan RW, Parkes D: Genetic markers in narcolepsy. Lancet 2: 1178-1180, 1984

Lange R, Volkmer M, Heesen C, Liepert J: Modafinil effects in multiple sclerosis patients with fatigue. J Neurol 256: 645-650, 2009

Latorre D, Kallweit U, Armentani E et al.: T cells in patients with narcolepsy target self-antigens of hypocretin neurons. Nature 562: 63-68, 2018

Lavie P, Peled R: Narcolepsy is a rare disease in Israel. Sleep 10: 608-609, 1987

Lecendreux M, Maret S, Bassetti C, Mouren MC, Tafti M: Clinical efficacy of high-dose intravenous immunoglobulins near the onset of narcolepsy in a 10-year-old boy. J Sleep Res 12: 347-348, 2003

Léotard A, Groos E, Chaumereuil C, Peter-Derex L, Rossetti AO, Leu-Semenescu S, Arnulf I: IV steroids during long episodes of Kleine-Levin syndrome. Neurology 90: e1488-e1492, 2018

Leu-Semenescu S, Le Corvec T, Groos E, Lavault S, Golmard JL, Arnulf I: Lithium therapy in Kleine-Levin syndrome: An open-label, controlled study in 130 patients. Neurology 85: 1655-62, 2015

Leu-Semenescu S, Quera-Salva MA, Dauvilliers Y. French consensus. Idiopathic hypersomnia: Investigations and follow-up. Rev Neurol (Paris) 173: 32-37, 2017

Levin M: Periodic somnolence and morbid hunger: a new syndrome. Brain 59: 494-504, 1936

Li Y, Gao XB, Sakurai T, van den Pol AN: Hypocretin/Orexin excites hypocretin neurons via a local glutamate neuron-A potential mechanism for orchestrating the hypothalamic arousal system. Neuron 36: 1169-1181, 2002

Lin JS, Dauvilliers Y, Arnulf I, Bastuji H, Anaclet C, Parmentier R, Kocher L, Yanagisawa M, Lehert P, Ligneau X, Perrin D, Robert P, Roux M, Lecomte JM, Schwartz JC: An inverse agonist of the histamine H(3) receptor improves wakefulness in narcolepsy: studies in orexin-/- mice and patients. Neurobiol Dis 30: 74-83, 2008

Lin L, Faraco J, Li R, Kadotani H, Rogers W, Lin X, Qiu X, de Jong PJ, Nishino S, Mignot E: The sleep disorder canine narcolepsy is caused by a mutation in the hypocretin (orexin) receptor 2 gene. Cell 98: 365-376, 1999

Lippert J, Young P, Gross C, Meuth SG, Dräger B, Schirmacher A, Heidbreder A: Specific T-cell activation in peripheral blood and cerebrospinal fluid in central disorders of hypersomnolence. Sleep 42: zsy223, 2019

Lodi R, Tonon C, Vignatelli L, Iotti S, Montagna P, Barbiroli B, Plazzi G: In vivo evidence of neuronal loss in the hypothalamus of narcoleptic patients. Neurology 63: 1513-1515, 2004

Longstreth WT, Jr., Koepsell TD, Ton TG, Hendrickson AF, van Belle G: The epidemiology of narcolepsy. Sleep 30: 13-26, 2007

Loomis AL, Harvey EN, Hobart G: Potential rhythms of the cerebral cortex during sleep. Science 81: 597-598, 1935

Lopez R, Doukkali A, Barateau L, Evangelista E, Chenini S, Jaussent I, Dauvilliers Y: Test-Retest Reliability of the Multiple Sleep Latency Test in Central Disorders of Hypersomnolence. Sleep 40: 164-168, 2017

Löwenfeld L: Ueber Narkolepsie. Münchner Medizinische Wochenschrift 49: 1041-1045, 1902

Luca G, Haba-Rubio J, Dauvilliers Y, Lammers GJ, Overeem S, Donjacour CE, Mayer G, Javidi S, Iranzo A, Santamaria J, Peraita-Adrados R, Hor H, Kutalik Z, Plazzi G, Poli F, Pizza F, Arnulf I, Lecendreux M, Bassetti C, Mathis J, Heinzer R, Jennum P, Knudsen S, Geisler P, Wierzbicka A, Feketeova E, Pfister C, Khatami R, Baumann C, Tafti M; European Narcolepsy Network: Clinical, polysomnographic and genome-wide association analyses of narcolepsy with cataplexy: a European Narcolepsy Network study. J Sleep Res 22: 482-95, 2013

Luo G, Ambati A, Lin L, Bonvalet M, Partinen M, Ji X, Maecker HT, Mignot EJ: Autoimmunity to hypocretin and molecular mimicry to flu in type 1 narcolepsy. Proc Natl Acad Sci U S A. 115: E12323-E12332, 2018

Luo YW, Yu H, Yuan LH, Zhu GX: A Polysomnography Study of Kleine-Levin Syndrome in a Single Center. Chin Med J (Engl) 129: 1565-8, 2016

Malhotra A, Shapiro C, Pepin JL, Hedner J, Ahmed M, Foldvary-Schaefer N, Strollo PJ, Mayer G, Sarmiento K, Baladi M, Chandler P, Lee L, Schwab R: Long-term study of the safety and maintenance of efficacy of solriamfetol (JZP-110) in the treatment of excessive sleepiness in participants with narcolepsy or obstructive sleep apnea. Sleep 43: 2020

Mamelak M, Escriu JM, Stokan O: The effects of gamma-hydroxybutyrate on sleep. Biol Psychiatry 12: 273-288, 1977

Marin JM, Carrizo SJ, Vicente E, Agusti AG: Long-term cardiovascular outcomes in men with obstructive sleep apnoea-hypopnoea with or without treatment with continuous positive airway pressure: an observational study. Lancet 365: 1046-1053, 2005

Materna L, Halfter H, Heidbreder A, Boentert M, Lippert J, Koch R, Young P: Idiopathic Hypersomnia Patients Revealed Longer Circadian Period Length in Peripheral Skin Fibroblasts. Front Neurol 9; 424, 2018

Mathisa J, Strozzib S: Narkolepsie, eine Folge der H1N1-Grippeimpfung? Schweiz Med Forum 12: 8-10, 2012

Maurovich-Horvat E, Kemlink D, Högl B, Frauscher B, Ehrmann L, Geisler P, Ettenhuber K, Mayer G, Peraita-Adrados R, Calvo E, Lammers GJ, Van der Heide A, Ferini-Strambi L, Plazzi G, Poli F, Dauvilliers Y, Jennum P, Leonthin H, Mathis J, Wierzbicka A, Puertas FJ, Beitinger PA, Arnulf I, Riha RL, Tormášiová M, Slonková J, Nevšímalová S, Sonka K; European Narcolepsy Network: Narcolepsy and pregnancy: a retrospective European evaluation of 249 pregnancies. J Sleep Res 22: 496-512, 2013. Erratum in: J Sleep Res 23: 239, 2014

Mauthner: Physiologie und Pathologie des Schlafes. Wiener Medizinische Wochenschrift 1900

Mayer G: Narkolepsie - Genetik, Immungenetik, Motorische Störungen. Berlin Wien: Blackwell, 2000

Mayer G, Kesper K, Peter H, Ploch T, Leinweber T, Peter JH: Untersuchungen zur Komorbidität bei Narkolepsiepatienten. Dtsch Med Wochenschr 127: 1942-1946, 2002

Mayer G, Leonhard E, Krieg J, Meier-Ewert K: Endocrinological and polysomnographic findings in Kleine-Levin syndrome: no evidence for hypothalamic and circadian dysfunction. Sleep 21: 278-284, 1998

Mayer G, Meier-Ewert K: Motor dyscontrol in sleep of narcoleptic patients (a lifelong development?). J Sleep Res 2: 143-148, 1993

Mayer G, Meier-Ewert K: Selegeline hydrochloride treatment in narcolepsy. A double-blind, placebo-controlled study. Clin Neuropharmacol 18: 306-319, 1995

Mayer G, Penzel T, Kesper K: Comorbidity in narcolepsy. In: *Bassetti CL, Billiard M, Mignot E* (Eds): Narcolepsy and Hypersomnia. New York, London: Informa Healthcare, 2007: 475-486

Mayer G, Plazzi G, Iranzo Á, Ortega-Albás J, Quinnell T, Pesch H, Serralheiro P, Schlit AF, Wuiame D, Bentz JWG: Long-term compliance, safety, and tolerability of sodium oxybate treatment in patients with narcolepsy type 1: a postauthorization, noninterventional surveillance study. Sleep 41, 2018.

Mayer G, Rodenbeck A, Geisler P, Schulz H: Internationale Klassifikation der Schlafstörungen: Übersicht über die Änderungen in der ICSD-3. Somnologie - Schlafforschung und Schlafmedizin: 10.1007/s11818-015-0006-8, 2015

McCarley RW, Hobson JA: Neuronal excitability modulation over the sleep cycle: a structural and mathematical model. Science 189: 58-60, 1975

Meier-Ewert K: Tagesschläfrigkeit - Ursachen, Differentialdiagnose, Therapie. Weinheim: VCH, 1989

Mendelson WB: Are periodic leg movements associated with clinical sleep disturbance? Sleep 19: 219-223, 1996

Meyer K: Narkolepsie. Der Merkurstab 57: 54-55, 2004

Mignot E: Why we sleep: the temporal organization of recovery. PLoS Biol 6: e106, 2008

Mignot E, Lin L, Finn L, Lopes C, Pluff K, Sundstrom ML, Young T: Correlates of sleep-onset REM periods during the Multiple Sleep Latency Test in community adults. Brain 129: 1609-1623, 2006

Miller E, Andrews N, Stellitano L, Stowe J, Winstone AM, Shneerson J, Verity C: Risk of narcolepsy in children and young people receiving AS03 adjuvanted pandemic A/H1N1 2009 influenza vaccine: retrospective analysis. BMJ 346: f794, 2013

Mitler MM: Evaluation of treatment with stimulants in narcolepsy. Sleep 17: S103-S106, 1994

Mitler MM, Aldrich MS, Koob GF, Zarcone VP: Narcolepsy and its treatment with stimulants. ASDA standards of practice. Sleep 17: 352-371, 1994

Mitler MM, Boysen BG, Campbell L, Dement WC: Narcolepsy-cataplexy in a female dog. Exp Neurol 45: 332-340, 1974

Morgenthaler TI, Lee-Chiong T, Alessi C, Friedman L, Aurora RN, Boehlecke B, Brown T, Chesson AL, Jr., Kapur V, Maganti R, Owens J, Pancer J, Swick TJ, Zak R: Practice parameters for the clinical evaluation and treatment of circadian rhythm sleep disorders. An American Academy of Sleep Medicine report. Sleep 30: 1445-1459, 2007

Moruzzi G, Magoun HW: Brain stem reticular formation and activation of the EEG. Electroencephalogr Clin Neurophysiol 1: 455-473, 1949

Mueller-Eckhardt G, Meier-Ewert K, Schendel DJ, Reinecker FB, Multhoff G, Mueller-Eckhardt C: HLA and narcolepsy in a German population. Tissue Antigens 28: 163-169, 1986

Muratori F, Bertini N, Masi G: Efficacy of lithium treatment in Kleine-Levin syndrome. Eur Psychiatry 17: 232-3, 2002

Murali H, Kotagal S: Off-label treatment of severe childhood narcolepsy-cataplexy with sodium oxybate. Sleep 29: 1025-1029, 2006

Murofushi T, Mizuno M, Osanai R, Hayashida T: Olfactory dysfunction in Parkinson's disease. ORL J Otorhinolaryngol Relat Spec 53: 143-146, 1991

Mutschler E: Mutschler Arzneimittelwirkungen. Pharmakologie, klinische Pharmakologie, Toxikologie. 10. Auflage. Stuttgart, 2013.

Naumann A, Bellebaum C, Daum I: Cognitive deficits in narcolepsy. J Sleep Res 15: 329-338, 2006

Niederhofer H: Atomoxetine also effective in patients suffering from narcolepsy? Sleep 28: 1189, 2005

Nishino S, Kanbayashi T: Symptomatic narcolepsy, cataplexy, and hypersomnia, and their implications in the hypothalamic hypocretin/orexin system. Sleep Med Rev 9: 269-310, 2005

Nishino S, Ripley B, Overeem S, Lammers GJ, Mignot E: Hypocretin (orexin) deficiency in human narcolepsy. Lancet 355: 39-40, 2000

Nishino S, Sakurai E, Nevsimalova S, Yoshida Y, Watanabe T, Yanai K, Mignot E: Decreased CSF histamine in narcolepsy with and without low CSF hypocretin-1 in comparison to healthy controls. Sleep 32: 175-180, 2009

Noain D, Büchele F, Schreglmann SR, Valko PO, Gavrilov YV, Morawska MM, Imbach LL, Baumann CR: Increased Sleep Need and Reduction of Tuberomammillary Histamine Neurons after Rodent Traumatic Brain Injury. J Neurotrauma 35: 85-93, 2018

Nobili L, Besset A, Ferrillo F, Rosadini G, Schiavi G, Billiard M: Dynamics of slow wave activity in narcoleptic patients under bed rest conditions. Electroencephalogr Clin Neurophysiol 95: 414-425, 1995

Oberle D, Drechsel-Bäuerle U, Schmidtmann I, Mayer G, Keller-Stanislawski B: Incidence of Narcolepsy in Germany. Sleep 38: 1619-28, 2015

Oberle D, Pavel J, Mayer G, Geisler P, Keller-Stanislawski B: Retrospective multicenter matched case-control study on the risk factors for narcolepsy with special focus on vaccinations (including pandemic influenza vaccination) and infections in Germany. Sleep Med 34: 71-83, 2017.

Ohayon MM: From wakefulness to excessive sleepiness: what we know and still need to know. Sleep Med Rev 12: 129-141, 2008

Ohayon MM, Zulley J, Guilleminault C, Smirne S, Priest RG: How age and daytime activities are related to insomnia in the general population: consequences for older people. J Am Geriatr Soc 49: 360-366, 2001

Ohayon MM, Zulley J: Prevalence of naps in the general population. Sleep and Hypnosis 1: 88-97, 1999

Okura M, Fujiki N, Ripley B, Takahashi S, Amitai N, Mignot E, Nishino S: Narcoleptic canines display periodic leg movements during sleep. Psychiatry Clin Neurosci 55: 243-244, 2001

Oliveira MM, Conti C, Saconato H, Fernandes do PG: Pharmacological treatment for Kleine-Levin Syndrome. Cochrane Database Syst Rev CD006685, 2009

Ondo WG, Perkins T, Swick T, Hull KL, Jr., Jimenez JE, Garris TS, Pardi D: Sodium oxybate for excessive daytime sleepiness in Parkinson disease: an open-label polysomnographic study. Arch Neurol 65: 1337-1340, 2008

Overeem S, Black JL, III, Lammers GJ: Narcolepsy: immunological aspects. Sleep Med Rev 12: 95-107, 2008

Overeem S, Steens SC, Good CD, Ferrari MD, Mignot E, Frackowiak RS, van Buchem MA, Lammers GJ: Voxel-based morphometry in hypocretin-deficient narcolepsy. Sleep 26: 44-46, 2003

Parkes JD, Baraitser M, Marsden CD, Asselman P: Natural history, symptoms and treatment of the narcoleptic syndrome. Acta Neurol Scand 52: 337-353, 1975

Parmentier R, Anaclet C, Guhennec C, Brousseau E, Bricout D, Giboulot T, Bozyczko-Coyne D, Spiegel K, Ohtsu H, Williams M, Lin JS: The brain H3-receptor as a novel therapeutic target for vigilance and sleep-wake disorders. Biochem Pharmacol 73: 1157-1171, 2007

Partinen M, Saarenpaa-Heikkila O, Ilveskoski I, Hublin C, Linna M, Olsen P, Nokelainen P, Alen R, Wallden T, Espo M, Rusanen H, Olme J, Satila H, Arikka H, Kaipainen P, Julkunen I, Kirjavainen T: Increased incidence and clinical picture of childhood narcolepsy following the 2009 H1N1 pandemic vaccination campaign in Finland. PLoS One 7: e33723, 2012

Pascoe M, Bena J, Foldvary-Schaefer N: Effects of Pharmacotherapy Treatment on Patient-Reported Outcomes in a Narcolepsy and Idiopathic Hypersomnia Cohort. J Clin Sleep Med 15: 1799-1806, 2019

Passouant P, Billiard M: The evolution of narcolepsy with age. In: *Guilleminault C, Dement W, Passouant P* (Eds): Narcolepsy. New York: Spectrum, 1976: 179-196

Pavlov I: "Innere Hemmung" der bedingten Reflexe und der Schlaf - ein und derselbe Prozeß. Skand Arch Physiol 44: 44-58, 1923

Pedersen NW, Holm A, Kristensen NP, Bjerregaard AM, Bentzen AK, Marquard AM, Tamhane T, Burgdorf KS, Ullum H, Jennum P, Knudsen S, Hadrup SR, Kornum BR: CD8+ T cells from patients with narcolepsy and healthy controls recognize hypocretin neuron-specific antigens. Nat Commun 10: 837, 2019.

Peyron C, Faraco J, Rogers W, Ripley B, Overeem S, Charnay Y, Nevsimalova S, Aldrich M, Reynolds D, Albin R, Li R, Hungs M, Pedrazzoli M, Padigaru M, Kucherlapati M, Fan J, Maki R, Lammers GJ, Bouras C, Kucherlapati R, Nishino S, Mignot E: A mutation in a case of early onset narcolepsy and a generalized absence of hypocretin peptides in human narcoleptic brains. Nat Med 6: 991-997, 2000

Peyron C, Tighe DK, van den Pol AN, De Lecea L, Heller HC, Sutcliffe JG, Kilduff TS: Neurons containing hypocretin (orexin) project to multiple neuronal systems. J Neurosci 18: 9996-10015, 1998

Pires ML, Benedito-Silva AA, Mello MT, DelGiglio S, Pompeia C, Tufik S: Sleep habits and complaints of adults in the city of Sao Paulo, Brazil, in 1987 and 1995. Braz J Med Biol Res 40: 1505-1515, 2007

Pizza F, Vandi S, Liguori R, Parchi P, Avoni P, Mignot E, Plazzi G: Primary progressive narcolepsy type 1: the other side of the coin. Neurology 83: 2189-90, 2014

Plazzi G, Pizza F, Palaia V, Franceschini C, Poli F, Moghadam KK, Cortelli P, Nobili L, Bruni O, Dauvilliers Y, Lin L, Edwards MJ, Mignot E, Bhatia KP: Complex movement disorders at disease onset in childhood narcolepsy with cataplexy. Brain 134: 3477-89, 2011

Plazzi G, Poli F, Franceschini C, Parmeggiani A, Pirazzoli P, Bernardi F, Mignot E, Cicognani A, Montagna P: Intravenous high-dose immunoglobulin treatment in recent onset childhood narcolepsy with cataplexy. J Neurol 255: 1549-1554, 2008

Plazzi G, Ruoff C, Lecendreux M, Dauvilliers Y, Rosen CL, Black J, Parvataneni R, Guinta D, Wang YG, Mignot E: Treatment of paediatric narcolepsy with sodium oxybate: a double-blind, placebo-controlled, randomised-withdrawal multicentre study and open-label investigation. Lancet Child Adolesc Health 2: 483-494, 2018

Pollak CP, Wagner DR: Core body temperature in narcoleptic and normal subjects living in temporal isolation. Pharmacol Biochem Behav 47: 65-71, 1994

Pollmächer T: Pathophysiologie und Genetik - von der HLA-Typisierung und vom Orexin-Defizit zu den Symptomen und den metabolischen Veränderungen. In: *Mayer G, Pollmächer T* (Hrsg.): Narkolepsie - Neue Chancen in Diagnostik & Therapie. Stuttgart: Thieme, 2007: 16-27

Pollmächer T, Geisler P, Schulz H: Der multiple Einschlaflatenz-Test (MSLT) in der Differentialdiagnose der Narkolepsie. Psycho 12: 378-379, 1986

Pollmächer T, Schulz H, Geisler P, Kiss E, Albert ED, Schwarzfischer F: DR2-positive monozygotic twins discordant for narcolepsy. Sleep 13: 336-343, 1990

Ponsen MM, Stoffers D, Booij J, van Eck-Smit BL, Wolters EC, Berendse HW: Idiopathic hyposmia as a preclinical sign of Parkinson's disease. Ann Neurol 56: 173-181, 2004

Rammohan KW, Lynn DJ: Modafinil for fatigue in MS: a randomized placebo-controlled double-blind study. Neurology 65: 1995-1997, 2005

Rasch B, Born J: Maintaining memories by reactivation. Curr Opin Neurobiol 17: 698-703, 2007

Raynal D: Polygraphic aspects of narcolepsy. In: *Guilleminault C, Dement W, Passouant P* (Eds): Narcolepsy. New York: Spectrum, 1976: 671-684

Rechtschaffen A und Kales A: A Manual of Standardized Terminology, Techniques and Scoring System for Sleep Stages of Human Subjects. Washington, DC, US Government Printing Office, Public Health Service, 1968

Rechtschaffen A und Kales A: Ein Manual der standardisierten Terminologie, Techniken und Auswertung der Schlafstadien beim Menschen. Durchges. dt. Übers. von T. Schichtl. Landsberg/Lech: ecomed Verlag, 2002

Rector DM, Schei JL, Van Dongen HP, Belenky G, Krueger JM: Physiological markers of local sleep. Eur J Neurosci 29: 1771-1778, 2009

Redlich E: Über Narkolepsie. Z ges Neurol Psychiatrie 95: 256-270, 1925

Richardson GS, Carskadon MA, Flagg W, van den Hoed J, Dement WC, Mitler MM: Excessive daytime sleepiness in man: multiple sleep latency measurement in narcoleptic and control subjects. Electroencephalogr Clin Neurophysiol 45: 621-627, 1978

Rieger M, Mayer G, Gauggel S: Attention deficits in patients with narcolepsy. Sleep 26: 36-43, 2003

Ripley B, Overeem S, Fujiki N, Nevsimalova S, Uchino M, Yesavage J, Di Monte D, Dohi K, Melberg A, Lammers GJ, Nishida Y, Roelandse FW, Hungs M, Mignot E, Nishino S: CSF hypocretin/orexin levels in narcolepsy and other neurological conditions. Neurology 57: 2253-2258, 2001

Roffwarg HP, Muzio JN, Dement WC: Ontogenetic development of the human sleep-dream cycle. Science 152: 604-619, 1966

Rogers AE, Rosenberg RS: Tests of memory in narcoleptics. Sleep 13: 42-52, 1990

Rosenberg JH, Shafor R: Fatigue in multiple sclerosis: a rational approach to evaluation and treatment. Curr Neurol Neurosci Rep 5: 140-146, 2005

Roth B: Beiträge zum Studium der Narkolepsie. Schweizer Archiv für Neurologie und Psychiatrie 84: 180-210, 1959

Roth B: Narkolepsie und Hypersomnie vom Standpunkt der Physiologie des Schlafes. Berlin: VEB Verlag Volk und Gesundheit, 1962

Roth B: Narcolepsy and hypersomnia: review and classification of 642 personally observed cases. Schweiz Arch Neurol Neurochir Psychiatr 119: 31-41, 1976

Roth B: Narcolepsy and Hypersomnia. Basel, München, Paris, London, New York, Sydney: Karger 1980

Roth B, Nevsimalova S: Depresssion in narcolepsy and hypersomnia. Schweiz Arch Neurol Neurochir Psychiatr 116: 291-300, 1975

Roth B, Nevsimalova S, Sagova V, Paroubkova D, Horakova A: Neurological, psychological and polygraphic findings in sleep drunkenness. Schweiz Arch Neurol Neurochir Psychiatr 129: 209-222, 1981

Roth B, Nevsimalova S, Sonka K, Docekal P, Schulz H, Geisler P, Pollmächer T, Andreas-Zietz A, Keller E, Scholz S: A study of the occurrence of HLA DR2 in 124 narcoleptics: clinical aspects. Schweiz Arch Neurol Psychiatr 139: 41-51, 1988

Sakurai T, Amemiya A, Ishii M, Matsuzaki I, Chemelli RM, Tanaka H, Williams SC, Richardson JA, Kozlowski GP, Wilson S, Arch JR, Buckingham RE, Haynes AC, Carr SA, Annan RS, McNulty DE, Liu WS, Terrett JA, Elshourbagy NA, Bergsma DJ, Yanagisawa M: Orexins and orexin receptors: a family of hypothalamic neuropeptides and G protein-coupled receptors that regulate feeding behavior. Cell 92: 573-585, 1998

Saper CB, Cano G, Scammell TE: Homeostatic, circadian, and emotional regulation of sleep. J Comp Neurol 493: 92-98, 2005a

Saper CB, Scammell TE, Lu J: Hypothalamic regulation of sleep and circadian rhythms. Nature 437: 1257-1263, 2005b

Sarkanen TO, Alakuijala APE, Dauvilliers YA, Partinen MM: Incidence of narcolepsy after H1N1 influenza and vaccinations: Systematic review and meta-analysis. Sleep Med Rev 38: 177-186, 2018

Sauter C, Popp R, Danker-Hopfe H, Büttner A, Wilhelm B, Binder R, Böhning W, Weeß H-G: Normative values of the German Epworth Sleepiness Scale. Somnologie 11: 272-278, 2007

Scammell TE: Modafinil: Mechanisms of action. In: *Bassetti CL, Billiard M, Mignot E* (Eds): Narcolepsy and Hypersomnia. New York, London: Informa Healthcare, 2007: 547-559

Scammell TE, Mochizuki T: Is low histamine a fundamental cause of sleepiness in narcolepsy and idiopathic hypersomnia? Sleep 32: 133-134, 2009

Schenck CH, Bassetti CL, Arnulf I, Mignot E: English translations of the first clinical reports on narcolepsy and cataplexy by Westphal and Gélineau in the late 19th century, with commentary. J Clin Sleep Med 3: 301-311, 2007

Schenck CH, Bundlie SR, Ettinger MG, Mahowald MW: Chronic behavioral disorders of human REM sleep: a new category of parasomnia. Sleep 9: 293-308, 1986

Schiegg K: Die Circadianen Phasentypen im Vergleich mit subjektiven Schlafparametern, soziodemographischen Parametern, Persönlichkeit. Universität Regensburg: Dissertation, 2004

Schmidt MH: The energy allocation function of sleep: a unifying theory of sleep, torpor, and continuous wakefulness. Neurosci Biobehav Rev 47: 122-153, 2014

Schuld A, Beitinger PA, Dalal M, Geller F, Wetter TC, Albert ED, Hebebrand J, Pollmächer T: Increased body mass index (BMI) in male narcoleptic patients, but not in HLA-DR2-positive healthy male volunteers. Sleep Med 3: 335-339, 2002

Schuld A, Blum WF, Uhr M, Haack M, Kraus T, Holsboer F, Pollmächer T: Reduced leptin levels in human narcolepsy. Neuroendocrinology 72: 195-198, 2000

Schürmann T, Weeß HG, Binder R, Steinberg R, Schredl M, Hofmann M, Maurer J, Höltmann B, Todorova-Rudolph A: Validierung des Landecker Inventar zur Erfassung von Schlafstörungen. Somnologie 5 (Suppl. 1): 50, 2001

Schwartz JC: The histamine H3 receptor: from discovery to clinical trials with pitolisant. Br J Pharmacol 163: 713-21, 2011

Sellman JD, Robinson GM, Beasley R: Should ethanol be scheduled as a drug of high risk to public health? J Psychopharmacol 23: 94-100, 2009

Shan L, Bossers K, Luchetti S, Balesar R, Lethbridge N, Chazot PL, Bao AM, Swaab DF: Alterations in the histaminergic system in the substantia nigra and striatum of Parkinson's patients: a postmortem study. Neurobiol Aging 33: 1488-13, 2012

Shneerson JM: Successful treatment of REM sleep behavior disorder with sodium oxybate. Clin Neuropharmacol 32: 158-159, 2009

Siebold C, Hansen BE, Wyer JR, Harlos K, Esnouf RE, Svejgaard A, Bell JI, Strominger JL, Jones EY, Fugger L: Crystal structure of HLA-DQ0602 that protects against type 1 diabetes and confers strong susceptibility to narcolepsy. Proc Natl Acad Sci U S A 101: 1999-2004, 2004

Siegel J: The Neural Control of Sleep and Waking. New York, Berlin, Heidelberg, Hong Kong, London, Milan, Paris, Tokyo: Springer, 2002

Siegel JM: Narcolepsy: a key role for hypocretins (orexins). Cell 98: 409-412, 1999

Silber MH, Krahn LE, Olson EJ, Pankratz VS: The epidemiology of narcolepsy in Olmsted County, Minnesota: a population-based study. Sleep 25: 197-202, 2002

Silber MH, Krahn LE, Slocumb N: Distribution of age of onset of narcolepsy (abstract). Sleep 28: A222, 2005

Skene DJ, Arendt J: Circadian rhythm sleep disorders in the blind and their treatment with melatonin. Sleep Med 8: 651-655, 2007

Snead OC, III, Liu CC: Gamma-hydroxybutyric acid binding sites in rat and human brain synaptosomal membranes. Biochem Pharmacol 33: 2587-2590, 1984

Solomon P: Narcolepsy in Negroes. Dis Nerv System 6: 179-183, 1945

Stassen HH, Bomben G, Propping P: Genetic aspects of the EEG: an investigation into the within-pair similarity of monozygotic and dizygotic twins with a new method of analysis. Electroencephalogr Clin Neurophysiol 66: 489-501, 1987

Steiner G, Erlinghäuser-Keller J, Lührs A: Ausbildung und Beruf: Berufsmöglichkeiten bei Narkolepsie. Kassel: Deutsche Narkolepsie-Gesellschaft e.V., 1999

Stiasny-Kolster K, Clever SC, Möller JC, Oertel WH, Mayer G: Olfactory dysfunction in patients with narcolepsy with and without REM sleep behaviour disorder. Brain 130: 442-449, 2007

Stiasny-Kolster K, Doerr Y, Möller JC, Höffken H, Behr TM, Oertel WH, Mayer G: Combination of 'idiopathic' REM sleep behaviour disorder and olfactory dysfunction as possible indicator for alpha-synucleinopathy demonstrated by dopamine transporter FP-CIT-SPECT. Brain 128: 126-137, 2005

Sturm W, Büssing A: Normierungs- und Reliabilitätsuntersuchungen zum Vigilanztest nach Quatember und Maly. 1987

Sturzenegger C, Bassetti CL: The clinical spectrum of narcolepsy with cataplexy: a reappraisal. J Sleep Res 13: 395-406, 2004

Sullivan CE, Issa FG, Berthon-Jones M, Eves L: Reversal of obstructive sleep apnoea by continuous positive airway pressure applied through the nares. Lancet 1(8225): 862-865, 1981

Szakacs Z, Dauvilliers Y, Mikhaylov V, Poverennova I, Krylov S, Jankovic S, Sonka K, Lehert P, Lecomte I, Lecomte JM, Schwartz JC; HARMONY-CTP study group: Safety and efficacy of pitolisant on cataplexy in patients with narcolepsy: a randomised, double-blind, placebo-controlled trial. Lancet Neurol 16: 200-207, 2017

Tafti M, Villemin E, Carlander B, Besset A, Billiard M: Sleep onset rapid-eye-movement episodes in narcolepsy: REM sleep pressure or nonREM-REM sleep dysregulation? J Sleep Res 1: 245-250, 1992

Tafti M, Hor H, Dauvilliers Y, Lammers GJ, Overeem S, Mayer G, Javidi S, Iranzo A, Santamaria J, Peraita-Adrados R, Vicario JL, Arnulf I, Plazzi G, Bayard S, Poli F, Pizza F, Geisler P, Wierzbicka A, Bassetti CL, Mathis J, Lecendreux M, Donjacour CE, van der Heide A, Heinzer R, Haba-Rubio J, Feketeova E, Högl B, Frauscher B, Benetó A, Khatami R, Cañellas F, Pfister C, Scholz S, Billiard M, Baumann CR, Ercilla G, Verduijn W, Claas FH, Dubois V, Nowak J, Eberhard HP, Pradervand S, Hor CN, Testi M, Tiercy JM, Kutalik Z: DQB1 locus alone explains most of the risk and protection in narcolepsy with cataplexy in Europe. Sleep 37: 19-25, 2014

Takahashi Y, Takahashi K, Higuchi T, Niimi Y, Miyasita A, Ishii Y: Pituitary hormone secretions and narcolepsy. In: *Guilleminault C, Dement W, Passouant P* (Eds): Narcolepsy. New York: Spectrum, 1976: 543-569

Tashiro T, Kanbayashi T, Iijima S, Hishikawa Y: An epidemiological study on prevalence of narcolepsy in Japanese. J Sleep Res 1: 228, 1992

Thannickal TC, Moore RY, Nienhuis R, Ramanathan L, Gulyani S, Aldrich M, Cornford M, Siegel JM: Reduced number of hypocretin neurons in human narcolepsy. Neuron 27: 469-474, 2000

Thannickal TC, Nienhuis R, Siegel JM: Localized loss of hypocretin (orexin) cells in narcolepsy without cataplexy. Sleep 32: 993-998, 2009

Thannickal TC, Siegel JM, Nienhuis R, Moore RY: Pattern of hypocretin (orexin) soma and axon loss, and gliosis, in human narcolepsy. Brain Pathol 13: 340-351, 2003

Ticku MK, Mehta AK: Characterization and pharmacology of the GHB receptor. Ann N Y Acad Sci 1139: 374-385, 2008

Tononi G, Cirelli C: Sleep function and synaptic homeostasis. Sleep Med Rev 10: 49-62, 2006

Trotti LM, Saini P, Koola C, LaBarbera V, Bliwise DL, Rye DB. Flumazenil for the Treatment of Refractory Hypersomnolence: Clinical Experience with 153 Patients. J Clin Sleep Med 12: 1389-1394, 2016

Trotti LM, Staab BA, Rye DB: Test-retest reliability of the multiple sleep latency test in narcolepsy without cataplexy and idiopathic hypersomnia. J Clin Sleep Med 9: 789-95, 2013

U.S. Xyrem Multicenter Study Group: A randomized, double blind, placebo-controlled multicenter trial comparing the effects of three doses of orally administered sodium oxybate with placebo for the treatment of narcolepsy. Sleep 25: 42-49, 2002

U.S. Xyrem Multicenter Study Group: A 12-month, open-label, multicenter extension trial of orally administered sodium oxybate for the treatment of narcolepsy. Sleep 26: 31-35, 2003

U.S. Xyrem Multicenter Study Group: Sodium oxybate demonstrates long-term efficacy for the treatment of cataplexy in patients with narcolepsy. Sleep Med 5: 119-123, 2004

US Modafinil in Narcolepsy Multicenter Study Group: Randomized trial of modafinil for the treatment of pathological somnolence in narcolepsy. Ann Neurol 43: 88-97, 1998

US Modafinil in Narcolepsy Multicenter Study Group: Randomized trial of modafinil as a treatment for the excessive daytime somnolence of narcolepsy. Neurology 54: 1166-1175, 2000

Valko PO, Gavrilov YV, Yamamoto M, Reddy H, Haybaeck J, Mignot E, Baumann CR, Scammell TE: Increase of histaminergic tuberomammillary neurons in narcolepsy. Ann Neurol 74: 794-804, 2013

Valko PO, Khatami R, Baumann CR, Bassetti CL: No persistent effect of intravenous immunoglobulins in patients with narcolepsy with cataplexy. J Neurol 255: 1900-1903, 2008

Vendrame M, Kaleyias J, Valencia I, Legido A, Kothare SV: Polysomnographic findings in children with headaches. Pediatr Neurol 39: 6-11, 2008

Vernet C, Arnulf I: Idiopathic hypersomnia with and without long sleep time: A controlled series of 75 patients. Sleep 32: 753-759, 2009

Vogel G: Studies in the psychophysiology of dreams, III. The dream of narcolepsy. Arch Gen Psychiatry 3: 421-425, 1960

Volk S: Narkolepsie und assoziierte Störungen. In: *Mayer G, Pollmächer T* (Hrsg.): Narkolepsie - Neue Chancen in Diagnostik & Therapie. Stuttgart: Thieme, 2007: 28-34

Walther B: Rezidivierende isolierte Schlafparalyse. In: *Schulz H, Geisler P, Rodenbeck A* (Hrsg.): Kompendium Schlafmedizin für Ausbildung, Klinik und Praxis. Landsberg/Lech: ecomed, 2009: Kap. XVII-5.2.2.

Walther B, Schulz H: Kleine-Levin-Syndrom. In: *Schulz H, Geisler P, Rodenbeck A* (Hrsg.): Kompendium Schlafmedizin für Ausbildung, Klinik und Praxis. Landsberg/Lech: ecomed, 2009: Kap. XVII-3.4.1.

Wang JY, Han F, Dong SX, Li J, An P, Zhang XZ, Chang Y, Zhao L, Zhang XL, Liu YN, Yan H, Li QH, Hu Y, Lv CJ, Gao ZC, Strohl KP: Cerebrospinal Fluid Orexin A Levels and Autonomic Function in Kleine-Levin Syndrome. Sleep 34: 855-60, 2016

Westphal C: Eigenthümliche mit dem Einschlafen verbundene Anfälle. Arch Psychiatr Nervenkr 7: 631-635, 1877

Wilhelm B, Körner A, Heldmaier K, Moll K, Wilhelm H, Lüdtke H: Normwerte des pupillographischen Schläfrigkeitstests für Frauen und Männer zwischen 20 und 60 Jahren. Somnologie 5: 115-120, 2001

Wilhelm B, Wilhelm H, Lüdtke H, Adler M, Streicher P: Pupillographie zur objektiven Vigilanzprüfung: Methodische Probleme und Lösungsansätze. Ophthalmologe 93: 446-450, 1996

Wilhelm H, Lüdtke H, Wilhelm B: Pupillographic sleepiness testing in hypersomniacs and normals. Graefes Arch Clin Exp Ophthalmol 236: 725-729, 1998

Wills L, Garcia J: Parasomnias: epidemiology and management. CNS Drugs 16: 803-810, 2002

Wilner A, Steinman L, Lavie P, Peled R, Friedmann A, Brautbar C: Narcolepsy-cataplexy in Israeli Jews is associated exclusively with the HLA DR2 haplotype. A study at the serological and genomic level. Hum Immunol 21: 15-22, 1988

Wijnans L, Lecomte C, de Vries C, Weibel D, Sammon C, Hviid A, Svanström H, Mølgaard-Nielsen D, Heijbel H, Dahlström LA, Hallgren J, Sparen P, Jennum P, Mosseveld M, Schuemie M, van der Maas N, Partinen M, Romio S, Trotta F, Santuccio C, Menna A, Plazzi G, Moghadam KK, Ferro S, Lammers GJ, Overeem S, Johansen K, Kramarz P, Bonhoeffer J, Sturkenboom MC: The incidence of narcolepsy in Europe: before, during, and after the influenza A(H1N1)pdm09 pandemic and vaccination campaigns. Vaccine 31: 1246-54, 2013

Wing YK, Chen L, Fong SY, Ng MH, Ho CK, Cheng SH, Tang NL, Li AM: Narcolepsy in Southern Chinese patients: clinical characteristics, HLA typing and seasonality of birth. J Neurol Neurosurg Psychiatry 79: 1262-1267, 2008

Wood JM, Bootzin RR: The prevalence of nightmares and their independence from anxiety. J Abnorm Psychol 99: 64-68, 1990

Wundt W: Grundzüge der Physiologischen Psychologie. Leipzig: Verlag von Wilhelm Engelmann, 1874

Xie L, Kang H, Xu Q, Chen MJ, Liao Y, Thiyagarajan M, O'Donnell J, Christensen DJ, Nicholson C, Iliff JJ, Takano T, Deane R, Nedergaard M: Sleep drives metabolite clearance from the adult brain. Science 18; 342: 373-377, 2013

Xyrem International Study Group: A double-blind, placebo-controlled study demonstrates sodium oxybate is effective for the treatment of excessive daytime sleepiness in narcolepsy. J Clin Sleep Med 1: 391-397, 2005a

Xyrem International Study Group: Further evidence supporting the use of sodium oxybate for the treatment of cataplexy: a double-blind, placebo-controlled study in 228 patients. Sleep Med 6: 415-421, 2005b

Yoss RE, Daly DD: Narcolepsy. Med Clin North Am 44: 953-968, 1960

Yukitake H, Fujimoto T, Ishikawa T, Suzuki A, Shimizu Y, Rikimaru K, Ito M, Suzuki M, Kimura H: TAK-925, an orexin 2 receptor-selective agonist, shows robust wake-promoting effects in mice. Pharmacol Biochem Behav 187: 172794, 2019

Zada D, Bronshtein I, Lerer-Goldshtein T, Garini Y, Appelbaum L: Sleep increases chromosome dynamics to enable reduction of accumulating DNA damage in single neurons. Nat Commun 10: 895, 2019

Zell Th: Der Schlaf des Menschen. Hamburg, Berlin: Hoffmann und Campe Verlag, 1924

Züst MA, Ruch S, Wiest R, Henke K: Implicit Vocabulary Learning during Sleep Is Bound to Slow-Wave Peaks. Curr Biol 29: 541-553, 2019

Zulley J, Wever R, Aschoff J: The dependence of onset and duration of sleep on the circadian rhythm of rectal temperature. Pflügers Arch 391: 314-318, 1981

Zvosec DL, Smith SW, Hall BJ: Three deaths associated with use of Xyrem. Sleep Med 10: 490-493, 2009

Index

K

L

M

N

O

P

R

S

T

U

V

Z